GESCHICHTE DER MEDIZIN

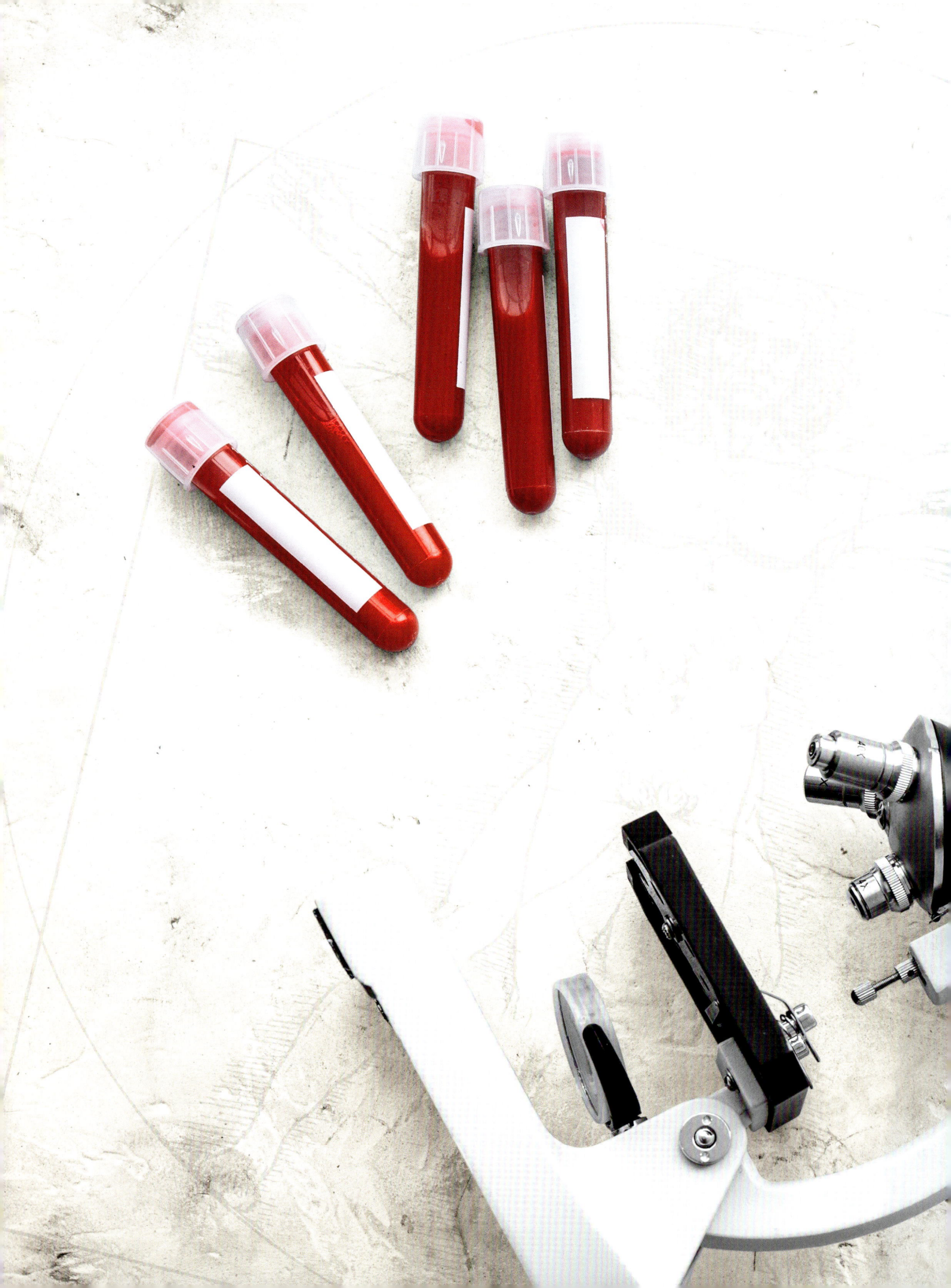

Anne Rooney

GESCHICHTE DER
MEDIZIN

Von den Anfängen der Heilkunst bis zu den
Wundern der modernen Medizin

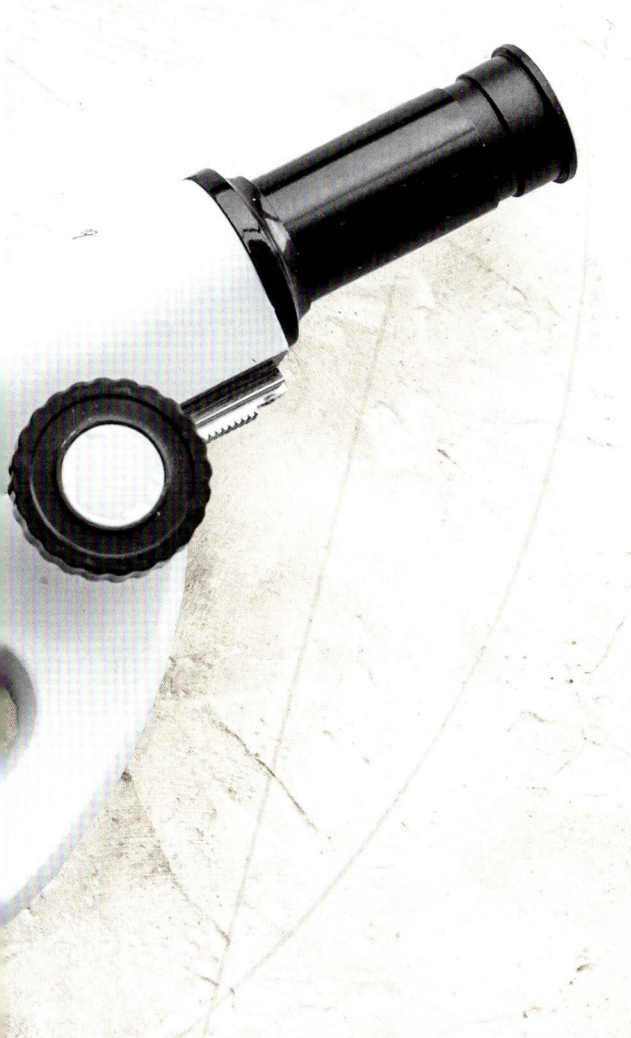

tosa

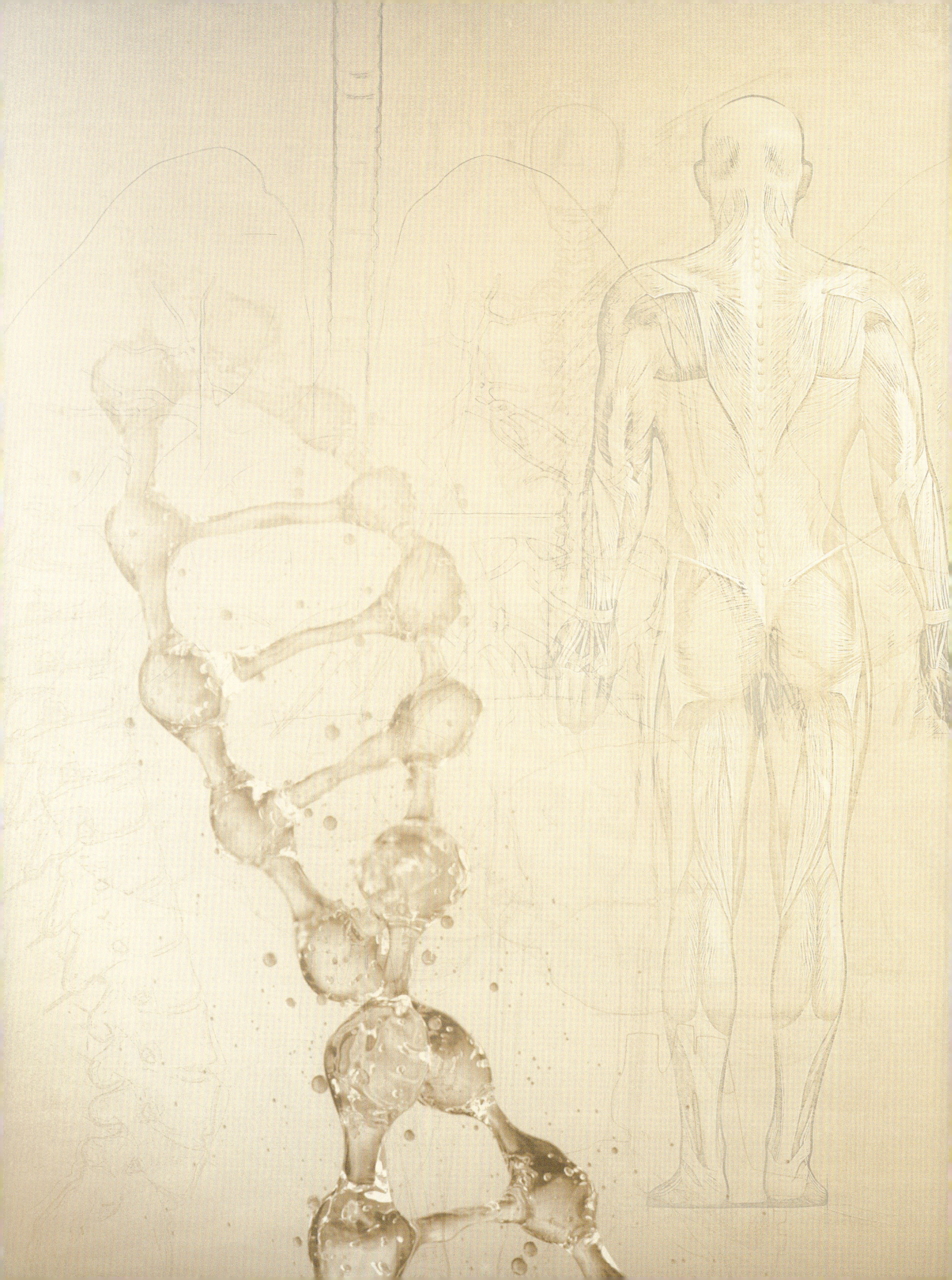

INHALT

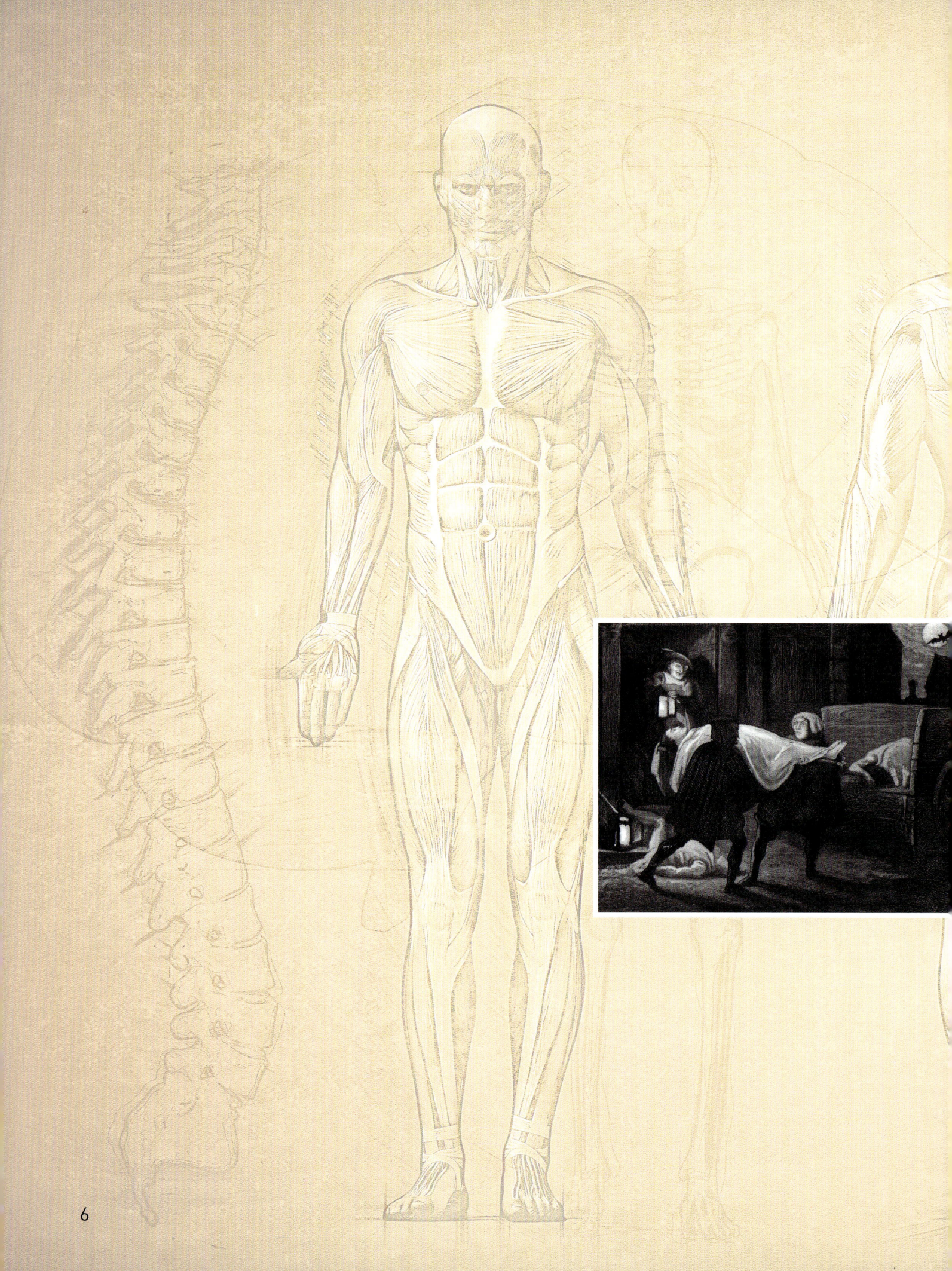

EINFÜHRUNG

*Die ärztliche Praxis ist eine Kunst, kein Handelsgeschäft, eine Berufung, kein Laden;
eine Erwählung, die das Herz ebenso wie den Kopf fordert.*

Sir William Osler

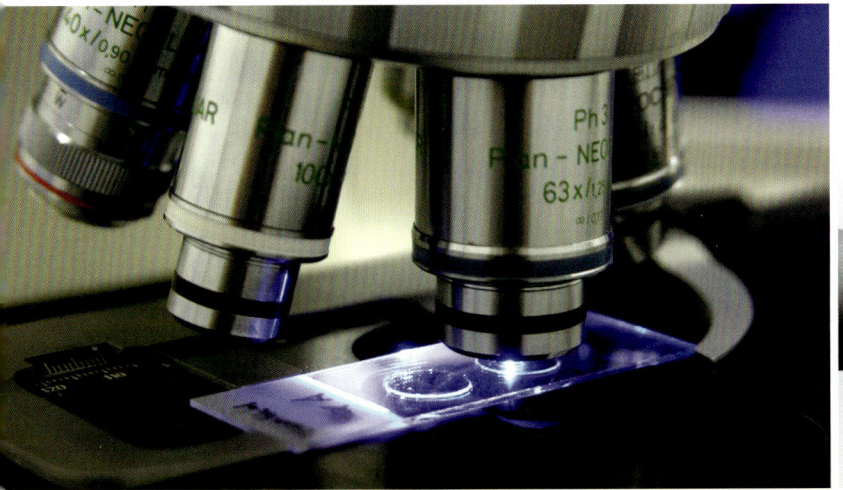 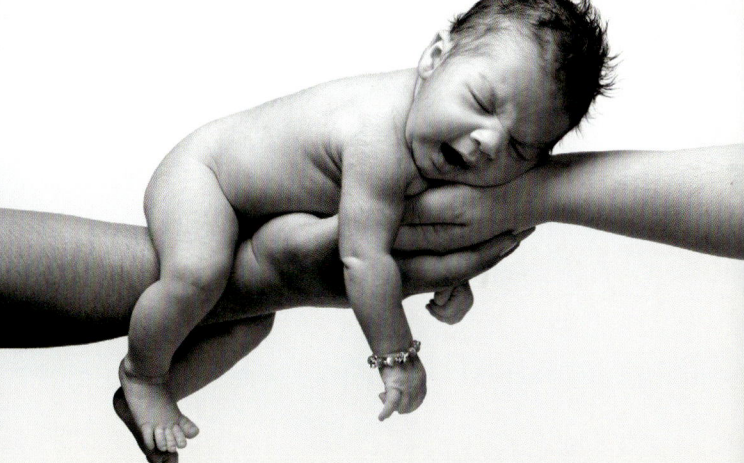

 ## EINFÜHRUNG

Das Leben ist kurz, die Kunst ist lang **8**

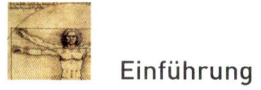

DAS LEBEN IST KURZ, DIE KUNST IST LANG

In kranken wie gesunden Tagen

Die Geschichte der Medizin ist letztlich die Geschichte der Krankheit. Sie kann das Wort nicht nur den Heilern und Ärzten geben, die seit jeher gegen die Krankheit angekämpft haben, sondern hat sich auch der Leidenden anzunehmen – und der Versuche und Irrtümer der medizinischen Wissenschaft.

Unwillkürlich ist man versucht, Krankheiten und Unfälle als unvermeidlich einzustufen. Als seien sie immer schon da gewesen, immer gleich geblieben und nur unsere Fähigkeit, mit ihnen fertigzuwerden, habe sich geändert. Aber das ist nicht der Fall.

Der Lebensfunke: Wo beginnt das Leben? Und wie entsteht das menschliche Bewusstsein?

So kannten unsere frühen Vorfahren keine Seuchen. Eine Seuche nämlich braucht ein Reservoir – eine Population, in der sie sich ausbreiten kann, Menschen oder Tiere also, die das dafür verantwortliche Virus oder Bakterium mit sich herumtragen, bis es zu einer neuen Infektionswelle kommt. Als unsere Vorfahren die Berge und Steppen durchstreiften, war das Land jedoch so spärlich bevölkert, dass es kein Reservoir gab. Ansteckende Krankheiten bzw. Infektionen wurden erst mit der zunehmenden Verstädterung zum Problem. Denn in den Städten lebten Menschen in großer Zahl so eng zusammen, dass die Übertragung von Mensch zu Mensch schnell eine Epidemie auslösen konnte.

Dazu kommt, dass Krankheiten, die den Menschen befallen, nicht auf ihn beschränkt sind. Wir teilen uns mehr als 60 Krankheitserreger mit Hunden, etwa 50 mit Rindern und viele andere mit Schafen, Schweinen und Geflügel.

Als vor ungefähr 12 000 Jahren die Jäger- und Sammlergesellschaften sesshaft wurden, brachte der enge Kontakt mit den Nutztieren sie auch in Tuchfühlung mit deren Bakterien, Viren und Parasiten.

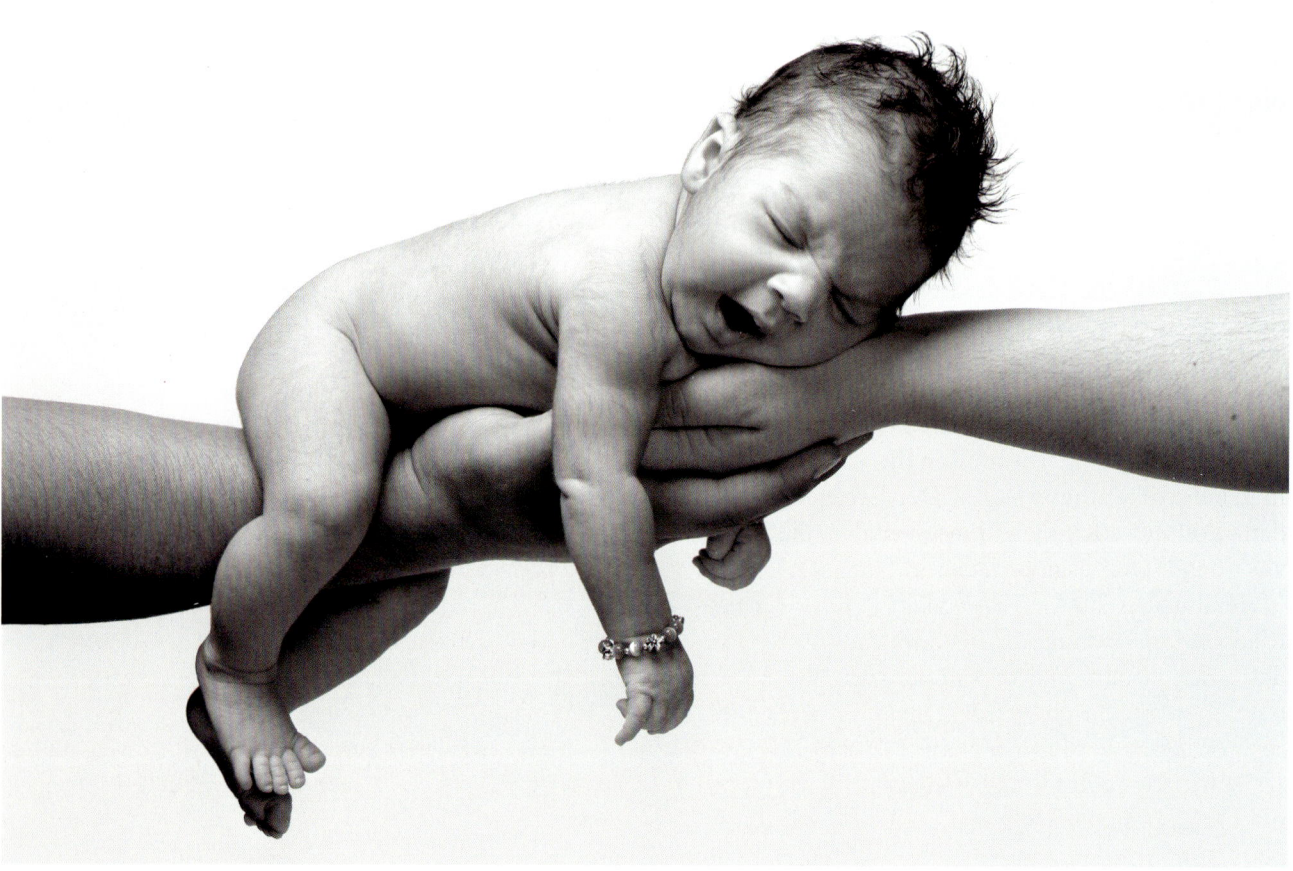

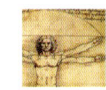

Viele Krankheiten überwanden damals die Grenze zwischen den Arten.

Wir haben uns die Grippe von den Schweinen und Wasservögeln geholt, die Erkältung von Pferden, die Masern von Hunden oder Kühen. Doch umgekehrt funktioniert das genauso. 2008 ergab eine wissenschaftliche Untersuchung, dass Tuberkulose bei Rindern vermutlich auf den Erreger beim Menschen zurückgeht und nicht umgekehrt (wie man jahrhundertelang annahm). Der Ausbruch von Creutzfeld-Jacob in den Neunzigern zeigte, dass das auch heute noch passieren kann: Die Infizierten hatten Rindfleisch gegessen, das den Erreger für „Rinderwahnsinn" enthielt. Auch das Influenzavirus überwindet immer wieder die Artengrenze. Der H1N1-Subtyp, der 2009 in Mexiko wütete, ging auf Schweine zurück.

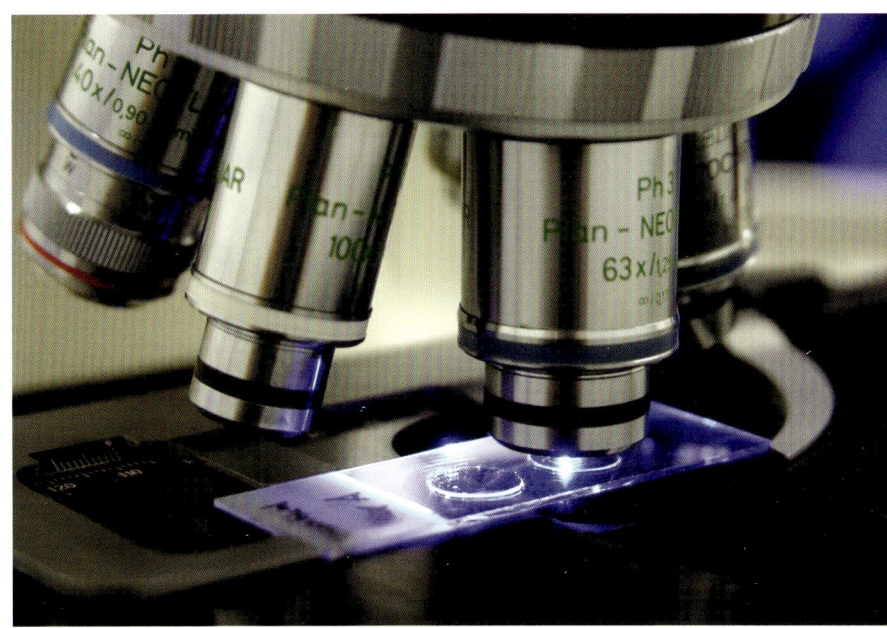

Was in der für das bloße Auge unsichtbaren Welt vorgeht, ist für unsere Gesundheit von zentraler Bedeutung. Daher zählen Mikroskope zu den wichtigsten Instrumenten der Ärzteschaft.

Und die Entwicklung unserer urbanen Gesellschaft schuf weitere Verbreitungswege für Krankheiten, zum Beispiel den Handel. Auch Feldzüge bzw. Kriege trugen Krankheiten um die Welt. So schleppten die alten Römer die Beulenpest vermutlich aus dem Osten ein. Die spanischen Eroberer holten sich bei ihren Überfällen auf das präkolumbianische Amerika die Syphilis. Doch die Europäer vergalten es ihnen mit Pocken, Masern und Influenza, die sie auf den amerikanischen Kontinent einschleppten – Krankheiten, die sich bald als tödlicher erwiesen als ihre Gewehre.

Denn eine Bevölkerung, die schon lange einem bestimmten Krankheitserreger ausgesetzt ist, entwickelt dagegen eine gewisse Resistenz. Ist ein Erreger in einer Population hingegen völlig neu, schlägt er erbarmungslos zu. Entwickeln sich im Laufe der Zeit Resistenzen, dann werden die Krankheitsfälle in der Bevölkerung weniger. Der Erreger befällt dann vor allem Kinder, Menschen also, die ihm zuvor noch nicht ausgesetzt waren.

Städte aber sind grundsätzlich ein ungesundes Pflaster. Vor noch nicht allzu langer Zeit war die Todesrate in den Städten so hoch, dass die Einwohnerzahlen nur durch steten Zuzug vom Land aufrechterhalten werden konnten.

Doch die Städte lieferten den Erregern nicht nur ein geeignetes Reservoir, in dem sie überleben konnten, sie brachten auch neue Krankheiten hervor, die auf die meist ungesunden Lebensbedingungen zurückgingen: verschmutztes Wasser und Enge (Cholera und Typhus), schlechte Ernährung (Skorbut), schlechte Luft (Bronchitis) sowie Krankheiten, die mit den Arbeitsbedingungen zu tun hatten (Emphyseme). Heutzutage haben wir in den Städten eher mit Krankheiten zu kämpfen, die dem Überfluss entspringen; den Folgen von Drogen, Essstörungen und mangelnder Bewegung.

Die ersten Ärzte

Seit es Kranke gibt, gibt es auch Menschen, die versuchen, ihnen zu helfen. Für unsere frühen Vorfahren waren Krankheiten ein Unheil, dem man mit magischen Praktiken und Opfern an die Götter zu Leibe rückte. Unfälle sind schon weniger geheimnisvoll, die Ursachen sind offensichtlich und lassen sich häufig einfach beseitigen. Schienen und Verbände waren sicherlich schon vor Jahrtausenden im Gebrauch, lange bevor wir in schriftlichen Aufzeichnungen davon lasen. Vor gut 5000 Jahren bildete sich dann in manchen Kulturen der Beruf

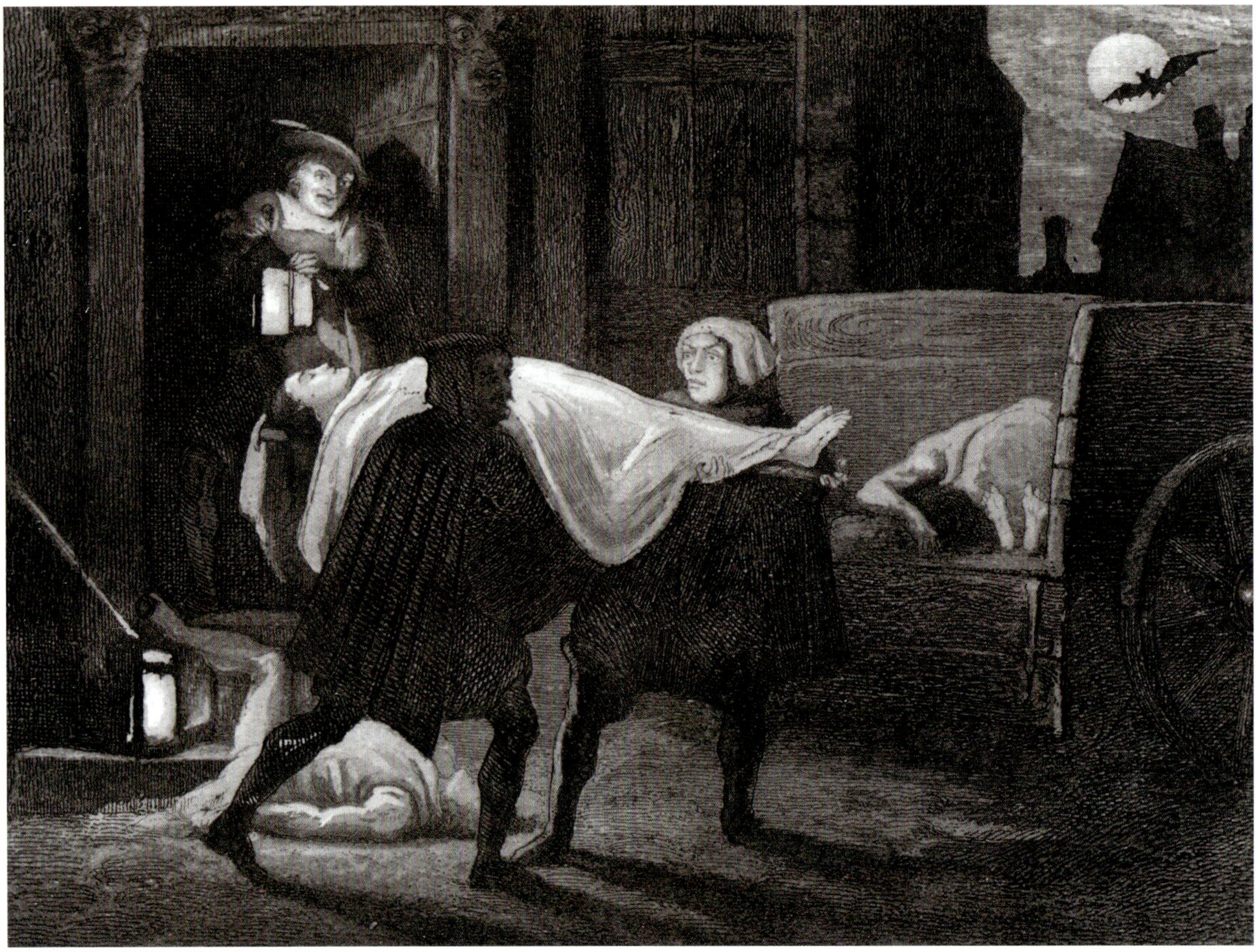

„Bringt eure Toten heraus!" – Während des Pestausbruchs in London 1665 wird ein Leichnam weggeschafft. Die Städte waren damals ein so ungesunder Lebensraum, dass die Bevölkerungszahlen sich nur durch stetigen Zuzug vom Land stabil hielten.

des Arztes heraus. Es gab also Spezialisten für die Lösung gesundheitlicher Probleme. Auch bei ihnen spielte Magie immer noch eine große Rolle, selbst wenn die ersten Ärzte ihre Kunst bereits auf praktische Beobachtung stützten.

Eine medizinische Ausbildung kam in Europa erst vor gut 2500 Jahren auf, in Asien vermutlich schon früher. Seit dieser Zeit haben wir große Fortschritte in unserem Verständnis des menschlichen Körpers erzielt. Wir wissen, wie er funktioniert, wie es zu Störungen in den Körperfunktionen kommt, was Infektionen auslöst und was sie heilt. Wir kennen die Chemie des Lebens und des Todes. Die Geschichte der Medizin, der Ärzte und der Krankheit zeigt, wie die Menschheit sich ein Verständnis für

ihren Körper erobert hat, wie sie Modelle entwickelte für Gesundheit und Krankheit. Sie umfasst die Entwicklung von Arzneien, chirurgischen und anderen Eingriffen, und den Versuch, das Wirken unseres Geistes und unserer Gene zu begreifen. Und natürlich geht es in der Geschichte der Medizin auch um all jene Ärzte, die die Grenzen dieses Wissens immer weiter hinausschoben, weil sie Menschen heilen wollten.

Auf und ab

Die Geschichte, die wir hier nachzeichnen wollen, beginnt in der alten Welt. In China, Indien, Mesopotamien und Ägypten begannen Männer (denn Ärzte waren fast immer männlichen Geschlechts), sich auf die Behandlung ihrer kranken Mitmenschen zu spezialisieren. Sie versuchten zu verstehen, wie der Körper funktioniert, und entwickelten dafür verschiedene Erklärungen.

Die Modelle der chinesischen und indischen Medizin haben sich in den letzten 2000 Jahren kaum verändert. Die westliche Medizin aber nahm von Ägypten und Mesopotamien ausgehend einen recht verschlungenen Weg. Ihre Geschichte führt uns von Ägypten ins alte Griechenland, wo Hippokrates die Grundlagen der modernen Medizin legte. Von dort aus folgen wir den hellenischen Ärzten zurück nach Ägypten, wo sie im berühmten Hospital von Alexandria wirkten, und weiter nach Rom, wo wir Galen und Celsus kennenlernen werden.

Der Aufstieg der arabischen Kultur sorgte dafür, dass sich das griechische und hellenistische Erbe mit der Medizin Ägyptens, Indiens und des Oströmischen Reiches vermischte. Daher erzielte die arabische Medizin große Fortschritte, die dann über Spanien und Italien wieder nach Europa gelangten. Mit den arabischen Ärzten kehrten auch die Werke des klassischen Griechenlands zurück, denen die Europäer mehr als tausend Jahre lang keine Aufmerksamkeit geschenkt hatten.

Im Gefolge der Renaissance entwickelte sich Europa zu jenem Ort, an dem es die größten medizinischen Fortschritte zu verzeichnen gab. Die ersten medizinischen Fakultäten wurden eingerichtet, zuerst an den Universitäten Italiens, dann auch in Frankreich, Deutschland und England. Dort wurden nun der menschliche Körper und seine Krankheiten systematisch erforscht.

Die Aufklärung, die eine Blüte jeglicher Wissenschaft brachte, brachte auch Fortschritte in der Medizin. Die Vernunft forderte die Autorität der Tradition heraus, brach mit althergebrachten Tabus und religiösen Vorschriften. So nahm der Fortschritt allmählich Fahrt auf. Mikroskope wurden erfunden, die Elektrizität erforscht, die Chemie wurde zur Wissenschaft erhoben, man fand Mittel zur Schmerzlinderung und entdeckte die segensreichen Auswirkungen antiseptischer Maßnahmen. Die Entwicklung ging so schnell vonstatten, dass man gerade in der Medizin von einem Quantensprung der Erkenntnis sprechen kann. In den 200 Jahren von 1898 bis heute wurden entwickelt: Röntgenstrahlen, minimal-invasive Operationsmethoden, Transplantationen, künstliche Befruchtung, Laserstrahlen, Operationen mit Robotern, genetische Eingriffe und die vollständige Kartierung des menschlichen Genoms. Wir sind heute in der Lage, die Wunder zu bewirken, von denen unsere Vorfahren nur träumen konnten. Und wir können darüber hinaus auch erklären, wie sie zustande kommen.

Kein Ende in Sicht!

Viel wurde bislang erreicht, doch die Geschichte der Medizin ist noch keineswegs an ihrem Ende angelangt. So wissen wir heute genauso wenig wie die alten Griechen, an welchem Punkt nach der Empfängnis der Lebensfunke zu leuchten beginnt. Ja, wir wissen noch nicht einmal, was diesen Funken, der das Fleisch lebendig macht und unser Bewusstsein schafft, eigentlich ausmacht. Wir können die Ursachen von Erbkrankheiten feststellen, sind aber noch weit davon entfernt, sie durch Eingriff in die Gene zu verhindern. Es gibt Krankheiten und Verletzungen, die wir nicht heilen können. Und selbst wenn wir eine Krankheit besiegen, wie die Pocken, kommen unzählige neue, ebenso tödliche auf uns zu: AIDS, Ebola und SARS beispielsweise.

Wir haben allen Grund, die Triumphe jener Männer und Frauen zu feiern, die tapfer, unermüdlich und manchmal tollkühn gegen die Übel angekämpft haben, denen der Mensch ausgesetzt ist. Doch als der Leiter der US-Gesundheitsbehörde 1969 verkündete, wir hätten die Infektionskrankheiten besiegt, hatte er sich leider getäuscht …

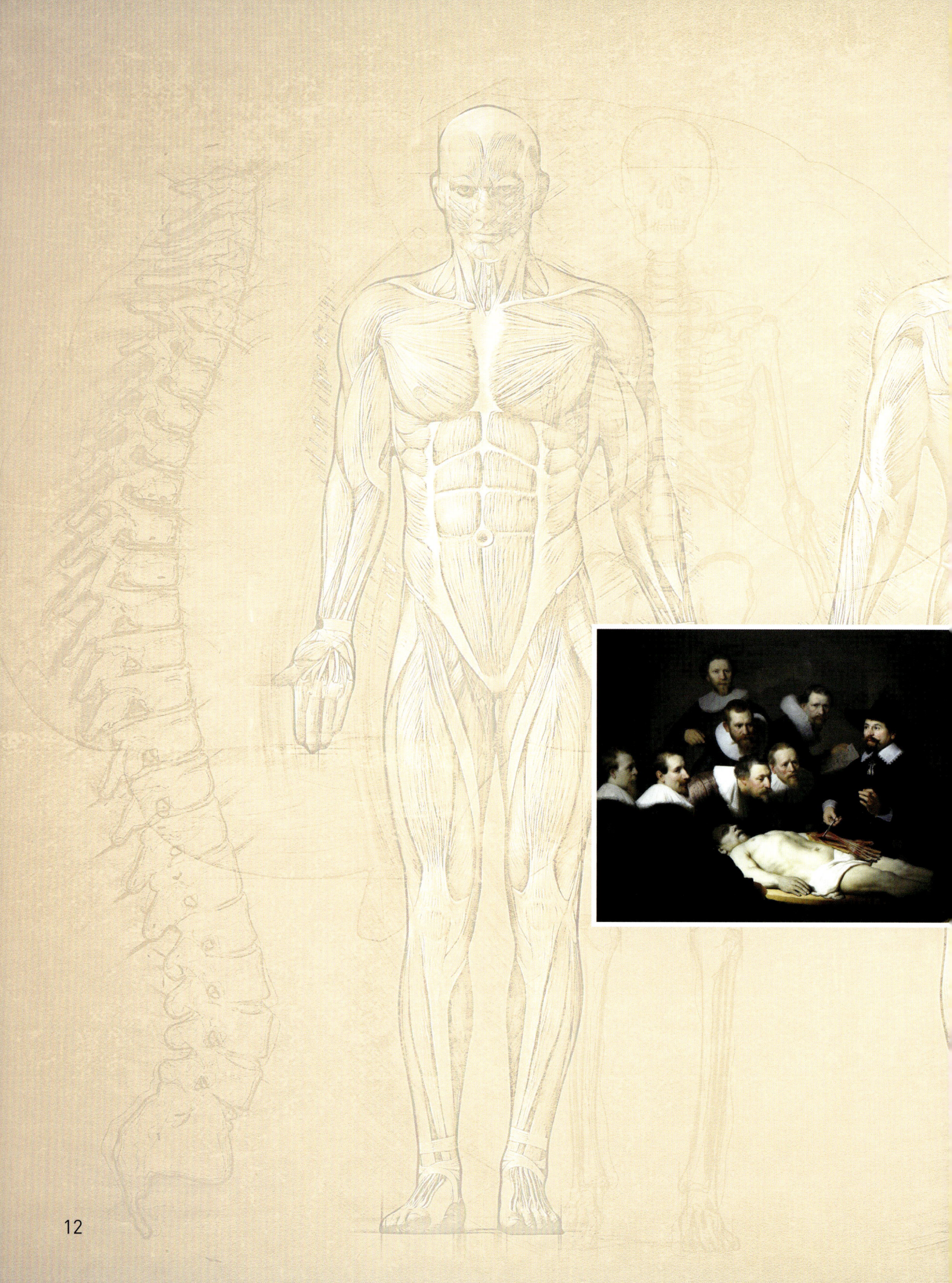

KAPITEL 1

WELCH EIN MEISTERWERK IST DER MENSCH!

Der menschliche Körper ist sozusagen das Rohmaterial der Medizin, da es ihre Aufgabe ist, ihn gesund zu erhalten … oder zu machen, wenn er seiner Funktion nicht mehr nachkommen kann. Dies erfordert ein gründliches Verständnis dessen, wie dieser Körper arbeitet, wenn er gesund ist. Die Sicht auf den Körper hat sich im Laufe der Jahrhunderte allerdings mehr als einmal gewandelt.

Aktuell gehen wir davon aus, dass der Körper aufgrund des komplexen Zusammenspiels von fein aufeinander abgestimmten biochemischen Systemen funktioniert. Für die alten Griechen, deren Heilkunde auf der Säftelehre basierte, wäre dieses Körperbild undenkbar. Selbst die moderne Medizin Asiens mit ihrem Fokus auf Energiekanäle hat Schwierigkeiten mit dem westlichen Modell. Unser aktuelles Wissen über die Vorgänge im Körper basiert auf fast 500 Jahren der Beobachtung, Untersuchung und experimentellen Erforschung seiner Funktionen. Und dieser Prozess ist keineswegs abgeschlossen. Der Weg war lange und schmerzlich – vor allem für die Patienten –, doch die Fülle der Entdeckungen erwies sich als hochgradig faszinierend.

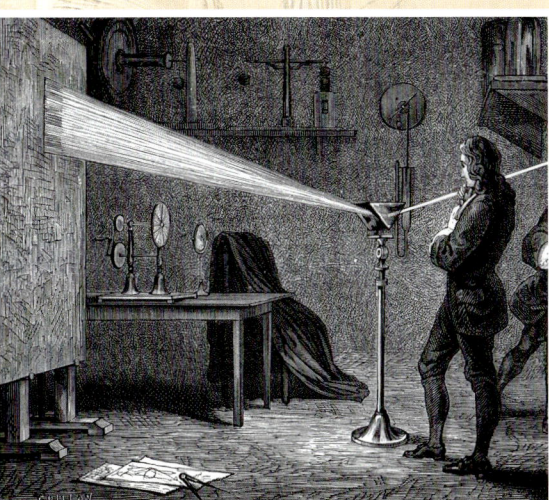 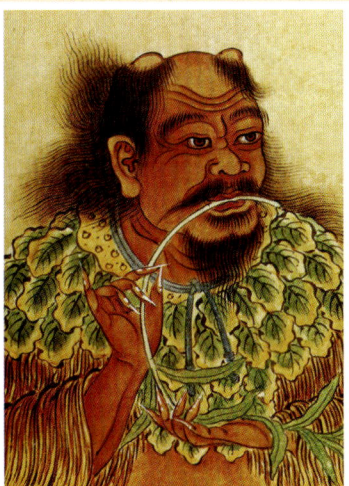 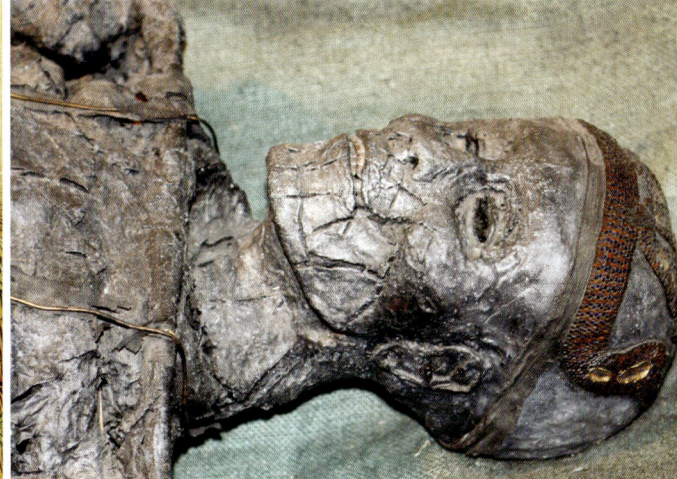

WELCH EIN MEISTERWERK IST DER MENSCH!

ÜBER DAS GLEICH-GEWICHT

Uns mag es offensichtlich erscheinen, dass sich kein gültiges Wissen über den Körper gewinnen lässt, indem man ihn nur von außen betrachtet. Und doch war es in vielen Kulturen verboten, einen Leichnam zu öffnen.

Daher beruhten frühe Modelle des Körpers einzig auf dem, was man von außen beobachten konnte. Ergänzt wurden sie durch Erkenntnisse, die man durch Verletzungen gewann, sowie durch das vorherrschende Weltbild. Und so ging es in den frühen Vorstellungen von „Gesundheit" meist um irgendeine Form der Balance – von Energien, Elementen oder „Säften". Interessanterweise ist man heute wieder bei dieser Vorstellung angelangt, wenn auch das Gleichgewicht sich auf andere Dinge bezieht.

Es gibt zwei stark voneinander abweichende Körperbilder in der Medizin. Die östliche Medizin pflegt ein ganzheitliches, häufig spirituell orientiertes Bild des Menschen, die westliche hingegen ein atomistisches Bild, das sich auf konkrete Beobachtungen am Körper stützt. Letzteres konnte sich aber erst entwickeln, als den Medizinern endlich erlaubt war, den menschlichen Körper in seine Bestandteile zu zerlegen, als wäre er eine komplexe Maschine. Dieses Projekt ist immer noch im Gange.

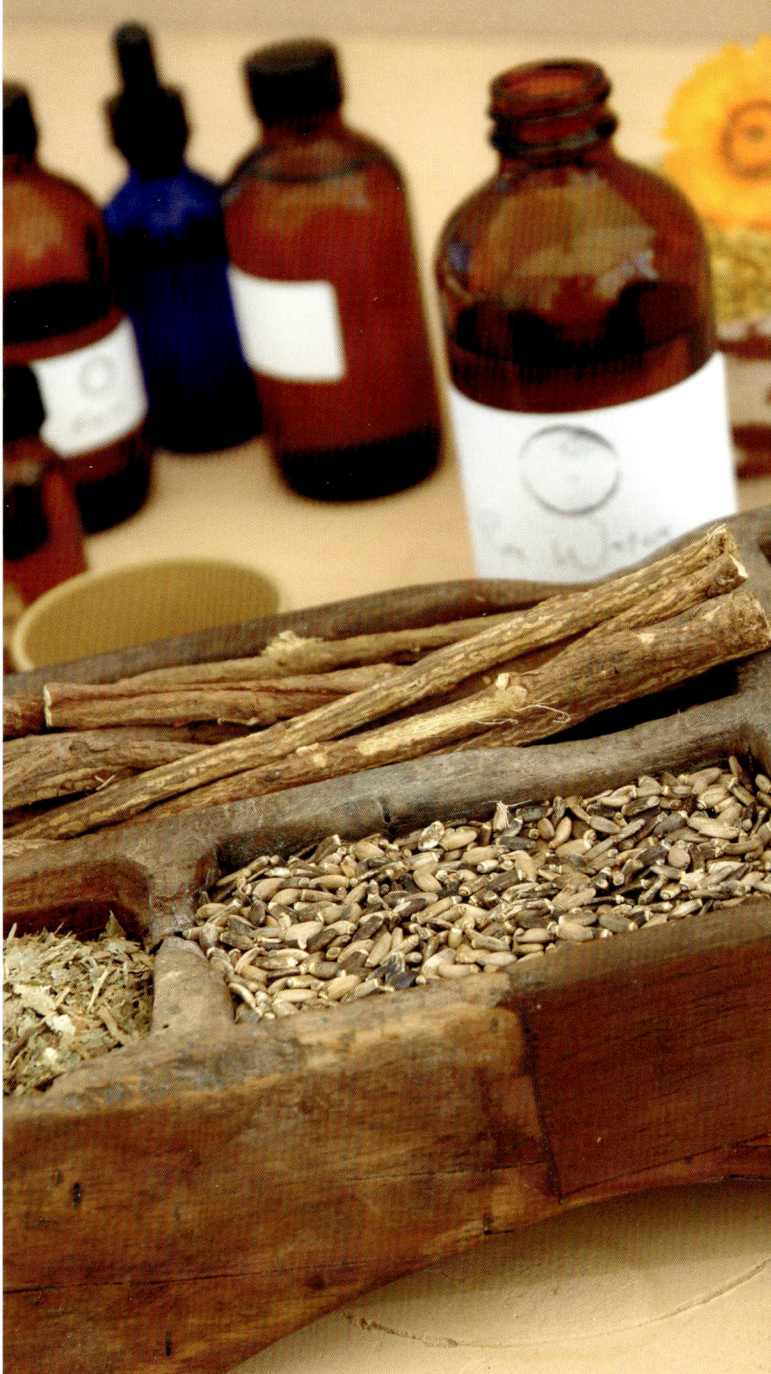

Heilpflanzen werden seit Jahrtausenden eingesetzt.

Energie im Gleichgewicht

Die östliche Medizin ist ganzheitlich. Körper und Geist werden als Einheit betrachtet, die vom Fluss der Energien beherrscht wird. Die entsprechenden Therapien mögen sich über die Jahrhunderte hinweg gewandelt haben, doch die Grundannahme, wonach Krankheit stets auf eine Blockade der Energiekanäle zurückgeht oder auf den allzu trägen Fluss der Energie, ist die gleiche geblieben. Dieses Krankheitsmodell bezieht den spirituellen Zustand des Patienten mit ein, da spirituelle und mystische Aspekte sich auf den Energiefluss auswirken. Das

älteste, bis heute erhaltene derartige System ist der *Ayurveda* (Sanskrit für „Wissenschaft vom Leben"). Er hat seine Wurzeln im vedischen Zeitalter Indiens, das man auf ca. 1000 Jahre v. Chr. datiert. Die älteste medizinische Schrift aus China ist das *Neijing* (Kanon der inneren Medizin), das dort heute noch studiert wird. Es entstand vermutlich im 3. Jahrtausend v. Chr. unter der Herrschaft von Kaiser Huang Di. Manche nehmen sogar an, dass er selbst die Abhandlung verfasst hat. Sowohl der Ayurveda als auch die *Traditionelle Chinesische Medizin* (TCM) helfen heute noch Millionen von Menschen.

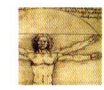

Die Körpermodelle, auf denen sie beruhen, stehen im Mittelpunkt von Buddhismus und Hinduismus.

Das medizinische Wissen, das sich im Ayurveda niedergeschlagen hat, soll direkt von den Göttern stammen. Es wird in Versform überliefert und da es sich ja angeblich um Offenbarungswissen handelt, gibt es keine Möglichkeit, es zu verbessern. Der Ayurveda lehrt, dass der Mensch in voller körperlicher, geistiger und seelischer Gesundheit etwa 100 Jahre alt werden kann. Voraussetzung ist ein gesunder Lebensstil, der sofort auf Anzeichen von Krankheit reagiert. Ayurvedische Heiler behandeln Körper, Seele und Geist zusammen. Sie streben einen Ausgleich der drei *Doshas* an: Vata, Pitta und Kapha, die den fünf Elementen Raum, Feuer, Wasser, Luft und Erde zugeordnet sind. In welchem Verhältnis diese drei zueinander stehen, wird im Moment der Empfängnis festgelegt. Daher besteht der Schlüssel zur Gesundheit in der Rückkehr zu diesem Verhältnis. Der Ayurveda nutzt pflanzliche Arzneien, um den Körper zur Wiederherstellung dieses Gleichgewichts anzuregen, aber auch Yogaübungen, Meditation, Massagen und falls nötig chirurgische Eingriffe.

Qi

Die Traditionelle Chinesische Medizin (TCM) führt die körperliche Gesundheit ebenfalls auf einen gesunden Geist zurück. Der legendäre Kaiser Shennong (ca. 3. Jahrhundert v. Chr.) soll, inspiriert vom Gott Pan Ku, die Heilkunst entwickelt haben. Pan Ku steht im Taoismus für den Schöpfergott. Er soll das Chaos geordnet und die polaren Prinzipien von Yin und Yang geschaffen haben, die sich in allen Dingen mischen. Yin wird gewöhnlich mit Kälte, Nässe, Schatten und Weiblichkeit assoziiert, Yang mit Hitze, Licht, Trockenheit und Männlichkeit. Die beiden Kräfte existieren notwendig nebeneinander und müssen in jedem gesunden Organismus oder System im Gleichgewicht sein. Im traditionellen chinesischen Modell hat der Körper 12 Organe. Es gibt 6 massive Yin-Organe (wie Herz, Leber und Milz) und 6 hohle Yang-Organe (wie Dick- und Dünndarm, Blase und Magen). Die Organe entsprechen den 12 Meridianen, die den ganzen Körper durchziehen. In einem gesunden Körper befinden sich Yin und Yang im Gleichgewicht, was auch für die einzelnen Organe oder Organgruppen gilt. Jedes Ungleichgewicht zwischen diesen beiden Kräften, ob es nun in einem

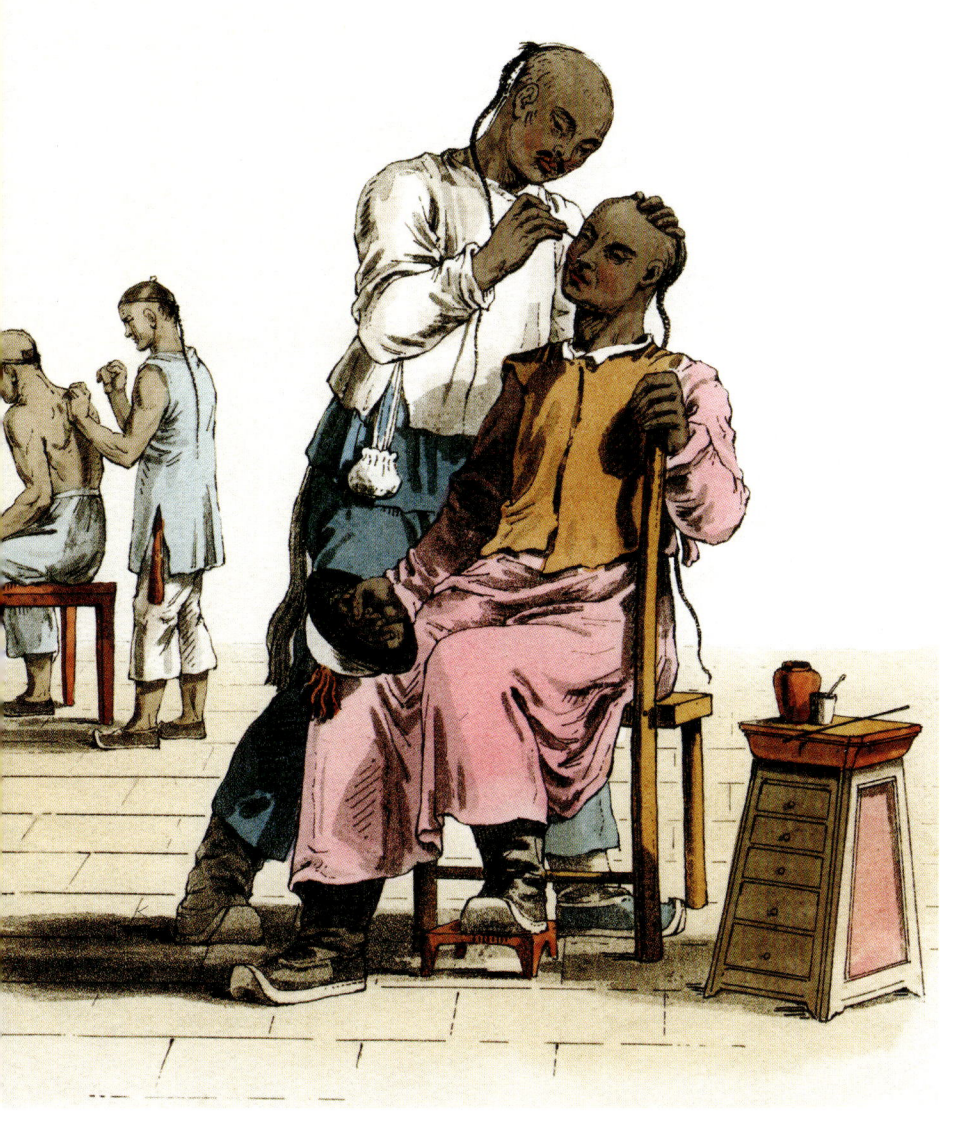

Die chinesische Akupunktur versucht, das Chi wieder in Fluss zu bringen.

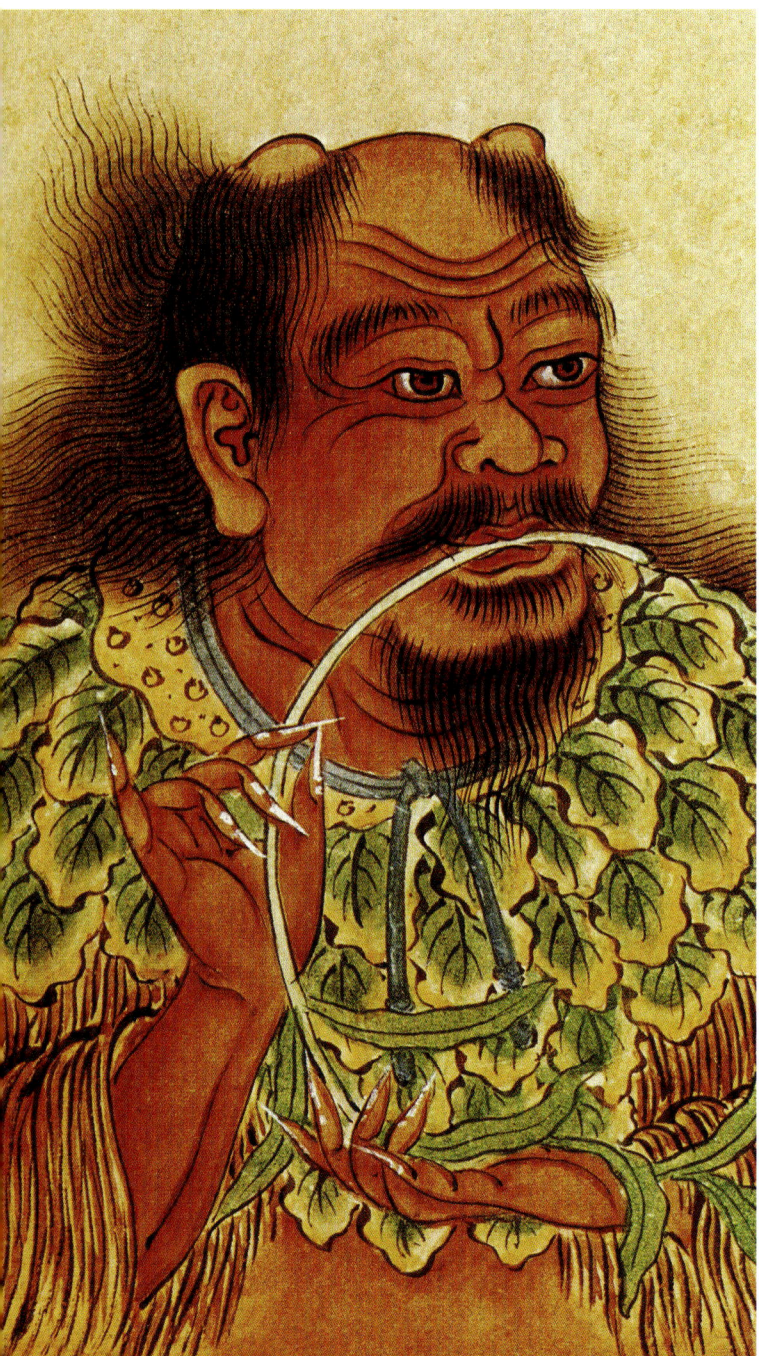

Shennong soll der Vater der chinesischen Medizin sein.

Körper fließt das Qi ungehindert entlang der Meridiane. Die Meridiane sind übrigens eher Energiepfade als konkrete Kanäle. Jede Blockade von Qi verursacht Krankheit. Ist der Energiefluss ernsthaft gestört, kommt es zum Tod. Um einen gesunden Fluss des Qi und ein Gleichgewicht von Yin und Yang herzustellen, nutzen chinesische Ärzte pflanzliche Heilmittel, Massagen, Diäten, Bewegung und Akupunktur.

Chakren

Die buddhistische und hinduistische Tradition, die in Indien und Tibet gepflegt wird, sieht den Körper von Chakren, Energiezentren, gesteuert. Es gibt sieben Hauptchakren. Sechs davon liegen entlang der Wirbelsäule, eines befindet sich außerhalb des Körpers, über dem Scheitel. Jedes Chakra ist für verschiedene Funktionen von Körper und

Organ oder im gesamten Organismus auftritt, führt zu Erkrankungen: Eine Yang-Krankheit verstärkt das Yang im Körper, es ist also eine „heiße" Krankheit. Eine Yin-Krankheit verstärkt das Yin und ist folglich eine „kalte" Krankheit.

Des Weiteren gibt es noch einen bestimmten Energietyp, das Qi, das für Krankheit oder Gesundheit ausschlaggebend ist. Durch einen gesunden

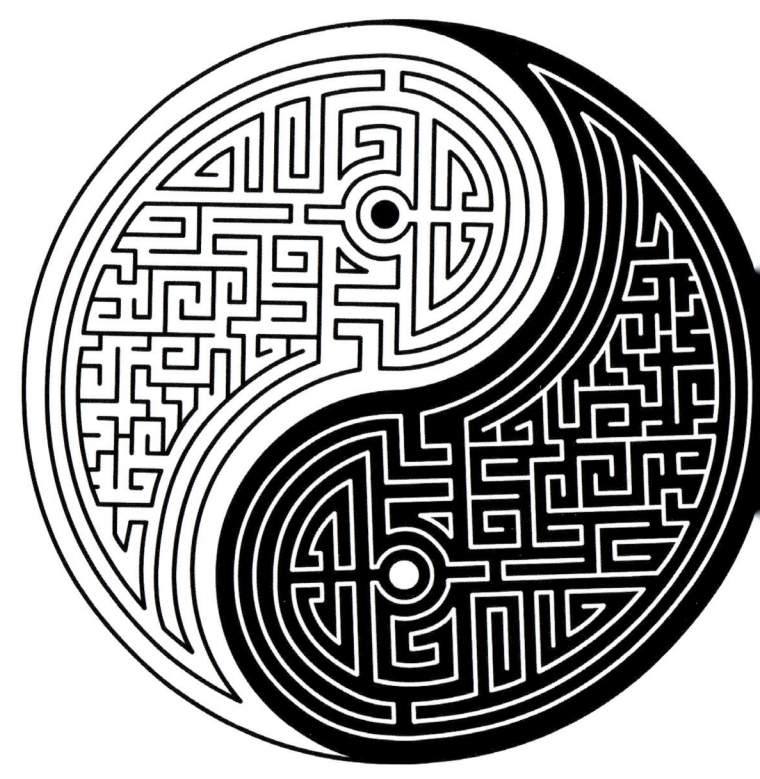

Yin und Yang bilden zusammen ein ausgewogenes Ganzes.

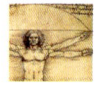

Bewusstsein verantwortlich. Die Chakren sind für das menschliche Auge unsichtbar. Nur eingehend geschulte „Energieheiler" können sie intuitiv wahrnehmen. Angeblich sehen sie aus wie ein Rad mit Blütenblättern.

Idealerweise steigt die Energie, die in den unteren Chakren erzeugt wird, nach oben. Die Energie sammelt sich in der Sushumna-Nadi, dem Zentralkanal. Wenn der Energiefluss zum Scheitelpunkt ungestört ist, kann der Mensch sich mit dem Göttlichen verbinden. Kommt es hingegen zu einem Ungleichgewicht oder einer Blockade der Energie, dann meldet sich bald die Krankheit. Chakren, deren Energiefluss gestört ist, lassen sich auf vielerlei Weise harmonisieren, zum Beispiel durch das Singen bestimmter heiliger Silben oder durch das Auflegen spezieller Steine. Auch Yoga soll die Chakren öffnen und den Energiefluss verbessern. Die Chakren werden erstmals in den *Upanishaden* erwähnt. Der indische Gelehrte Shankara zählt sie in seinem philosophischen Hymnus *Sundarya Lahiri* aus dem 8. Jahrhundert der Reihe nach auf.

Die Vier-Säfte-Lehre

Vom 5. Jahrhundert v. Chr. bis ins 19. Jahrhundert hinein war das vorherrschende Körperbild in Europa und im Nahen Osten das eines Gefäßes, das vier Säfte enthält. Diese mussten im Gleichgewicht gehalten werden, wenn man gesund bleiben wollte. Die vier Säfte waren die schwarze Galle, die gelbe Galle, Blut und Schleim. Zu viel oder zu wenig von diesen Säften würde unweigerlich zu Krankheit führen. In diesem Fall musste man den Körper anregen, eventuelle Überschüsse abzubauen oder von dem fehlenden Saft mehr zu produzieren. Die Ursprünge der Vier-Säfte-Lehre liegen vermutlich in Mesopotamien oder Ägypten, doch auch im klassischen Griechenland wurde die Theorie weiterentwickelt, vor allem von dem griechischen Arzt Hippokrates. Er verband die vier Säfte mit den Elementen (Feuer, Erde, Wasser und Luft), aus denen nach Pythagoras und Empedokles alles auf dieser Erde besteht. Der

Philosoph und Arzt Alkmaion ordnete sie in ein polares Schema ein: heiß und kalt, nass und trocken, süß und sauer und so weiter. Alkmaion ging davon aus, dass Gesundheit dann gegeben sei, wenn die gegensätzlichen Polaritäten ausgeglichen sind. Zur Erläuterung griff er auf ein Bild aus dem politischen Leben zurück: Wenn widerstreitende Kräfte im Gleichgewicht stehen, ist der Körper gesund. Wenn jedoch eine dieser Kräfte König wird, wird der ganze Organismus krank. Dabei konnte solch ein Ungleichgewicht durch alle möglichen Faktoren ausgelöst werden: Umwelt, Ernährung, Klima, aber auch seelische Kräfte. Alkmaions Modell kam zum ersten Mal ohne göttliche Eingriffe aus. Der Patient wurde gesund, wenn es gelang, die widerstreitenden Kräfte im Körper ins richtige Gleichgewicht zu bringen.

Die Vier-Säfte-Lehre erklärte nicht nur körperliche Krankheiten, sondern auch Stimmungsschwankungen und seelische Störungen. Dieser Aspekt wurde vor allem vom griechisch-römischen Arzt Galen (129 bis ca. 215 n. Chr.) weiter ausgeführt und später, im 11. Jahrhundert, auch von dem arabischen Arzt Avicenna erforscht. Galen war eine der einflussreichsten Gestalten in der Geschichte der Medizin. Wie Hippokrates glaubte auch Galen, dass die vier Säfte im Gleichgewicht sein mussten, ging jedoch noch einen Schritt weiter. Seiner Ansicht nach konnte es auch in einem einzigen Organ zum Ungleichgewicht kommen, woraus lokale Störungen entstünden. Nach Hippokrates und Galen wurden Krankheiten danach eingeteilt, welches Ungleichgewicht sie verursachten. Dabei ordnete man die Temperamente ebenso den vier Säften zu wie das Lebensalter. Alte Menschen neigten beispielsweise zu kalten, trockenen Zuständen, während junge gewöhnlich dem heißen, feuchten Temperament zuzurechnen waren. So ließ sich auch erklären, weshalb bestimmte Krankheiten vorzugsweise in einem bestimmten Alter auftreten, denn alte Menschen litten vorzugsweise unter Rheuma, Arthrose und anderen Formen von Kälte-Störungen. Wie man die Heilung anging, hing also davon ab, welche Säfte-Eigenschaften die Krankheit hatte. Die Lepra, eine kalte Krankheit, wurde z.B. mit Hitze behandelt.

Minimale Unterschiede in der Säfteverteilung seien, so glaubte man, verantwortlich für die Unterschiede in Persönlichkeit und Temperament

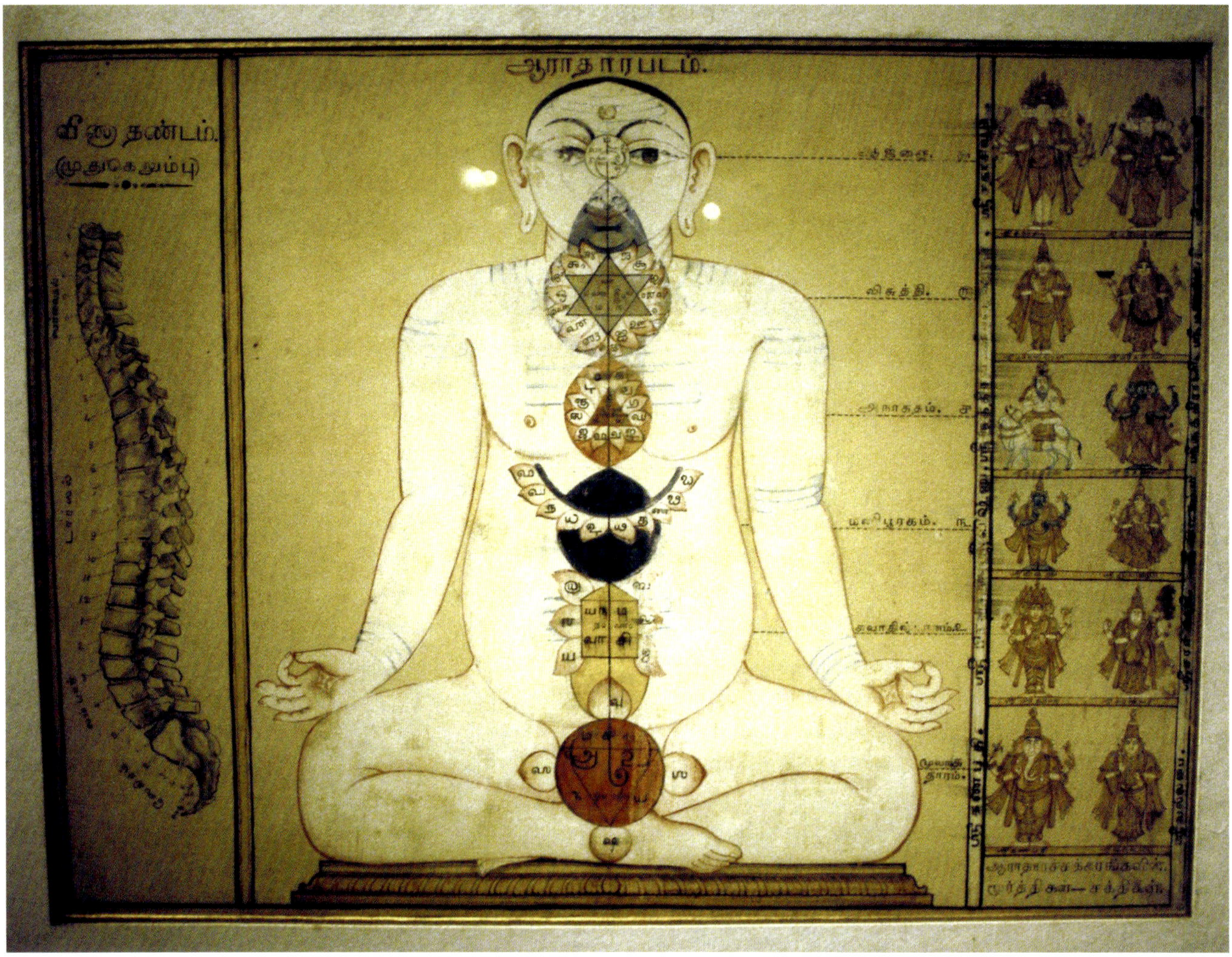

In der Traditionellen Chinesischen Medizin liegen sechs Chakren übereinander auf der Wirbelsäule.

der Individuen und machten diese für bestimmte Krankheiten anfälliger als für andere. Ein Überschuss an Blut z. B. macht den Sanguiniker aus, der von Natur aus mutig und hoffnungsfroh ist. Ein Mensch mit zu viel schwarzer Galle hingegen ist Melancholiker (depressiv und reizbar). Ein starkes Ungleichgewicht der Säfte wurde als erblich betrachtet und galt als unheilbar.

Das Vier-Säfte-Modell kam von den Griechen zu den Römern und fand später auch Eingang in die byzantinische Medizin. Etwa um 850 n. Chr. nennt der arabische Arzt Hunayn ibn Ishaq 129 Werke Galens, die ins Arabische bzw. Syrische übersetzt worden seien, was zeigt, wie weit dessen Einfluss reichte. Einige arabische Ärzte allerdings meldeten Zweifel an der Vier-Säfte-Lehre an. Der persische Arzt Rhazes (865–925) verfasste eine Schrift, die er

Zweifel an Galen betitelte. Darin erklärte er, dass es die Körpertemperatur kaum beeinflusse, ob man etwas Heißes oder Kaltes trinke. Anders gesagt: Die simple Übertragung von Wärmeenergie, die die Vier-Säfte-Lehre vorschlug, war wohl doch nicht so ganz brauchbar.

Ibn Zuhr (1091–1161) entdeckte, dass die Krätze nicht von einem Säfte-Ungleichgewicht verursacht wurde, sondern von einem Parasiten. Aber nichts konnte Galen je vollkommen in Misskredit bringen. Avicenna (ca. 980–1037) stärkte die Vier-Säfte-Lehre noch, indem er das Verhältnis der Säfte zueinander verantwortlich machte für alle möglichen mentalen und emotionalen Störungen. Diesen Aspekt der Vier-Säfte-Lehre nahm später der englische Gelehrte Richard Burton auf und entwickelte ihn in seinem Werk *Anatomie der Melancholie* (1621)

ALKMAION

Alkmaion war ein Zeitgenosse des Pythagoras und lebte im 5. Jahrhundert v. Chr. in Kroton, im griechisch besiedelten Süden Italiens. Er war einer der Pioniere der rationalen Medizin der Griechen, die die Grundlage der westlichen Medizin bilden sollte. Alkmaion sah das Gehirn als Sitz des Intellekts und der Sinne. Seiner Ansicht nach war es durch Kanäle *(poroi)* mit den Sinnesorganen verbunden. Er entdeckte die Eustachische Röhre im Ohr, unterschied Venen von Arterien und fand möglicherweise sogar den Sehnerv. Jedenfalls stellte er ein Modell des Sehens auf, in dem äußeres Licht, inneres Feuer und die Flüssigkeit im Auge eine entscheidende Rolle spielten. Seine Theorie, Tod und Schlaf seien auf das teilweise oder vollständige Abströmen des Blutes aus dem Gehirn nach unten zurückzuführen, galt bis Anfang des 20. Jahrhunderts.

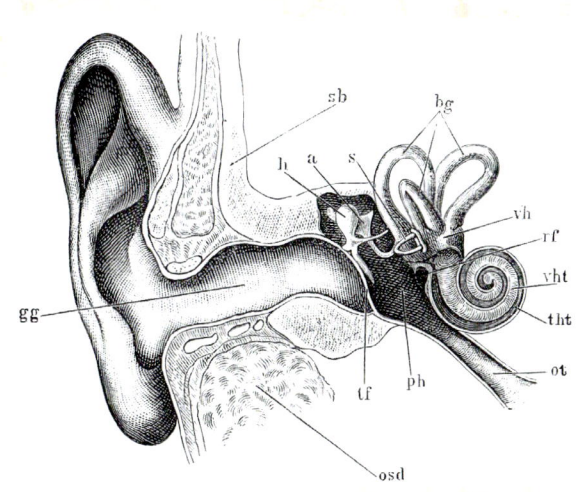

Alkmaion entdeckte die Eustachische Röhre (ot), die den Rachenraum mit dem Mittelohr verbindet.

weiter. Dieses ist wohl die erste umfassende Studie über ein Phänomen, das wir heute als „depressive Verstimmung" bezeichnen würden.

Galens Arbeiten fanden im 11. Jahrhundert in lateinischer Übersetzung weitere Verbreitung. Doch diese Werke waren keineswegs direkt aus dem Griechischen übersetzt worden, sondern fanden ihren Weg nach Europa auf dem Umweg übers Arabische. So fand Galen auch im Mittelalter Anhänger. Erst von 1490 an erschienen Übersetzungen von Galens Werken aus dem Griechischen, der griechische Text selbst wurde 1525 veröffentlicht

und löste neue Begeisterung für Galens Methoden aus, zu denen die Durchführung praktischer Untersuchungen gehörte. Ironischerweise führte gerade sie dazu, dass Galen in Ungnade fiel, als die Irrtümer seiner Lehre allmählich ans Licht kamen.

Saft	Element	Natur	Temperament
Schwarze Galle	Erde	Kalt und trocken	Depressiv, schlaflos, reizbar Melancholiker
Blut	Luft	Warm und feucht	Mutig, hoffungsfroh, gern verliebt Sanguiniker
Schleim	Wasser	Kalt und feucht	Wenig emotional, ruhig, träge Phlegmatiker
Gelbe Galle	Feuer	Warm und trocken	Zornig, unausgeglichen Choleriker

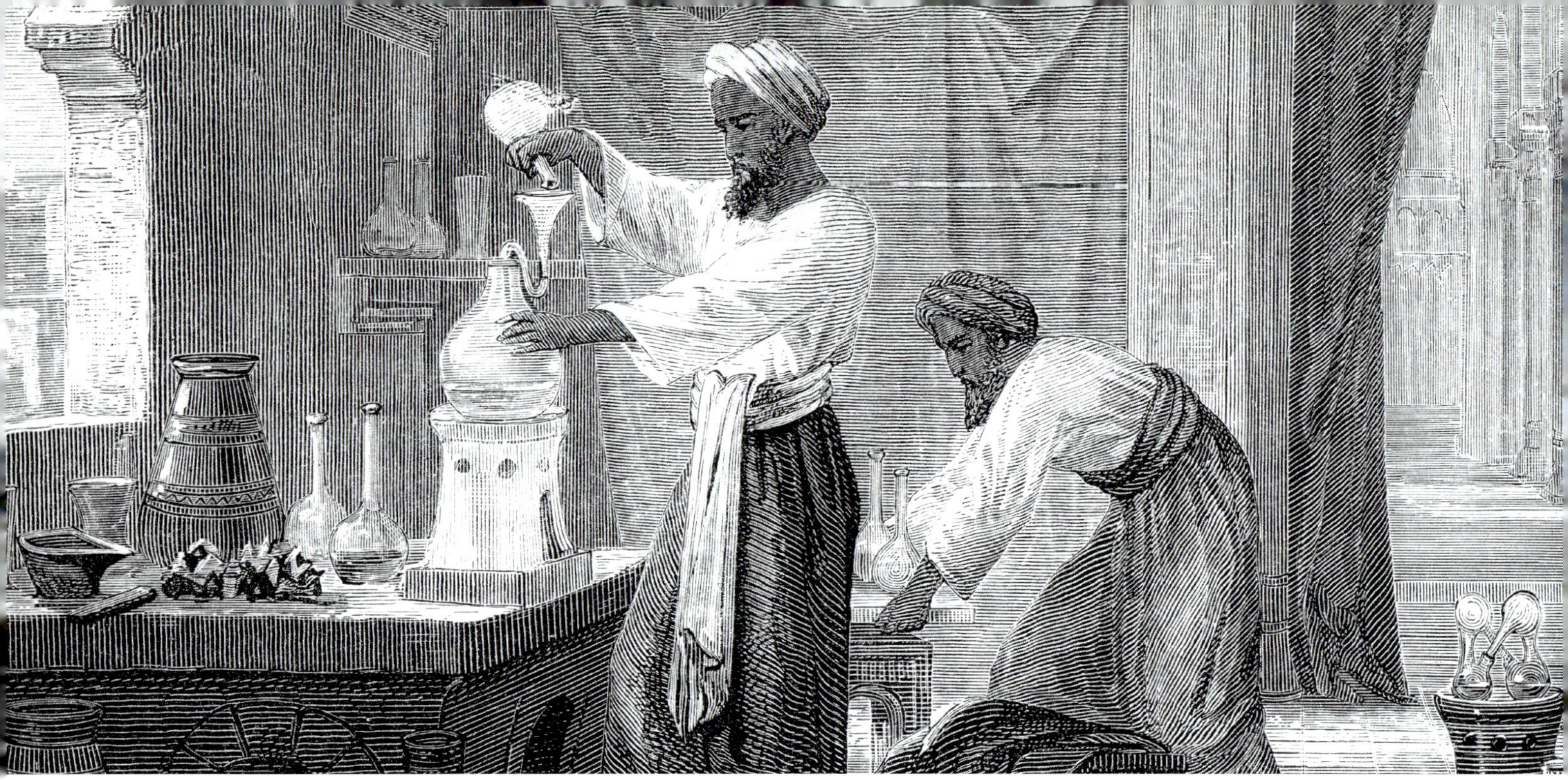

Der arabische Arzt Rhazes, wie er in seinem Laboratorium Heiltränke herstellt.

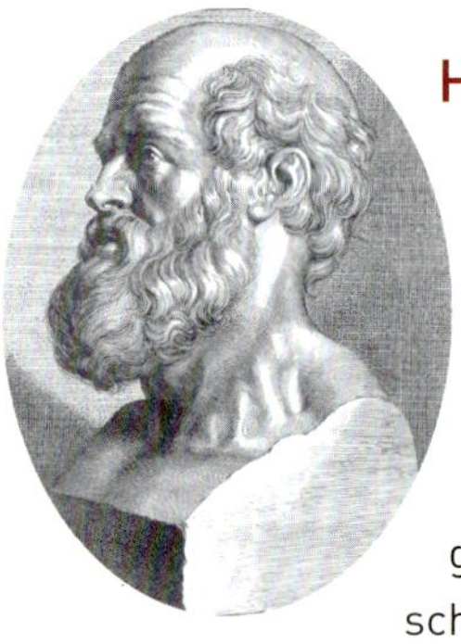

HIPPOKRATES VON KOS (ca. 460–375 v. Chr.)

Hippokrates gilt als der Vater der modernen Medizin – der Riese, auf dessen Schultern sich die westlichen Ärzte stellten. Trotz dieser grundlegenden Rolle, die man ihm zuschreibt, wissen wir nur wenig von ihm und seinem Werk. Zeitgenössisch fand er jedenfalls keine Erwähnung. Er kam um 460 v. Chr. auf der griechischen Insel Kos zur Welt, wo er von seinem Vater die Heilkunst erlernte. Er bereiste Griechenland sehr ausgiebig, um dann nach Kos zurückzukehren und dort in der Ärzteschule zu unterrichten. Sein tiefes Verständnis und Mitgefühl für die Kranken ließen ihn die Fürsorge für diese Menschen in den Mittelpunkt seiner Überlegungen stellen.

Hippokrates lehnte die Hilfe der Götter bei der Heilkunst ab und entwickelte Diagnosemethoden, die auf Beobachtung und Vernunft beruhten. Da Menschen im alten Griechenland nicht seziert werden durften, musste er sein anatomisches Wissen auf das Sezieren von Tieren gründen und auf die Symptome seiner Kranken. Aus diesem Grund konnte er keine Theorie zum gesunden Körper entwickeln. Hippokrates wird mit einem Korpus von etwa 60 Schriften in Verbindung gebracht, die in Alexandria etwa hundert Jahre nach seinem Tod versammelt wurden. Vermutlich hat er aber nur wenige davon verfasst. Es geht darin um viele Aspekte der medizinischen Theorie und Praxis, die alle in klarer, eingängiger Sprache beschrieben sind. Der Hippokratische Eid soll ursprünglich von den Schülern des Hippokrates unter einer Platane im Hof der Schule abgelegt worden sein. Nach Hippokrates' Tod hieß es, dass der Honig von den Bienen an seinem Grab wunderbare Kräfte besitze.

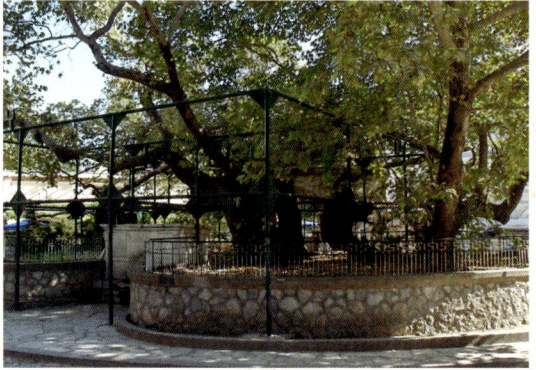

Platane auf der Insel Kos, angeblich ein direkter Nachkomme des Baumes, unter dem Hippokrates seine Schüler unterrichtet hat.

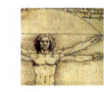

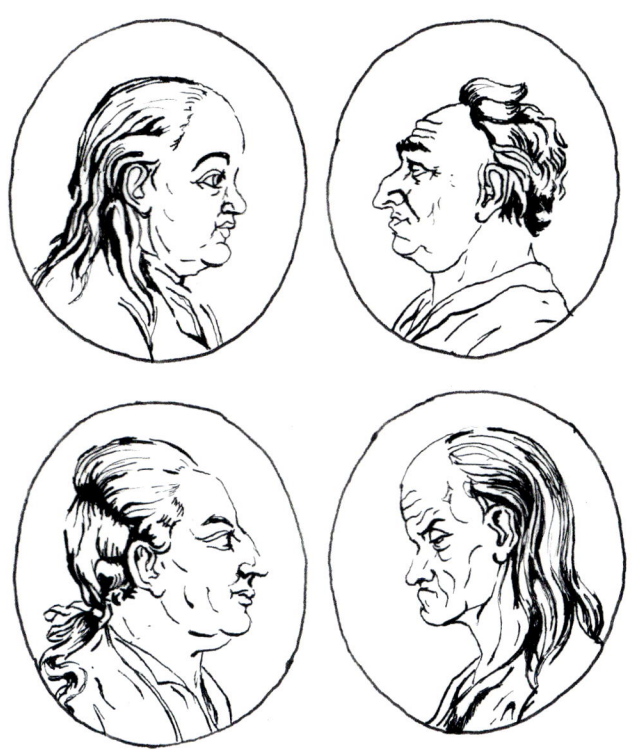

Die vier Temperamente: Phlegmatiker, Choleriker, Melancholiker und Sanguiniker (von links oben im Uhrzeigersinn).

 DIE GEHEIMNISSE DES KÖRPERS

Diese alten Vorstellungen vom menschlichen Körper änderten sich bis zur Renaissance kann. Die Ausgewogenheit der Säfte bzw. von Yin und Yang genügte als Erklärung für die körperlichen Funktionen. Im Westen sollte sich das ändern, aber erst, als die Ärzte den menschlichen Körper genauer unter die Lupe nehmen konnten. Die Renaissance brachte zwei Entwicklungen mit sich, die unser Modell des Körpers revolutionieren und die Medizin massiv beeinflussen sollten: Die eine war der Beginn systematischer anatomischer Studien durch Sezieren menschlicher Körper, die andere war die Erfindung des Mikroskops im Holland des ausgehenden 16. Jahrhunderts.

Die Wegbereiter

In den frühen Gesellschaften war das Sezieren des menschlichen Leichnams verboten. So konnte sich weder die indische noch die chinesische Medizin auf gründliche anatomische Kenntnisse stützen, weil man fürchtete, dass ein sezierter Mensch nach der Wiedergeburt im nächsten Leben benachteiligt sein könnte. Der indische Chirurg Sushruta (6. Jh. v. Chr.) aber schaffte es, das Verbot zu umgehen, das sich auf das „Aufschneiden" des Leichnams bezog. Er befahl seinem Gehilfen, einen toten Körper in einen Korb zu legen und diesen sieben Tage lang ins Wasser zu hängen. Dann war das Fleisch so weich, dass man es mit einem Stock abziehen konnte, und die inneren Organe offenbarten sich dem kundigen Blick des Chirurgen. Einige Kulturen bezogen ihr anatomisches Wissen aus der Sektion von Tieren. Natürlich waren die so gewonnenen Kenntnisse auf den Menschen meist nicht übertragbar. So zeigt die ägyptische Hieroglyphe für Gebärmutter die zweigeteilte Gebärmutter einer Kuh und belegt somit, dass die ägyptischen Ärzte ihr anatomisches Wissen von der Sektion einer solchen bezogen.

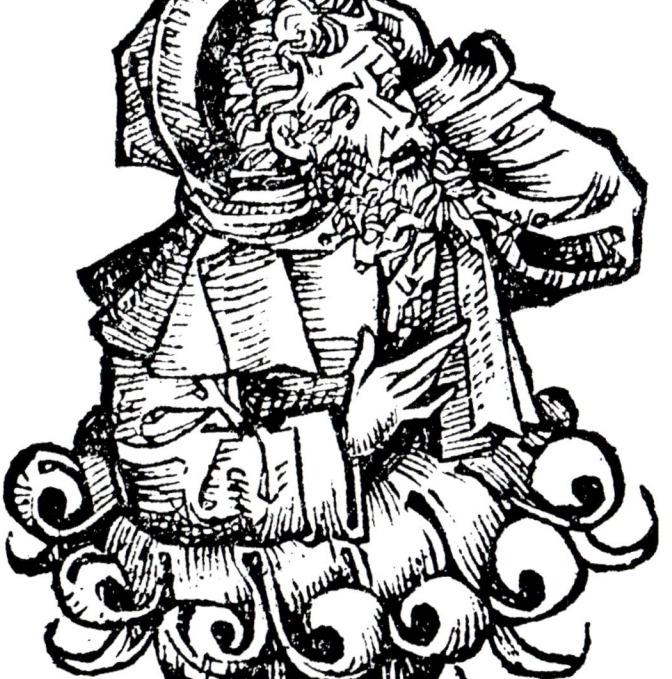

Der arabische Arzt Ibn Zuhr war der Erste, der einen Parasiten als Krankheitsverursacher erkannte.

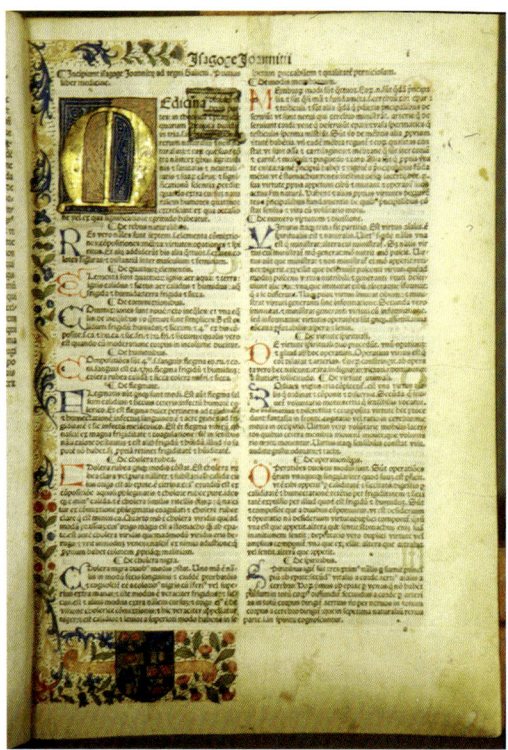

Ein Manuskript aus dem 13. Jahrhundert, das zum Articella zählt, einer Sammlung medizinischer Schriften, die im Kloster Monte Cassino aufgezeichnet wurden. Dieses verfügte über eine der renommiertesten Ärzteschulen des Mittelalters.

Auch die Griechen schreckten vor dem Aufschneiden toter menschlicher Körper zurück. Ihre Vorstellungen von der Anatomie des Menschen gehen ganz klar auf an Tieren gewonnene Erkenntnisse zurück.

Die ersten Anatomen gab es vermutlich im hellenischen Alexandria. Herophilos (ca. 335–260 v. Chr.) und Erasistratus (304–250 v. Chr.) sollen die dortige Ärzteschule gegründet und öffentliche Sektionen durchgeführt haben. In späteren Schriften über ihr Lebenswerk heißt es, sie hätten Sklaven und zum Tode verurteilte Gefangene seziert. Es gibt allerdings keine zeitgenössischen Zeugnisse, die dies belegen würden. Die ihnen zugeschriebenen Entdeckungen aber lassen so etwas durchaus möglich erscheinen. Erasistratus war der erste experimentelle Physiologe überhaupt. Er untersuchte die Funktion des Gehirns und der Nerven. Seine Theorie war, dass die Nerven hohle Kanäle seien, in denen der „Nervengeist" vom Gehirn in die einzelnen Körperteile gelenkt werde.

Herophilos ist der Vater der wissenschaftlichen Anatomie. Auch er erforschte das Gehirn und erkannte, dass es die Steuerungszentrale des Nervensystems darstellt. Auch widersprach er dem Aristoteles, der das Gehirn für ein bloßes Kühlsystem des Herzens hielt, in dem er den Sitz der Intelligenz vermutete. Laut Herophilos aber war das Gehirn die Heimat des Intellekts. Außerdem unterschied Herophilos erstmals zwischen sensorischen und motorischen Nerven und zwischen Arterien und

Das Wissen über den menschlichen Körperbau, das die Einbalsamierer mit Sicherheit besaßen, wurde von den Ärzten also nicht geteilt. Einbalsamierer galten als unrein, ihr Wissen vermutlich ebenso. Ägyptische Ärzte nutzten zur Verbesserung ihrer anatomischen Kenntnisse meist Unfallopfer und zeichneten ihre Beobachtungen genau auf. Ein Papyrus beschreibt, was man in einem zertrümmerten Schädel finden kann:

 In der Öffnung zeigen sich Furchen, die wirken wie bei [geschmolzenem] Kupfer im Kessel. Etwas pulsiert und wallt unter den Fingern wie bei einem Neugeborenen, dessen Kopf sich noch nicht ganz geschlossen hat. »

Sushruta war ein großer Arzt und ein fähiger Anatom.

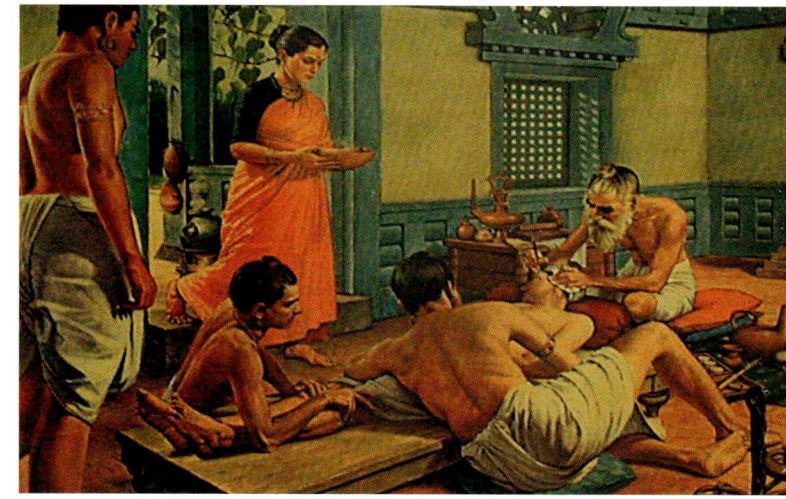

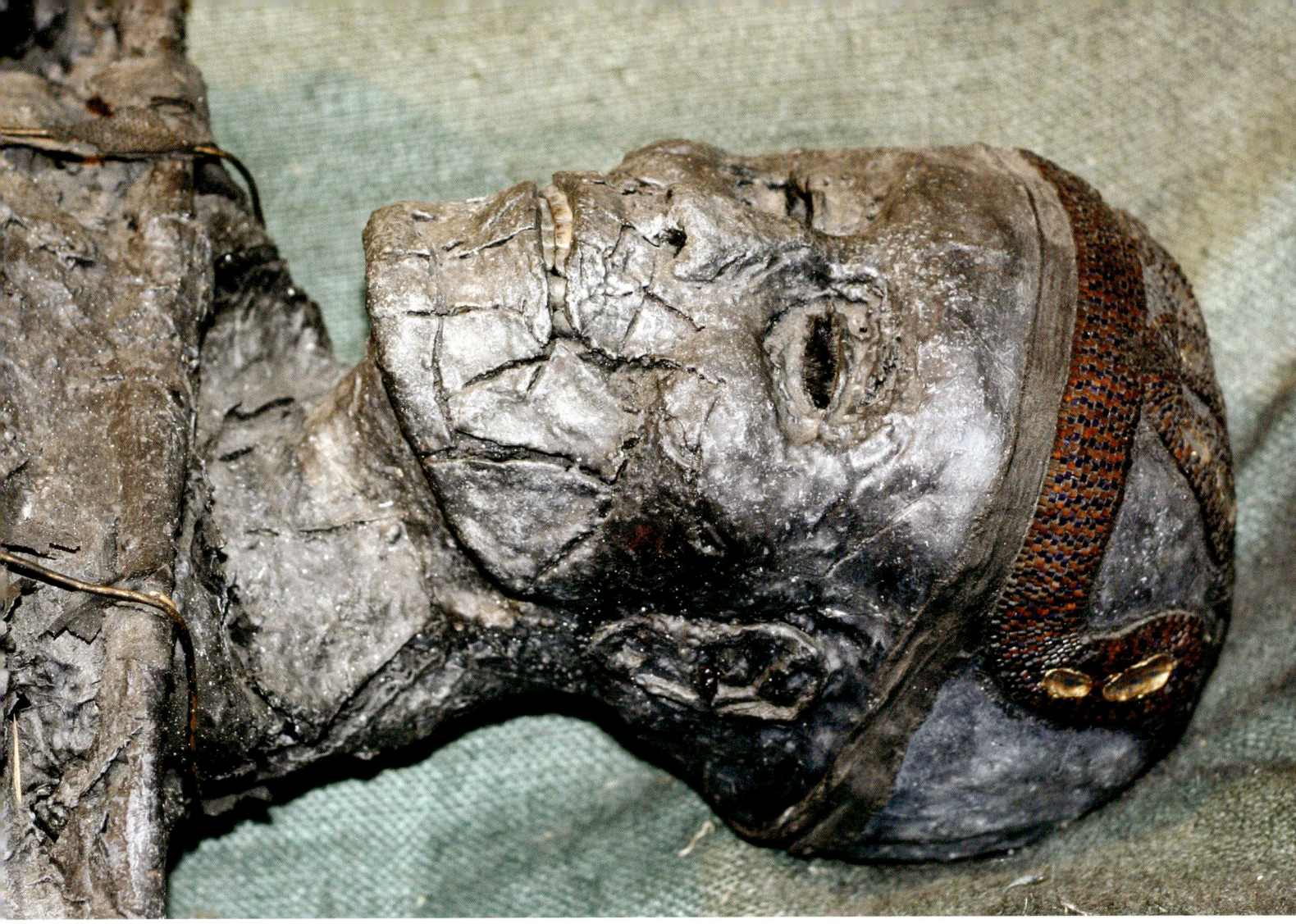

Obwohl die ägyptischen Einbalsamierer bei der Mumifizierung dem Körper Organe entnahmen, teilten sie ihr Wissen offenkundig nicht mit den Ärzten.

Venen. Er war darüber hinaus der erste Arzt, der den Puls maß, und zwar mit einer Wasseruhr. Er entdeckte Duodenum (Zwölffingerdarm) und Prostata und gab beiden Strukturen ihren Namen. Des Weiteren beschrieb er die Funktion der Nerven und stellte fest, dass die Blutgefäße mit Blut gefüllt waren. Letzteres erscheint uns heute selbstverständlich, aber die frühen Ärzte glaubten noch, die Adern seien mit Luft gefüllt. Trotzdem hielt diese Vorstellung sich ungefähr noch 450 Jahre, bis Galen bewies, dass sie falsch war.

Der Ausflug griechischer Wissenschaftler in die Anatomie blieb jedoch von kurzer Dauer, denn bald wurde das „Aufschneiden" wieder verboten. Galen sezierte tote Tiere und führte Experimente an lebenden Tieren durch, aber er dehnte seine Forschungsarbeiten nie auf menschliche Wesen aus. Tatsächlich gehen einige von Galens offenkundigen Fehlern darauf zurück, dass er die menschliche und tierische Anatomie für gleich hielt.

Weder das frühe Christentum noch der Islam erlaubten das Sezieren menschlicher Körper. Im späten 12. Jahrhundert allerdings wurden die Arbeiten des Aristoteles wiederentdeckt und brachten eine Renaissance des wissenschaftlichen Experiments. Die Tatsache, dass Aristoteles' Wissen über Tiere durch Vivisektion und Dissektion gewonnen worden war, legitimierte diese Praktiken. So wurde der Weg geebnet für die Sektion am Menschen. Da die Religion bei diesen Fragen eine große Rolle spielte, war für den Fortschritt der Medizin das Vierte Laterankonzil von 1215 von entscheidender Bedeutung. Es ging dabei unter anderem um die Auferstehung und die Frage, ob sie mit dem irdischen Körper erfolge oder nicht. Später führte Thomas von Aquin (1225–1274) weiter aus, dass Körper und Seele am Tag des Gerichts wieder vollkommen würden. Es sei also nicht nötig, dass der ins Grab gelegte Leichnam ohne Schäden sei. Obwohl man allgemein annimmt, die Kirche habe die Sektion menschlicher

GALEN (129–ca. 216 n. Chr.)

Galen kam in Pergamon zur Welt (in der Gegend des heutigen Izmir) und studierte Medizin an der berühmtesten Ärzteschule der alten Welt, in Alexandria. Dann nahm er eine Stellung als Gladiatorenarzt in der Arena von Pergamon an, ging dann aber nach Rom, wo er den Kaisern Marc Aurel, Commodus und Septimius Severus als Militärarzt diente. Er trat stets für die Obduktion und das Studium der Anatomie ein. Doch da die Sektion menschlicher Leichen verboten war, musste Galen sich auf Tiere beschränken. Dies ist der Grund für eine Reihe von Fehlern in seinen anatomischen Werken. Nichtsdestotrotz führte seine Beobachtungsgabe zu einigen entscheidenden Fortschritten. Er unterschied zwischen Arterien und Venen und erkannte die Funktion einiger wichtiger Nervenbahnen.

Galen war nicht nur ein ausgezeichneter Arzt – er war auch ein emsiger Autor, dessen Werk ihm dauernden Einfluss auf die Medizin in Europa und im Nahen Osten sicherte. In seinen Werken bezog er die Erkenntnisse anderer Ärzte mit ein und begründete damit die Tradition medizinischen Schrifttums in Europa und Arabien.

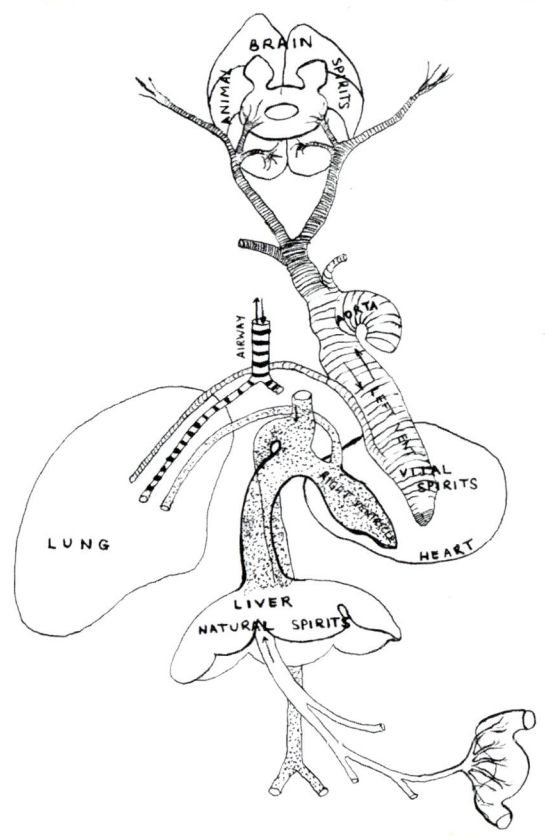

Galens einflussreiches Modell der Funktionszusammenhänge im menschlichen Körper

Leichname verboten, war dies tatsächlich nie der Fall. Während der Kreuzzüge wurden beispielsweise die Leichname von Edelleuten, die im Heiligen Land starben, gekocht, aufgeschnitten und in Alkohol eingelegt, um sie zur Bestattung nach Hause zu transportieren. Und niemand kam auf die Idee, dass sie dies an der Auferstehung hindern könnte. Papst Bonifaz VIII. allerdings verbot diese Praxis im Jahr 1300, weil sie unappetitlich sei – nicht aber ketzerisch. Es gab sogar Fälle, in denen die Kirche die Sektion ausdrücklich erlaubte. Im frühen 13. Jahrhundert ordnete Papst Innozenz III. die gründliche Untersuchung eines Leichnams an, um der Todesursache auf die Spur zu kommen. Auch wurden Heilige gewöhnlich einbalsamiert, was nicht ohne Schnitte vor sich gehen kann.

Und auch andere Behörden ordneten Sektionen an. 1302 wurde in Bologna die erste bekannte Obduktion durchgeführt. Ein Richter ordnete an,

dass ein Leichnam auf Spuren von Gift untersucht werden sollte. Später wurden auch die Opfer der Pest seziert.

Zerstückelte Körper

Die systematische Obduktion von Menschen begann im italienischen Salerno, wo um 1150 die erste Ärzteschule Europas gegründet wurde. Anfangs beschränkte man sich auf die Sezierung von Schweinen. In Bologna war es Mondino dei Luzzi (1275–1326), der öffentliche Sektionen zum Zwecke der Lehre durchführte. Er brach mit der Tradition, indem er die Obduktion selbst durchführte, statt sie unter seiner Anleitung von einem Helfer ausführen zu lassen. 1316 veröffentlichte er ein praktisches Handbuch der Anatomie, das im Wesentlichen eine Anleitung zur Obduktion von Verbrechern war, die

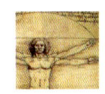

das Publikum eine gute Sicht hatte. Wie zeitgenössische bildliche Darstellungen zeigen, waren diese Vorführungen nicht immer klinisch sauber.

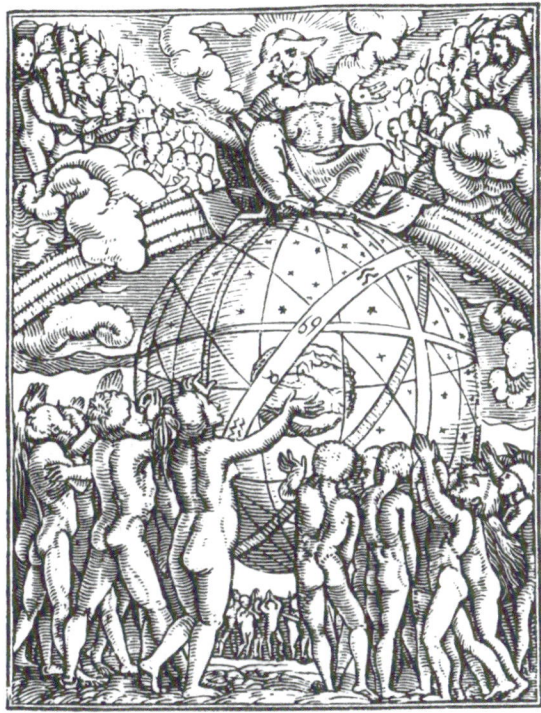

Selbst sezierte Körper werden am Tag des Gerichts wieder heil und ganz gemacht.

den Tod durch Erhängen oder Köpfen gefunden hatten. Dei Luzzi begann mit einem kreuzförmigen Schnitt in die Bauchdecke. Dann untersuchte er die „drei Höhlungen": Bauchhöhle, Brustkorb und Kopf. Heute wird eine Autopsie anders durchgeführt.

Bald waren die Obduktionen in Italien ein beliebtes öffentliches Spektakel. Meist wurden sie an hingerichteten Verbrechern durchgeführt, die nicht aus der Stadt stammten. (Sie sollten in mindestens 50 Kilometer Entfernung gelebt haben.) Die Sektion galt als letzte Demütigung des Verbrechers. Papst Sixtus IV. allerdings ordnete 1482 an, dass der Sezierung ein ordentliches christliches Begräbnis zu folgen hatte. Auch wurden (nicht öffentliche) Obduktionen immer häufiger von wohlhabenden Familien gefordert, wenn über die Todesursache Unklarheit Bestand. Eine Familie zum Beispiel verlangte eine Autopsie, um die Unfähigkeit des behandelnden Arztes zu beweisen.

Die Sektionen wurden meist im Winter durchgeführt, weil die Kälte den Fäulnisprozess verlangsamte. (Was im warmen Italien natürlich eher ein Problem darstellte als im kalten Nordeuropa.) Gewöhnlich stand der Seziertisch in einem amphitheaterförmigen Hörsaal einer Universität, sodass

Angebot und Nachfrage

Natürlich brauchten die Anatomen von nun an eine konstante „Versorgung" mit Leichen, ob die Obduktion nun als öffentliches Spektakel inszeniert wurde oder reinen Lehrzwecken diente. Diese stete Nachfrage schuf Probleme, denn legal waren Leichname nicht immer zu haben. So wurde in Großbritannien 1752 der *Murder Act* beschlossen, ein Gesetz, das sämtliche hingerichteten Verbrecher für die Sektion zum Nutzen von Forschung und Lehre freigab. Mit den Strafrechtsreformen zu Beginn des 19. Jahrhunderts wurde allerdings die Todesstrafe deutlich seltener verhängt. Und so wandten die Ärzte sich zunehmend an Leichendiebe (auch *resurrection men* genannt, Auferstehungs-Männer). Diese stahlen Körper aus Gräbern und verkauften sie an die medizinischen Fakultäten.

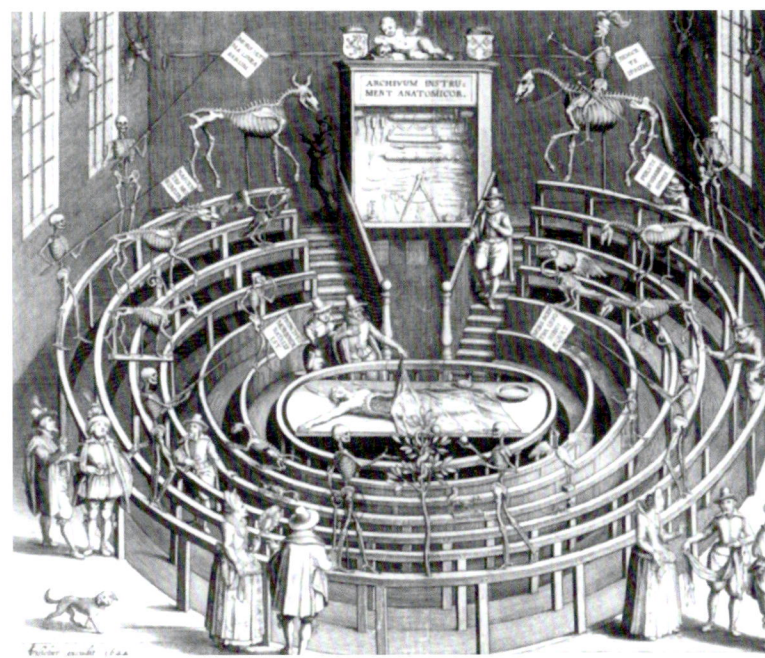

Der Anatomie-Lehrsaal an der Universität Leiden

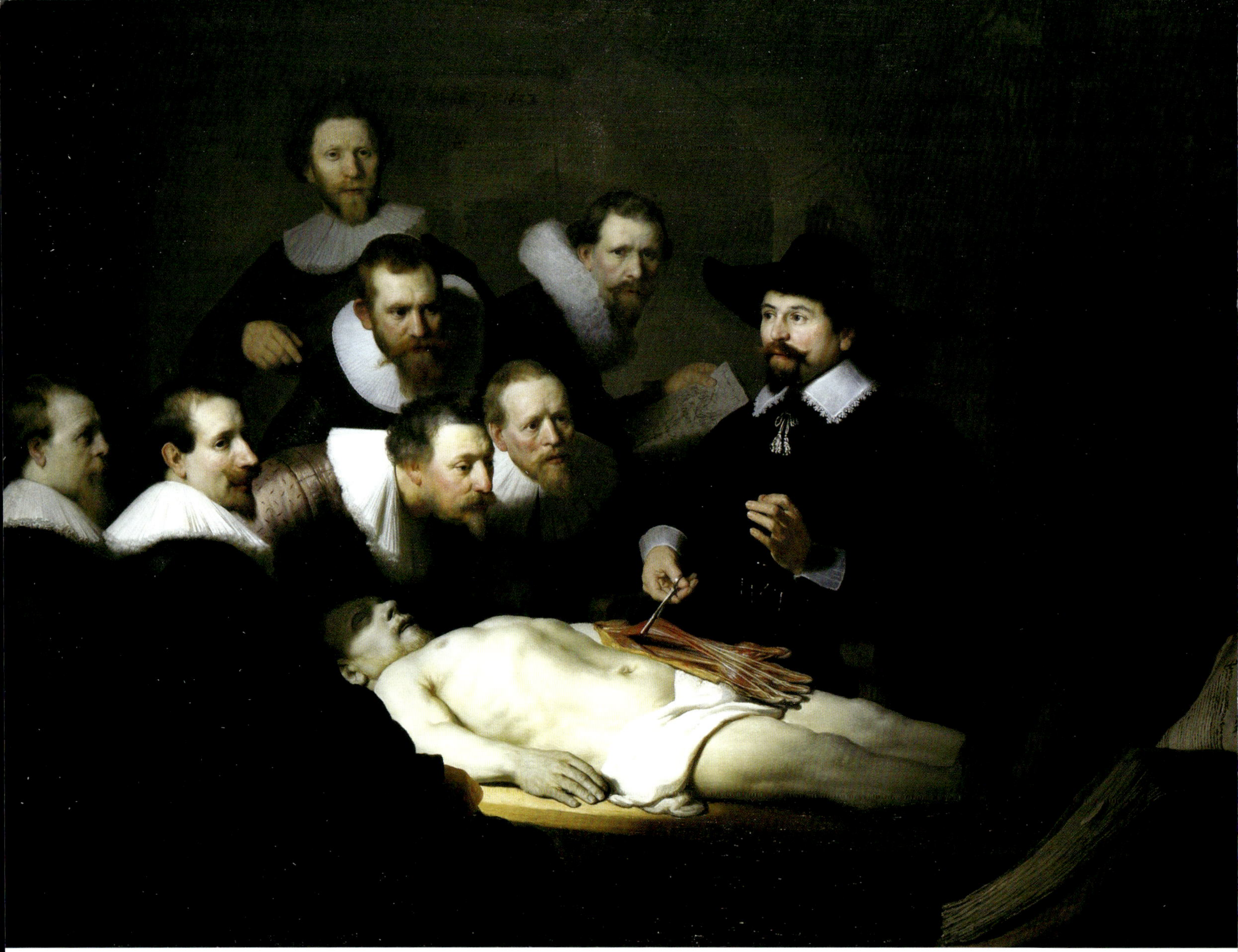

„Die Anatomiestunde des Dr. Tulp", Rembrandt (1632)

Zwischen 1827 und 1828 ermordeten zwei irische Einwanderer namens William Burke und William Hare 17 Menschen, um ihre Leichen an die Universität von Edinburgh zu verkaufen. Der Großteil ging an den Chirurgen Robert Knox. Ihr erster verkaufter Leichnam war der eines Nachbarn, der unter natürlichen Umständen verstarb. Als Nächstes töteten die beiden einen älteren Mieter in Hares Pension, indem sie ihn betrunken machten und dann erstickten. Dies wurde nun ihr Geschäftsmodell. Sie lockten ständig neue Gäste in die Pension, um die Zimmer zu füllen, aus denen die Vormieter verschwunden waren. Als man ihnen endlich auf die Spur kam, wurde Burke 1829 hingerichtet (und seziert), während Hare (der gegen seinen Partner ausgesagt hatte) wieder freigelassen wurde. Burkes

Skelett und Totenmaske werden noch heute an der Universität von Edinburgh aufbewahrt – zusammen mit Gegenständen, die aus seiner gegerbten Haut gefertigt wurden. Nach den Morden wurde ein Gesetz erlassen, das ähnliche Fälle verhindern sollte. Das 1832 beschlossene Anatomiegesetz bestimmte, dass nun auch eines natürlichen Todes gestorbene Menschen seziert werden durften, sofern ihr Leichnam nicht von den Angehörigen beansprucht wurde. Damit war Leichendieben die Geschäftsgrundlage entzogen.

DIE WIEDERAUFERSTEHUNG DER ANNE GREEN

Obwohl die meisten Menschen fürchteten, dass der Tisch des Anatomen ihr letztes Ruhebett sein könnte, gab es auch Fälle, in denen genau das Gegenteil geschah. Anne Green war eine unglückliche junge Frau, die im Alter von 22 Jahren ein uneheliches Kind zur Welt gebracht hatte, das kurz danach starb.

Ob sie das Kind nun ermordet hat oder es aus natürlichen Ursachen verschied, weiß man nicht. 1650 wurde sie jedenfalls wegen der Ermordung dieses Kindes in Oxford gehängt. Man schnitt sie ab und legte sie in einen Sarg. Dann wurde der Leichnam an drei Chirurgen zur Sezierung übergeben. Als diese den Sarg öffneten, begann der Leichnam plötzlich zu atmen. Die Chirurgen bemühten sich um die Wiederbelebung von Anne Green, was ihnen auch gelang. Daraufhin wurde Green begnadigt, zog aufs Land und begann dort ein neues Leben. Ihren Sarg nahm sie mit.

Das Goldene Zeitalter der Anatomen

Die Anatomen bemühten sich, den Körper bis in die kleinsten Details hinein zu verstehen. So veränderte sich bald die Vorstellung, die man sich vom menschlichen Körper machte. Man erkannte, dass er sich in Funktionszusammenhänge gliederte (Kreislauf, Verdauung, Atmung und so weiter). Diese arbeiteten teils unabhängig voneinander, teils wirkten sie zusammen. Der erste Durchbruch ergab sich durch die Arbeit des flämischen Anatomen Andreas Vesalius (1514–1563). Er führte den Nachweis, dass die so lange geschätzten Lehren des großen Galen nicht mehr zureichend waren. Außerdem veränderte er die Arbeitsweise der Anatomie, indem er wie Mondino dei Luzzi Autopsien selbst durchführte. Er veröffentlichte detaillierte anatomische Illustrationen des menschlichen Körpers, was heutzutage die Norm ist, damals aber als unerhört galt. 1543, im Alter von nur 28 Jahren, gab er sein siebenbändiges Werk über den menschlichen Körper heraus: *De humani corporis fabrica libri septem* (Sieben Bücher über die Gewebe des menschlichen Körpers) und entfesselte damit einen Sturm der Empörung. Er zeigte, wo Galen überall falsch lag, zum

Beispiel bei der Struktur der Leber, bei den Gallengängen, beim Uterus, dem Oberkiefer und dem Herzen. Was das Herz anging, so wies er nach, dass das Blut nicht durch unsichtbare Poren in der Scheidewand von der rechten in die linke Herzkammer floss. Er zeigte, dass Galen seine Erkenntnisse nur von Tieren gewonnen hatte und dass dies für die vielen Irrtümer verantwortlich war.

Vesalius revolutionierte die Medizin. Indem er leidenschaftlich für mehr Sezierungen eintrat und ausführliche anatomische Illustrationen schuf, legte er den Grundstein für die moderne Anatomie. Seine Methoden zusammen mit dem neuen experimentellen Ansatz der Wissenschaft führten dazu, dass die Europäer nun endlich fundiertes Wissen über den menschlichen Körper sammeln konnten.

WILLIAM HARVEY UND DER BLUTKREISLAUF

Dass Blut „ein ganz besonderer Saft" ist, wussten die Menschen schon seit Jahrtausenden. Die Assyrer nahmen ganz richtig an, dass sich im Blut die Lebenskraft des Körpers zeige. Sie dachten allerdings, Blut sammle sich in der Leber, daher galt

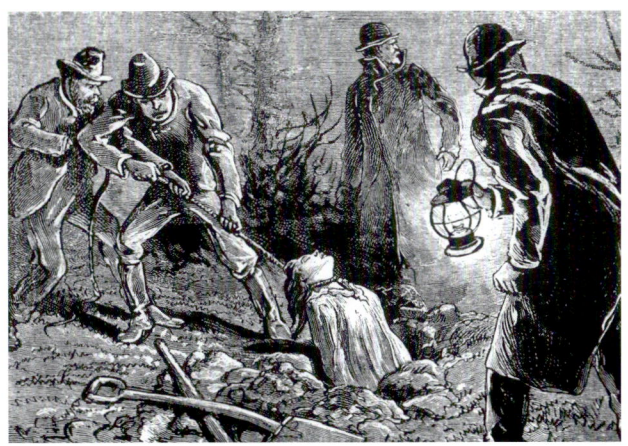

Grabräuber stahlen Leichen aus frischen Gräbern und verkauften sie für teures Geld an die Universitäten.

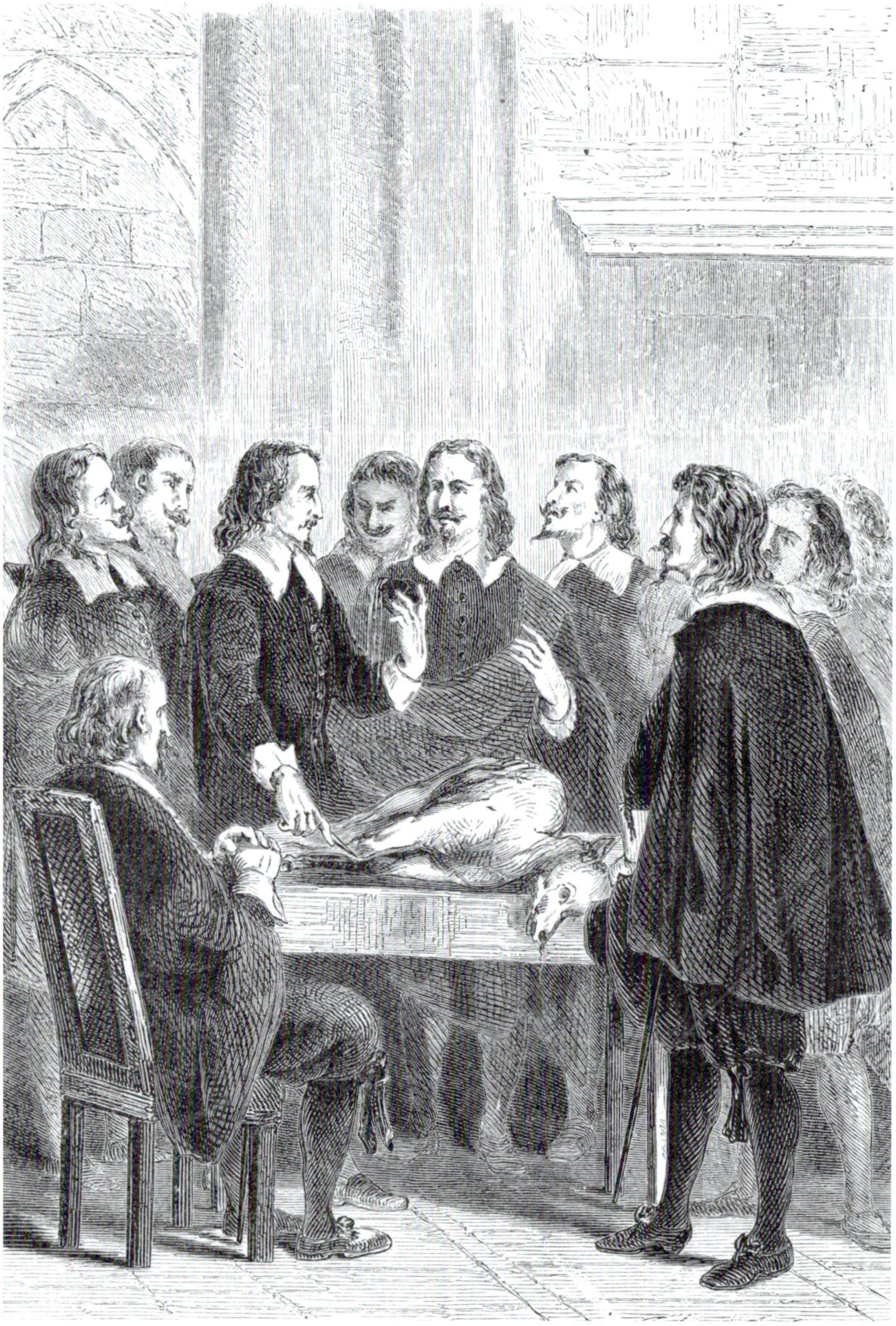

William Harvey erforschte die Funktionsweise des Herzens, indem er mit Hunden und anderen Tieren experimentierte.

diese als Sitz des Lebens. In der pythagoräischen Schule im 5. Jahrhundert v. Chr. wurde gelehrt, dass das Herz der Mittelpunkt des Adersystems sei und der Atem des Lebens, *pneuma*, durch die Luftröhre aufgenommen und durch die Blutgefäße den Körper durchströmen würde.

Galen entdeckte drei verschiedene, miteinander verknüpfte Funktionszusammenhänge im Körper: die Bahnen des Blutes, der Luft und der Nahrung. Er erkannte, dass es Arterien und Venen gab, verstand jedoch ihre Funktion nicht. Seine Theorie war, dass das Herz die lebensspendende Energie als „Geist" durch die Adern pumpe, während die Leber aus der Nahrung Blut herstelle und dieses durch die Venen transportiere. Seiner Ansicht nach zirkulierte das Blut nicht, sondern durchspülte den Körper in einer Art Ebbe-Flut-Rhythmus, also planlos und ohne Ziel. Galen zufolge verschwand das Blut dann wieder, nachdem es als Nahrung für das Gewebe gedient hatte. Manches davon wurde seiner Ansicht nach zu neuem Fleisch und wurde von neuem Blut aus der Leber ersetzt. Galen glaubte, dass Blut von der rechten in die linke Herzkammer gelange, indem es durch unsichtbare Poren in der Herzscheidewand sickere. In der linken Herzkammer würde es dann mit Luft gemischt. Seiner Ansicht nach wurde ein geringer Teil des Blutes von den Nerven am Schädelansatz und im Gehirn zum *pneuma* umgewandelt, das für die seelischen Empfindungen verantwortlich sei. Trotzdem war es Galen, der entdeckte, dass die Arterien, ganz gegen seine ursprüngliche Ansicht, doch Blut enthielten und nicht Luft. Er wies dies nach, indem er die Arterien eines lebenden Hundes unter Wasser öffnete, um zu belegen, dass aus der Ader des armen Tieres keine Luftblasen aufstiegen.

ANDREAS VESALIUS (1514–1563)

Vesalius kam in Flandern als Sohn des Hofapothekers und Enkel des Leibarztes von Kaiser Maximilian zur Welt. Er interessierte sich schon von Kindesbeinen an für Anatomie und sezierte die Körper der Hunde, Katzen und Ratten, die er tot in den Straßen fand. Nachdem er

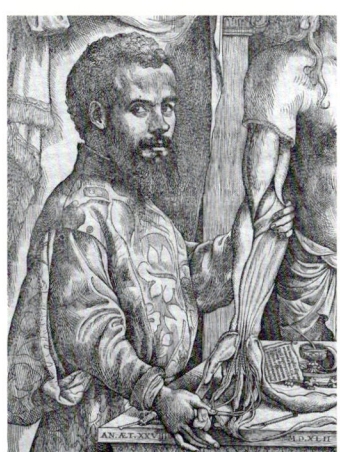

in Louvain, Montpellier und Paris studiert hatte, ging er 1537 nach Padua, wo er im Alter von 23 Jahren zum Professor der Medizin und Anatomie ernannt wurde. Die Anatomie begeisterte ihn so sehr, dass er in Louvain einmal einen Hingerichteten vom Galgen nahm und sein Skelett präparierte. Zu Beginn musste er sich tatsächlich mit gestohlenen Leichen vom Galgen und vom Friedhof begnügen. 1538 gab er seine *Tabulae Anatomicae Sex* (sechs anatomische Tafeln) heraus, in denen er aber die Fehler Galens noch wiederholte. Als er fünf Jahre später sein anatomisches Meisterwerk veröffentlichte, korrigierte er darin Galens Irrtümer. Damit allerdings brachte er das medizinische Establishment gegen sich auf. Auch die katholische Kirche war mit Vesalius' Wirken nicht einverstanden und so verzichtete Vesalius auf seinen Lehrstuhl, verbrannte seine noch nicht veröffentlichte Arbeit und wurde zum Leibarzt von Kaiser Karl V. und später von König Philipp II. von Spanien. Vesalius starb in einem Schiffswrack auf der Insel Zakynthos auf dem Heimweg von einer Pilgerfahrt ins Heilige Land. Man erzählt, dass er diese auf Anordnung der Heiligen Inquisition gemacht habe, da Vesalius in Spanien angeblich einen Mann seziert hatte, dessen Herz noch geschlagen hatte. Allerdings existiert dafür kein einziger historischer Beleg.

Schon im 13. Jahrhundert wies der arabische Gelehrte Ala al-Din Abu al-Hassan Ali ibn Abi-Hazm al-Qurashi al-Dimashqi (Ibn al-Nafis) auf einige Fehler in Galens Modell der Bewegung des Blutes hin. Zum einen hätte das Herz nur zwei Kammern, nicht drei, wie Galen meinte, und es fänden sich auch keine Poren in der Herzscheidewand. Ibn al-Nafis erklärte stattdessen, die Durchmengung von Blut und Luft würde in den Alveolen der Lungen stattfinden und das Blut, welches das Herz durch die Lungenarterie verlasse, sei dasselbe, das später durch die Lungenvene dorthin zurückwandere. Damit nahm er die Entdeckung der Kapillaren vorweg, weil er behauptete, Lungenarterie und Lungenvene stünden miteinander in Verbindung.

Doch Ibn al-Nafis Arbeit war keine weite Verbreitung beschieden, sodass Galens Modell der Blutbewegung fast 1500 Jahre lang in Europa als gesichertes Wissen galt. Galens Erkenntnisse zu kritisieren galt als Ketzerei und wurde entsprechend geahndet. 1553 stellte der spanische Arzt und Theologe Michael Servetus die Theorie auf, dass das Herz für die Blutzirkulation verantwortlich sei und die Herzscheidewand keine Poren besitze. Er wurde noch im selben Jahr wegen Ketzerei auf dem Scheiterhaufen verbrannt, zusammen mit seinen Werken. Obwohl Galen viele seiner Erkenntnisse auf die Sektion von Tieren gegründet hatte, sah Vesalius sich mit einem Aufschrei der Wissenschaftlergemeinde konfrontiert, als er Galens Irrtümer benannte. Danach musste er seinen Lehrstuhl aufgeben. 1559 legte der italienische Anatom Realdo

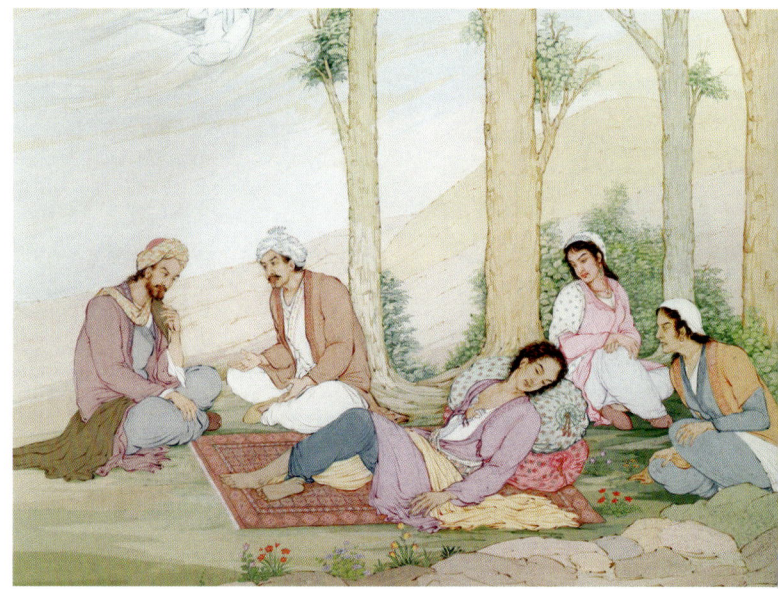

Der arabische Arzt Ibn al-Nafis beschrieb schon im 13. Jahrhundert den funktionellen Zusammenhang zwischen Herz und Lunge.

Colombo Beweise dafür vor, dass al-Nafis und Servetus' Vorstellung von der Anreicherung des Blutes mit Sauerstoff in den Lungen korrekt war. Trotzdem wurde Galens Modell weiter gelehrt.

Erst der Engländer William Harvey (1578–1657) räumte damit endgültig auf. Harvey kam in Folkestone zur Welt und studierte unter Hieronymus Fabricius an der renommierten Universität von Padua zur selben Zeit, als Galilei dort lehrte. Als Harvey nach England zurückkehrte, schrieb er 1603, das Blut bewege sich in konstanter „kreisförmiger Weise" durch den Körper und werde vom Herzen angetrieben. 1616 hielt er Vorlesungen, die sich auf das Modell Colombos stützten. Seiner Ansicht nach funktionierte das Herz als Muskelpumpe, welche das Blut durch den Körper trieb. Das Herz sauge das Blut nicht an, wie man früher geglaubt habe, und die Blutgefäße seien nicht für den Transport des Blutes zuständig. Das mit Sauerstoff angereicherte Blut, so Harvey, würde aus der linken Herzkammer in die Aorta und von dort aus durch den ganzen Körper gepumpt, wobei es sich in immer kleinere Gefäße verteile. Das sauerstoffarme Blut kehre sodann über die Venen in die rechte Herzkammer zurück, von wo aus es in die Lungenarterie und weiter in die Lunge gepumpt würde. Dort würde das Blut dann wieder mit Sauerstoff angereichert. Es kehrte in den linken Vorhof zurück und wurde von der systolischen Kontraktion des Herzens in die linke Herzkammer gesogen. Die bereits von Fabricius entdeckten Venenklappen stellten sicher, dass das Blut nicht zurückströmen könne.

Es fehlte nur noch der Beleg für die Existenz der Kapillaren, den 1661 Marcello Malpighi lieferte. Da Harvey kein Mikroskop benutzte, konnte er die Mechanismen des arteriellen Blutflusses und seine Rückkehr als venöses Blut nur theoretisch darstellen. Die praktische Demonstration erfolgte durch das Abbinden des Armes. Der Arm wurde weiß und die mit Blut gefüllten Venen traten hervor. Dies belegte, dass das Blut, das durch die Arterien abgeflossen war, durch die Venen zum Herzen zurückfließen würde, wenn das elastische Band dies nicht verhindert hätte. Des Weiteren zeigte es, dass das Blut im Körper immer nur in eine Richtung floss, wie Fabricius dies schon festgestellt hatte.

Winzige Dinge

Die Anatomen entdeckten also Stück für Stück die tatsächliche Struktur der Organe und Körpergewebe sowie die Beziehung, in der sie zueinander standen. Dabei kam ihnen im 16. Jahrhundert eine Neuentdeckung zu Hilfe, die ihnen erlaubte, ihren Blick auf immer kleinteiligere Strukturen zu richten.

Als Antoni van Leeuwenhoek (1632–1723) ein Mikroskop erfunden hatte, das zum ersten Mal den Blick auf Mikroorganismen und einzelne Zellen erlaubte, machte er, was wohl jeder kleine Junge tun würde: Er besah sich als Erstes sein Sperma, sein Blut und seine Spucke. Weniger gute Mikroskope waren in den Niederlanden schon seit 1595 in Gebrauch, und auch Galileo hatte 1625 ein Mikroskop mit mehreren Linsen erfunden, das er *occhiolino* nannte, kleines Auge. Doch Leeuwenhoeks einfaches, mit nur einer Linse ausgestattetes Mikroskop schaffte eine Vergrößerung bis zum Zweihundertfachen – also zehn Mal mehr als die frühen Mikroskope

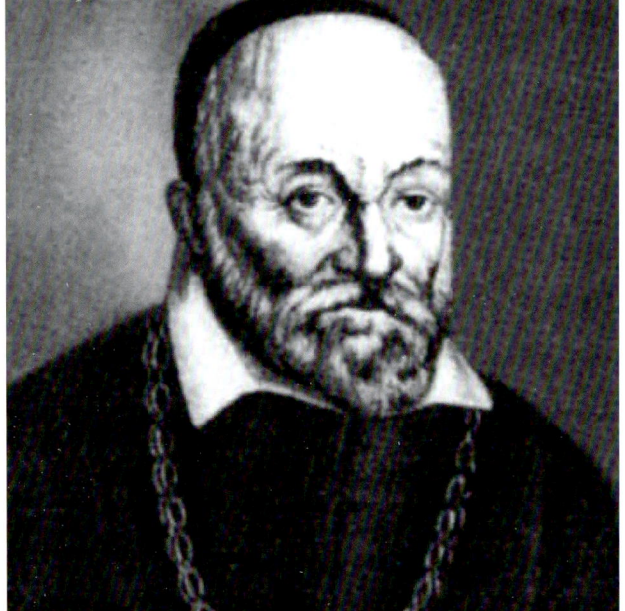

William Harvey war der erste Arzt im Westen, der den Blutkreislauf richtig nachvollziehen konnte.

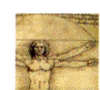

WAS JOHN AUBREY IN DEN *BRIEF LIVES* ÜBER WILLIAM HARVEY BERICHTET

Brief Lives ist eine eindrucksvolle Sammlung von Porträts wichtiger Personen des 16. Jahrhunderts, die Aubrey so lebensnah wie möglich erfasste. Der Autor erinnert sich, dass Harvey zum Beispiel Paracelsus als „Scheißtypen" bezeichnete und sehr schlecht Latein beherrschte. Sein Aufsatz über die Bewegung des Blutes war von Sir George Ent ins Lateinische übersetzt worden. Aubrey erzählt auch von einer unheimlichen Begegnung, die Harvey als junger Mann hatte:

> „Als Doktor Harvey (der am Physicians College in London tätig war) ein junger Mann war, reiste er einmal nach Padua. Er fuhr (mit einigen Reisegefährten) nach Dover und zeigte dort wie alle anderen bei der Behörde seinen Pass vor. Der Hauptmann aber meinte, er könne ihn nicht weiterreisen lassen, sondern müsse ihn vielmehr ins Gefängnis sperren. Der Doktor wollte wissen, aus welchem Grunde, aber die Antwort war: Weil ich's so will! An jenem klaren Abend setzte das Paketschiff (mit des Doktors Gefährten) die Segel, doch es zog ein schrecklicher Sturm auf und das Paketschiff ging mit Mann und Maus unter. Am nächsten Tag gelangte die traurige Nachricht nach Dover. Der Hauptmann kannte den Doktor nicht, weder von Namen noch von Angesicht, doch er sagte, er habe am Vorabend von einem Doktor Harvey geträumt, der nach Calais wolle. Und dass er ihn aufhalten müsse. Das erzählte der Hauptmann dem Doktor am nächsten Tag."

Aubrey berichtet auch, Harvey sei jähzornig gewesen. *„Dieser Doktor würde am liebsten bei jeder Gelegenheit den Dolch ziehen."* Und dass er Kaffee trank, lange bevor dies in Mode kam. Außerdem ging er ständig auf Exkursion in die Wälder, um nach interessanten natürlichen Phänomenen zu suchen. Einmal sei der Herr Botschafter (in Wien) richtig wütend geworden, denn schließlich bestehe die Gefahr, dass Diebe ihn überfallen könnten, und es gebe dort auch noch genug wilde Tiere. Aubrey berichtet weiterhin, dass Harveys Praxis Schaden nahm, nachdem er sein Buch über den Blutkreislauf veröffentlicht hatte, weil die Leute dachten, er sei verrückt. Aber das sei insgesamt gesehen nicht schlecht, fuhr er fort, denn Hobbes zufolge sei Harvey „wohl der Einzige, der erleben durfte, dass seine Theorie zu seinen Lebzeiten akzeptiert wird."

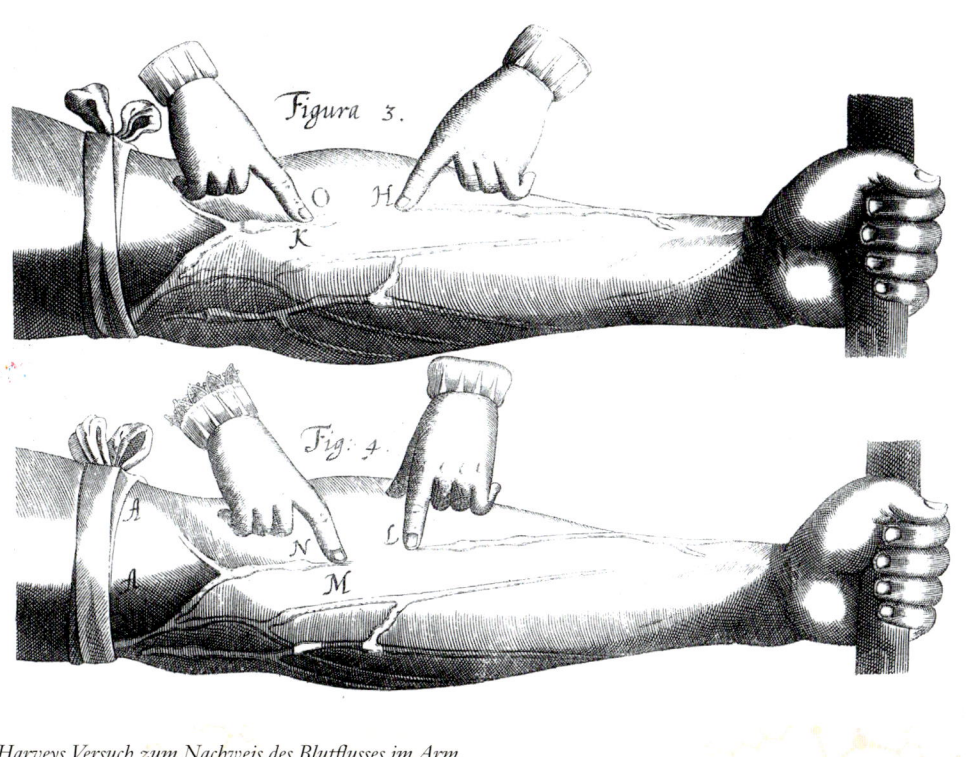

Harveys Versuch zum Nachweis des Blutflusses im Arm.

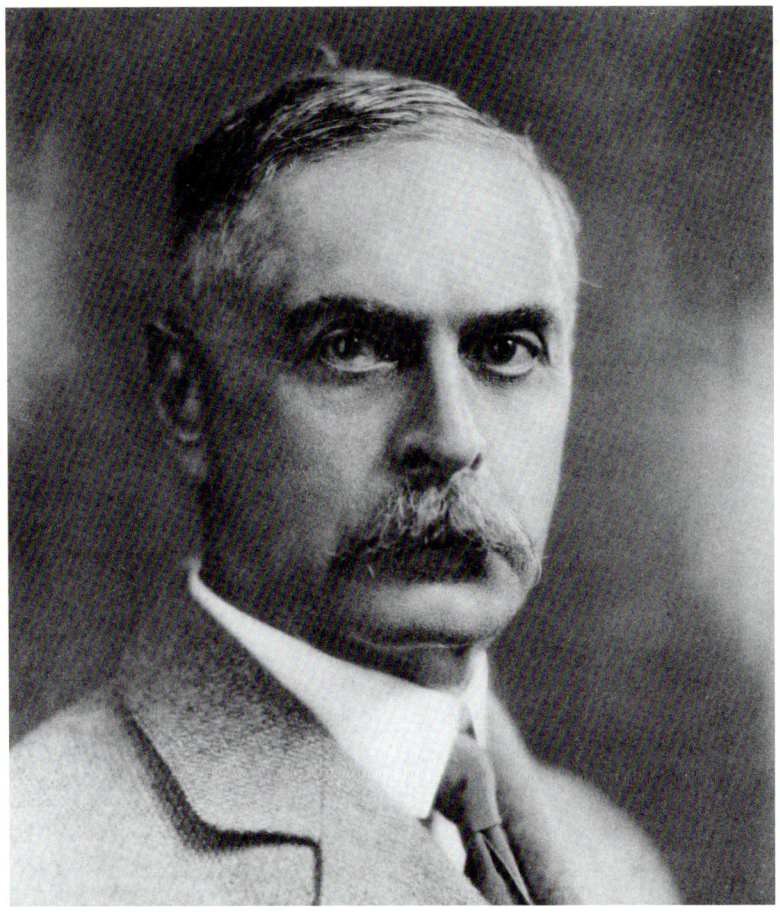

Karl Landsteiner bekam für seine Entdeckung der Blutgruppen den Nobelpreis für Medizin.

BLUTÜBERTRAGUNGEN

Die Besonderheit des Blutes hat zu einigen sehr merkwürdigen Theorien im Hinblick auf seine Kräfte geführt. So gab es nicht wenige Psychopathen, die dem Trinken von frischem Blut oder dem Bad darin potenzsteigernde oder verjüngende Wirkung zuschrieben. Die Ärzte hingegen haben jahrhundertelang versucht, das Leben ihrer Patienten zu retten, indem sie sie von einem etwaigen „Überschuss" an Blut befreiten. Im Gegenzug wurde auch

Blut „hinzugefügt". Die ersten Versuche zur Bluttransfusion wurden mit Tierblut durchgeführt – mit sehr unglücklichen Resultaten. Jean-Baptiste Denis, Leibarzt von Ludwig XIV. von Frankreich, versuchte es im Winter 1667. Sein Versuchsobjekt war ein Verrückter, der nackt durch die Straßen von Paris lief, gewöhnlich nachdem er zuvor seine Frau geschlagen hatte. Dabei legte er an verschiedenen Häusern Feuer. Denis leitete zehn Unzen Blut aus dem Mann ab und legte dann eine Kanüle in die Arterie eines Kalbes. Er hoffte, mit dem Blut die Sanftmut des Kalbes auf den Mann übertragen zu können. Nach mehreren Bluttransfusionen wurde der Mann sehr krank und Denis stellte die Behandlung ein. Der Patient blieb eine Zeit lang ruhig, schlug weder seine Frau noch steckte er Häuser an. Und so verkündete Denis schon den Erfolg seiner Behandlung. Doch die Geschichte nahm kein gutes Ende. Die Ehefrau des Mannes bat den Arzt um Wiederholung der Behandlung, doch dieser weigerte sich. Bald darauf verabreichte sie ihrem Mann eine tödliche Dosis Arsen. Die schlechte Publicity nach diesem Fall führte zunächst dazu, dass in Frankreich und Großbritannien Blutübertragungen verboten wurden. Später schloss sich auch der Papst diesem Verbot an.

Erfolgreiche Blutübertragungen von Mensch zu Mensch wurden erst Anfang des 20. Jahrhunderts möglich, als der Österreicher Karl Landsteiner die Blutgruppen entdeckte und sie zu A, B, 0 und AB gruppierte. Mit diesem Wissen konnte Landsteiner zeigen, dass Transfusionen zwischen Menschen gleicher Blutgruppe nicht zum Verklumpen der Blutzellen führten, wie dies Leonard Landois 1875 beobachtet hatte. Er hatte damals Menschen Tierblut und Blut zufällig ausgewählter Versuchspersonen übertragen.

mit mehreren Linsen. Leeuwenhoek hatte keine wie auch immer geartete wissenschaftliche Ausbildung. Tatsächlich arbeitete er als Tuchhändler. Doch seine Neugier war grenzenlos und er war geschickt im Schleifen von Linsen. Da sich die Qualität von Leinen an der Anzahl der Fäden ablesen

ließ, lernte Leeuwenhoek vermutlich bei seiner Arbeit mit Stoff die ersten Vergrößerungsgläser kennen. Er stellte einen Illustrator ein, der aufzeichnen sollte, was er im Mikroskop sah. Darüber hinaus beschrieb er seine Entdeckungen bis ins kleinste Detail. Er war der erste Mensch, der Bakterien

LEEUWENHOEKS PRÄPARATE UNTER DER LUPE

1981 fand man in einem Schrank der Royal Society in London eine Sammlung von Briefen und mikroskopischen Präparaten, die Antoni van Leeuwenhoek vor 300 Jahren eingeschickt hatte. Er hatte seine Präparate nach ähnlichen Methoden angefertigt, wie sie heutzutage noch üblich sind, daher waren sie immer noch gut erhalten.

Man schliff eine Linse, die der Leeuwenhoeks ähnelte, und konnte so sehen, was er gesehen hatte – unter anderem die Milben in seinem Hausstaub – 200-mal größer als im Original.

Antoni van Leeuwenhoek – der erste Mann, der Bakterien tatsächlich sehen konnte.

wirklich sehen konnte. 1683 schrieb er in einem Brief an die Royal Society in London, was er im Zahnbelag eines alten Mannes entdeckt hatte, der sich nie die Zähne putzte: „… eine unglaubliche Anzahl von lebenden *Animalcula* [Tierchen], die so geschickt dahinschwimmen, wie ich es bis dato noch nie gesehen habe." Der anfängliche Gegenwind, der Leeuwenhoek vonseiten der Wissenschaftlergemeinde entgegenblies, legte sich schnell, als der renommierte Wissenschaftler Robert Hooke dessen Entdeckungen bestätigte.

Marcello Malpighi, der die Blutkapillaren entdeckte, untersuchte darüber hinaus Gewebe von Leber, Milz,

Marie François Xavier Bichat

Lungen, Haut, Gehirn und verschiedenen Drüsen. Das Mikroskop zeigte auch rote Blutzellen. Robert Hooke war der Erste, der feststellte, dass Pflanzengewebe ebenfalls aus Zellen bestand. Als er 1665 seine berühmten *Micrographia* veröffentlichte, die zeichnerische Darstellung seiner Entdeckungen unter dem Mikroskop, schrieb Samuel Pepys, dies sei das „genialste Buch, das er je in seinem Leben gelesen" habe. Die verbesserten Mikroskope des 18. Jahrhunderts ermöglichten den Anatomen immer neue Entdeckungen. So wurde die Funktion des menschlichen Körpers allmählich immer klarer. Marie François Xavier Bichat (1771–1802) beschrieb 21 verschiedene Gewebetypen in den verschiedenen Organen und schrieb ihnen jeweils unterschiedliche Funktionen zu. Er stellte die These auf, Krankheiten seien eher ein Problem des Gewebes, aus dem ein bestimmtes Organ bestehe, als des Organs selbst. 1839 entdeckte der deutsche Physiologe Theodor Schwann, dass sowohl Menschen- wie Tierkörper aus Zellen bestehen, die den Pflanzenzellen ähneln, die Robert Hooke beschrieben hatte. Er konnte verschiedene Zelltypen unterscheiden und beschrieb ihre Struktur, wodurch er zum Vater der Zytologie, der Lehre von den Zellen, wurde. Doch erst der deutsche Anatomieprofessor Rudolf Virchow (1821–1902) konnte zeigen, dass die Zelle die Grundlage aller biologischen Aktivität darstellte und bei Wachstum und Reproduktion eine entscheidende Rolle spielte. Er war es auch, der herausfand, dass Krebs das Resultat abnormen Zellwachstums war, bei dem die Zelle außer Kontrolle geriet und sich ungebremst teilte.

Ein mechanistisches Modell

Die Obduktion offenbarte die grobstrukturelle Beschaffenheit des Körpers, das Mikroskop zeigte die verschiedenen Organe, Gewebe und Zellen, aus denen er besteht. So hielt bald ein rundum erneuertes Körperbild in Europa Einzug. Die Wissenschaft betrachtete den Körper nun im Lichte der anatomischen Erkenntnisse.

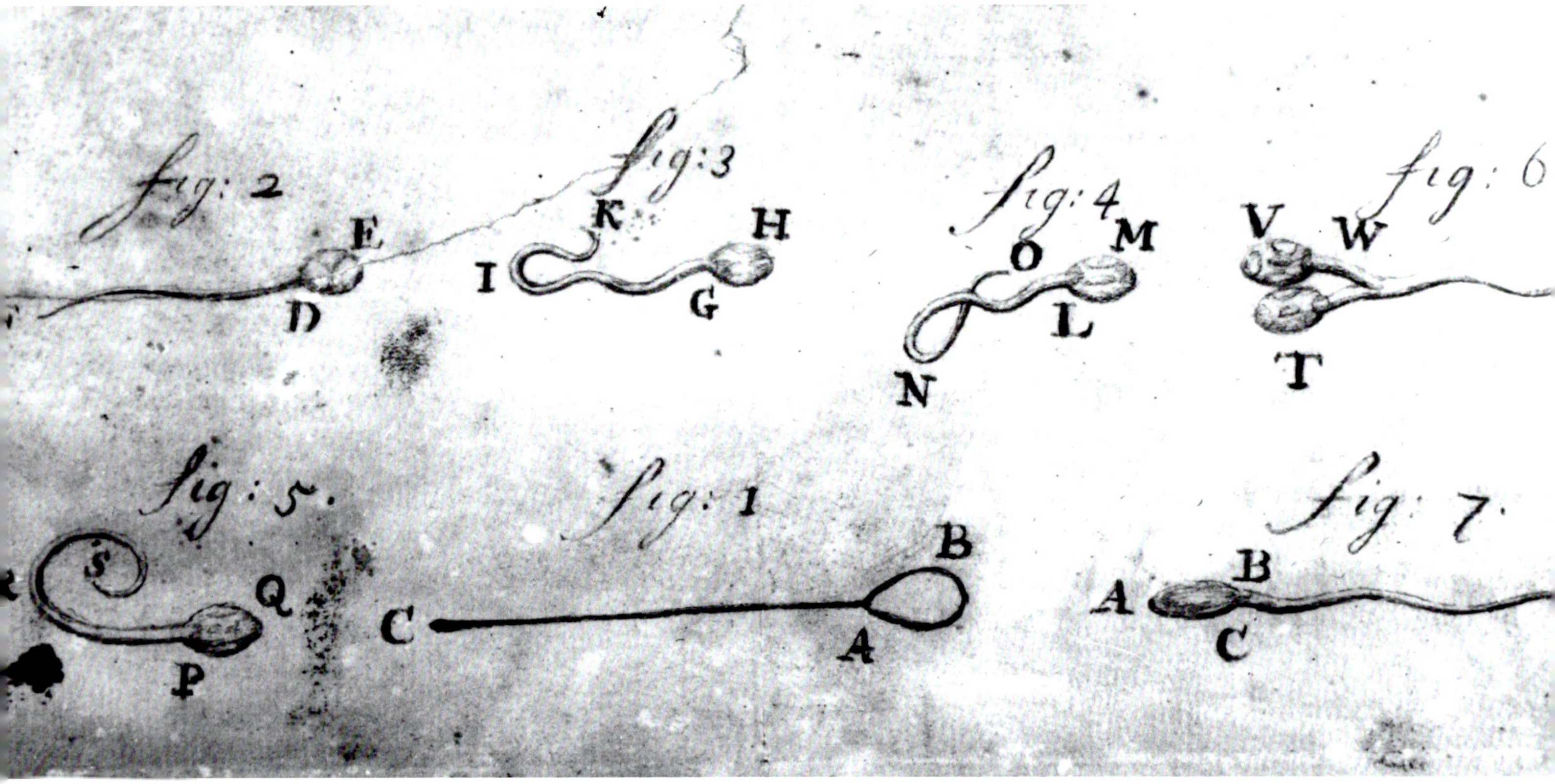

Leeuwenhoeks Zeichnungen von seinen eigenen Spermien – den Ersten, die je ein menschliches Auge erblickte.

Newtons Entdeckungen zum Thema Licht und Optik ließen die Funktion des Auges deutlich werden. Galilei mit seinen mathematischen Arbeiten zeigte, dass Muskeln und Knochen Hebelwirkung ausübten. Santorio Santorio (oder Sanctorius) wandte die neuesten Erkenntnisse der Physik und Chemie auf den Körper an und machte sich an die Erforschung des Stoffwechsels. Immer mehr wurde der Körper so zum Inbegriff mechanischer Prozesse. Ein gesunder Körper würde laufen wie eine gut geölte Maschine. Wenn er nur unter optimalen Bedingungen arbeiten konnte und genügend Nahrung erhielt, würde er wenig „Wartung" erfordern. Die Krankheit hingegen war der Sand im Getriebe. Herman Boerhaave (1668–1738) übernahm diese mechanische Sichtweise des Körpers – seiner Ansicht nach musste im Körper ein optimaler Druck herrschen und die Bewegung der Fluida musste ausgeglichen sein. Für den Philosophen René Descartes (1596–1650)

war der Körper tatsächlich eine Maschine, die lief wie ein Uhrwerk.

1670 konnte John Mayow zeigen, dass die Luft in die Lungen gesogen wurde, weil sich der Brustkorb weitete. Zu diesem Zweck nutzte er einen Blasebalg, in dem er ein Glasfenster anbrachte. Zwischen den Brettern platzierte er eine Schweineblase, die man durch das Glasfenster beobachten konnte.

Wenn der Blasebalg sich weitete, füllte die Blase sich automatisch mit Luft. Dies erklärte zwar nicht den Austausch der Blutgase, bei dem Sauerstoff eingesogen und Kohlendioxid ausgestoßen wurde, doch zumindest das mechanische Prinzip der Atmung war nun klar. Von nun an waren Blasebälge der letzte Schrei in der künstlichen Beatmung, die im späten 18. Jahrhundert eingeführt wurde, als Ärzte sich mit der Wiederbelebung von Menschen, die dem Tod nahe waren, beschäftigten. Komplexere Beatmungsgeräte waren wenig erfolgreich, bis 1889 ein amerikanischer Arzt namens O. W. Doe ein Beatmungsgerät für totgeborene Kinder erfand. Er legte den Körper der Kinder in einen Kasten, Mund und Nase blieben frei.

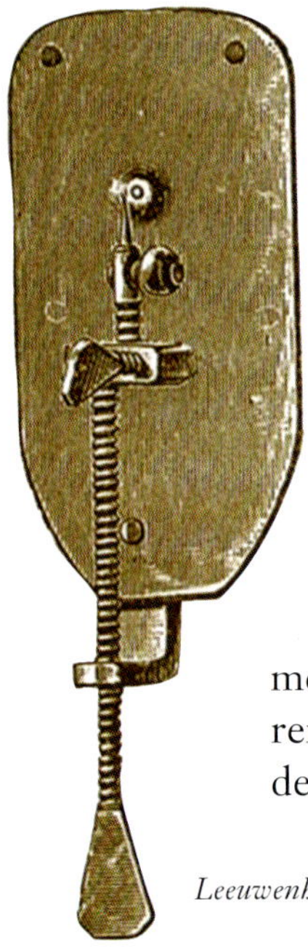

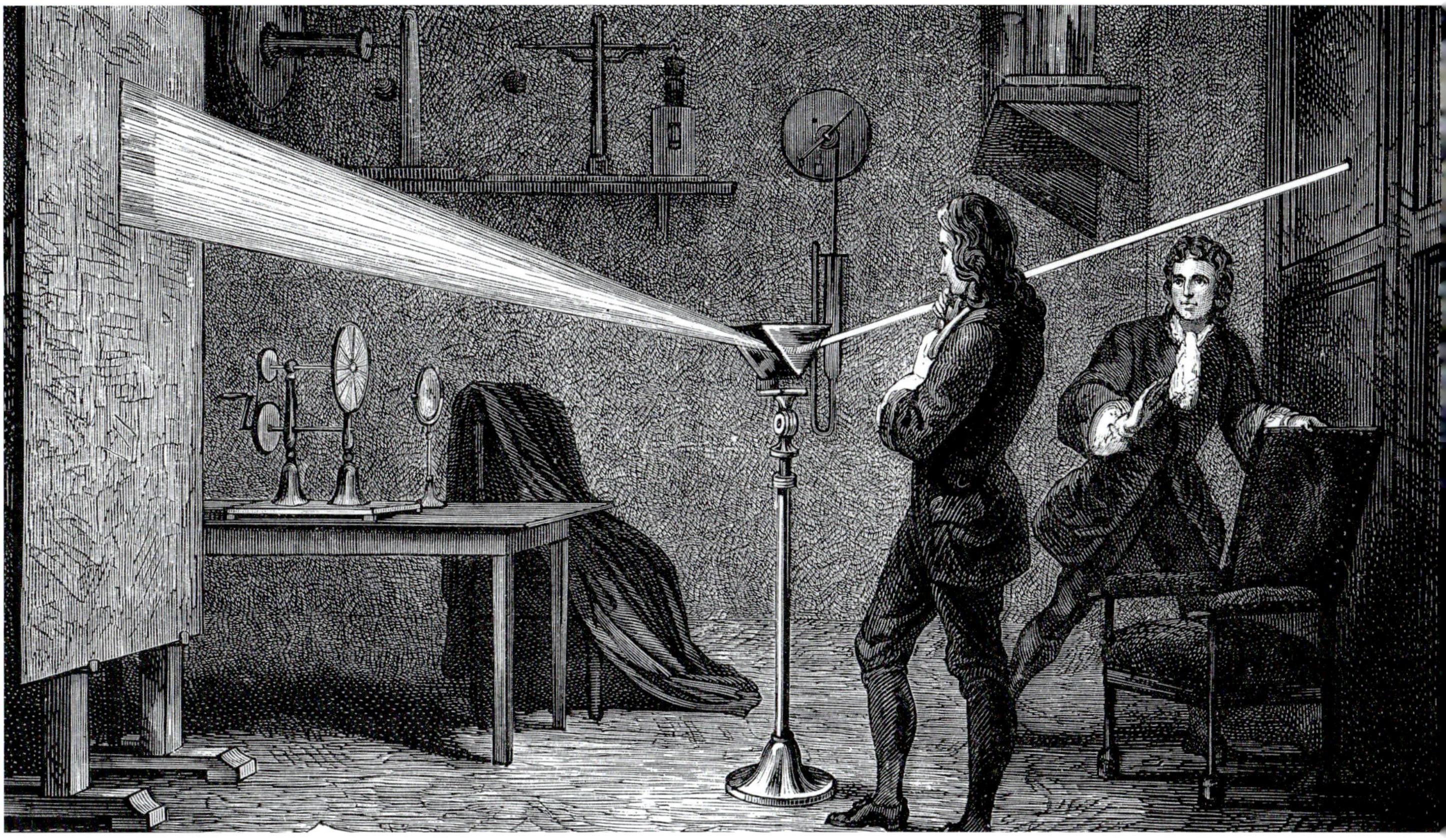

Isaac Newtons Experimente mit Lichtstrahlen verhalfen den Ärzten zu einem besseren Verständnis der Optik.

Dann wurde durch eine Leitung Luft in den Kasten geblasen, was den Brustkorb zur passiven Kompression veranlasste. Wenn man den Luftdruck dann unvermittelt reduzierte, weitete sich der Brustkorb automatisch und Luft wurde in die Lungen der Kinder gesaugt.

❖ CHEMISCHE REAKTIONEN

Das Modell des Körpers als eines mechanischen Systems verlor an Überzeugungskraft, als sich die Wissenschaft der Chemie herausbildete. Der französische Chemiker Antoine Lavoisier (1743–1794) legte als Erster eine chemische Analyse des Atemvorgangs vor, die zeigte, dass der Körper Sauerstoff aufnahm und Kohlendioxid ausschied. Nun war klar, dass Sauerstoff für das Leben eine entscheidende Rolle spielte, sodass das Leben immer häufiger mit dem Verbrennungsvorgang verglichen wurde. Der deutsche Chemiker Justus Liebig (1803–1873) sah den

Körper als eine Sammlung chemischer Prozesse, die alle Aspekte des Stoffwechsels steuerten. Er legte Erklärungen vor für die Atemfunktion, für das Freisetzen von Energie und die Produktion von Ausscheidungen. Indem er maß, was der Körper jeweils aufnahm und wieder ausschied, und die Ausscheidungen untersuchte, begründete er das weit gespannte Feld der Biochemie.

Umwandlung wie durch Zauberhand?

Die Vertreter des mechanistischen Körpermodells lieferten sich häufige Auseinandersetzungen mit den Verfechtern des chemischen Prozessmodells. Am heftigsten wurde über die Verdauung gestritten, da an ihr mechanische und chemische Prozesse beteiligt sind.

SANTORIO SANTORIO (1561–1636)

Santorio (oder Sanctorius) promovierte 1582 an der Universität Padua, an der er von 1611 bis 1624 Theoretische Medizin lehrte. Berühmt wurde er für seinen experimentellen Ansatz in der Medizin. So zeichnete er zum Beispiel über dreißig Jahre lang sein Gewicht auf und das Gewicht all dessen, was er aß oder trank, sowie seiner Ausscheidungen. Zu diesem Zweck hatte er extra einen Wiegestuhl erfunden. Santorio entdeckte, dass seine Ausscheidungen weit weniger wogen als das, was er täglich zu sich nahm. Daher stellte er die Theorie von der „nicht wahrnehmbaren Ausdünstung" auf, die für den Unterschied verantwortlich sein sollte. Seine Anwendung statistischer Methoden bei der Untersuchung des Körpers war ein Durchbruch und trug viel dazu bei, dass der Körper von da an als messbare Maschine galt. Neben seinen Gewichtsexperimenten erfand er zahlreiche Geräte, zum Beispiel das „Pulsilogium", ein Pendel zur Messung des Pulses, und ein Thermometer mit Gradeinteilung. Man nimmt an, dass Galilei, der zur selben Zeit in Venedig lebte, viel zu Santorios Erfolgen beigetragen hat.

Wie der Körper Nahrung in Fleisch und Blut (sowie Ausscheidungen) umwandelte, beschäftigte die medizinische Wissenschaft seit Aristoteles. Anhänger des Hippokrates gingen davon aus, dass die Nahrung zuerst durch Wärmezufuhr verflüssigt wurde. Dann spaltete sie sich angeblich in die vier Säfte auf und verteilte sich im Körper. 200 Jahre später lehrte Erasistratus, dass die Verdauung im Wesentlichen ein mechanischer Prozess sei. Was wir nach dem Verzehr einer Mahlzeit in uns wahrnähmen, sei nichts weiter als die Arbeit der Muskeln, die die Nahrung zerkleinerten. Galen hingegen hielt Erasistratus' Vorstellungen für verfehlt. Seiner Ansicht nach wurde die Nahrung zur Leber transportiert, wo sie durch Wärme in Blut umgewandelt wurde. Und Galen stand jahrhundertelang in unvermindertem Ansehen, sodass seine These fast 1500 Jahre lang das medizinische Denken prägte.

Chemische Suppe und Muskelmaschine

Der holländische Arzt Franz De Le Boë oder latinisiert Franciscus Sylvius (1614–1672) stellte sodann die Theorie auf, die Verdauung sei ein chemischer Vorgang. Er untersuchte die Magensäfte sowie den Speichel und schloss, dass die Verdauung eine Art Fermentationsprozess sein müsse. Der italienische Mathematiker Giovanni Borelli (1608–1679) hingegen ging davon aus, dass der Magen die Nahrung mechanisch in kleine Bestandteile zerlegte. 1752 neigte das Pendel sich dann endgültig den Vertretern der Chemie zu. Der französische Physiologe René Réaumur (1683–1757) fütterte einem Falken zwei kleine Metallröhrchen voll Fleisch, die an den Enden mit Gaze verschlossen waren. Das Tier würgte die Röhrchen wieder aus – doch ohne Fleisch. Dieses hatte sich natürlich aufgelöst. Réaumur schrieb dies den Magensäften zu, da rein muskuläre Aktivität das Fleisch in den Röhrchen nicht erreicht hätte.

Der italienische Biologe Lazzaro Spallanzani (1729–1799) wiederholte Réaumurs Experiment mit seinen eigenen Falken, ging dabei aber noch einen Schritt weiter. Der offensichtlich wenig zimperliche Mann gab Hackfleisch in Phiolen, die er mit Magensaft füllte. Dann trug

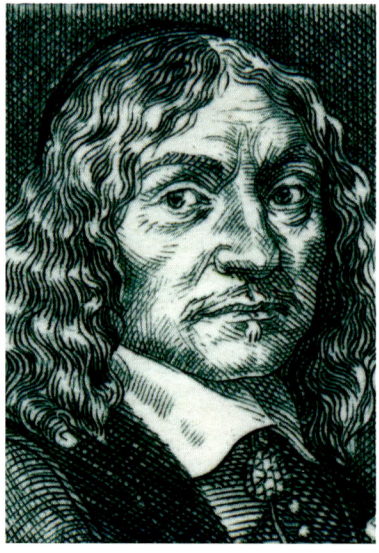
Franciscus Sylvius

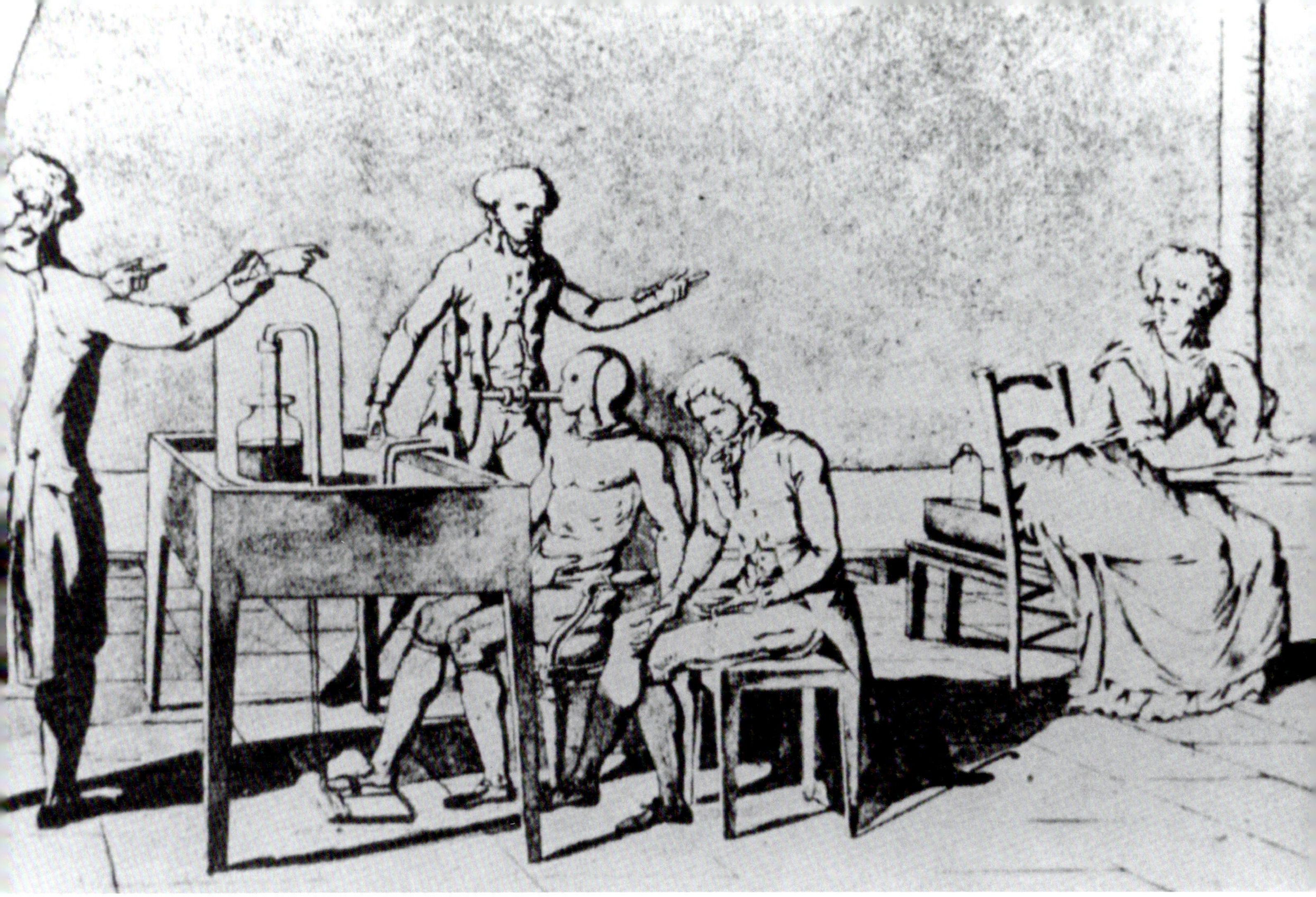

Antoine Lavoisier, der „Vater der modernen Chemie", führt ein Experiment zur menschlichen Atmung durch.

er die verschlossenen Gläser drei Tage lang unter der Achsel. Die Resultate schienen ihn zu überzeugen, denn bald darauf verschlang er Fleischstücke, die mit einem Faden versehen waren. Nach einigen Stunden zog er sie an diesem wieder heraus. So gelang es ihm zu beweisen, dass die Nahrung durch die chemischen Stoffe im Magensaft aufgespalten wurde. Allerdings konnte er die Mischung aus Säure und Enzymen noch nicht identifizieren. Dies sollte William Beaumont vorbehalten bleiben.

Ein Fenster zum Magen

Der amerikanische Armeearzt William Beaumont (1785–1853) war in der Nähe von Michigan stationiert. 1822 wurde er zu Alexis Saint-Martin, einem frankokanadischen Trapper, gerufen, der versehentlich mit einer Schrotflinte angeschossen worden war. Für Saint-Martin war dies natürlich Pech, denn er war am Bauch getroffen. Für die

Medizin aber sollte sich dies als Glücksfall erweisen, denn Saint-Martin behielt eine Fistel zurück, einen Kanal, der sich nie ganz schloss. Der findige Beaumont benutzte diese Fistel, um mehr als 200 Experimente durchzuführen. Er ließ verschiedene Nahrungsmittel an einem Faden in den Magen des Trappers hinab und untersuchte sie eingehend, wenn er sie wieder herausgezogen hatte. So stellte er fest, dass Gemüse am schwersten zu verdauen ist, während Milch gerinnt, bevor sie verdaut werden kann. Sodann sammelte er Magensaft und ließ ihn chemisch analysieren. So stellte er fest, dass er Salzsäure enthielt. Damit war die entscheidende Rolle der chemischen Stoffe beim Verdauungsprozess ein für alle Mal belegt.

Der Geist in der Maschine

Doch auch wenn nun klar war, dass der Körper ein kompliziertes Gebilde aus mechanischen und chemischen Funktionszusammenhängen war, die die Wissenschaft erklären konnte, so blieb doch immer noch eine Frage unbeantwortet: Was machte ihn zu einem lebenden, denkenden, mit Bewusstsein begabten Wesen? Im 17. Jahrhundert wurden in Europa diesbezüglich drei Theorien diskutiert. Die Animisten glaubten, dass die unsterbliche Seele dem Körper Leben schenke, und gaben sich damit zufrieden. René Descartes behauptete zwar unverdrossen, die Seele sitze in der Zirbeldrüse, doch die meisten Wissenschaftler kümmerten sich nicht weiter um die Seele und ihre Lage im Körper. Der deutsche Alchemist und Arzt Georg Stahl meinte 1708, der Körper würde der Fäulnis anheimfallen, sobald die Seele ihn verlasse, und Krankheit sei nur ein Versuch der Seele, den Körper von der sterblichen Hülle zu befreien – doch die Natur der Seele müsse unerkannt bleiben.

Die Vertreter des Vitalismus und des Mechanizismus hingegen führten die Diskussion weiter. Die Vitalisten gingen davon aus, dass der Körper von einer Art Vitalkraft zum Leben erweckt würde. Diese sei für den Unterschied von belebter zu unbelebter

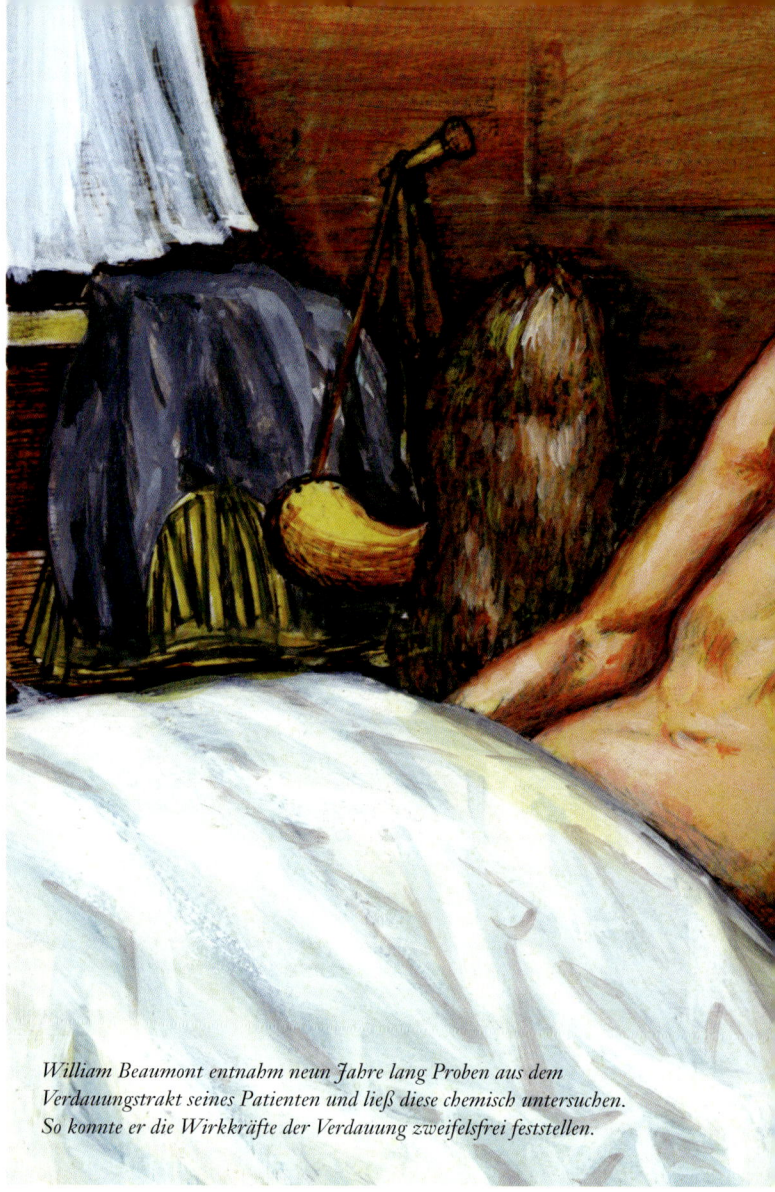

William Beaumont entnahm neun Jahre lang Proben aus dem Verdauungstrakt seines Patienten und ließ diese chemisch untersuchen. So konnte er die Wirkkräfte der Verdauung zweifelsfrei feststellen.

LAZZARO SPALLANZANI (1729–1799)

Spallanzani studierte zunächst Jura an der Universität von Bologna, doch seine Cousine, die berühmte Naturphilosophin und Physikerin Laura Bassi, brachte ihn dazu, sich den Naturwissenschaften zuzuwenden. Spallanzanis Interessen waren vielfältiger Natur. Er widerlegte die Idee von der Urzeugung und zeigte – lange vor Louis Pasteur –, dass Mikroorganismen in Flüssigkeiten abgetötet werden können, wenn man diese abkocht. Versiegelt man sodann das Gefäß, tauchen auch keine weiteren Organismen mehr auf. Er führte die erste künstliche Befruchtung (an einem Hund) durch und erklärte, welche physikalischen Vorgänge dafür sorgten, dass flache Steine über die Wasseroberfläche eines Teiches springen, wenn man sie richtig wirft. Er verpflanzte den Kopf einer Schlange und untersuchte die Orientierung mittels Echo bei Fledermäusen. Außerdem legte er die Grundlagen für die moderne Vulkanologie und Meteorologie.

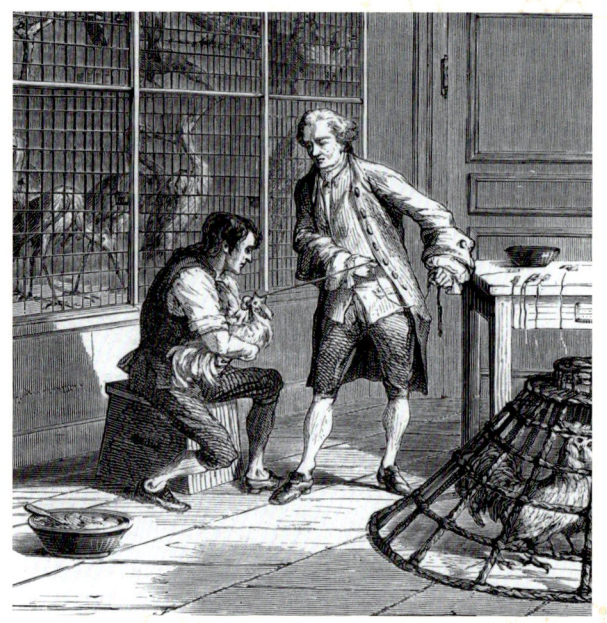

Spallanzani bei seinen Experimenten zur Verdauung bei Vögeln.

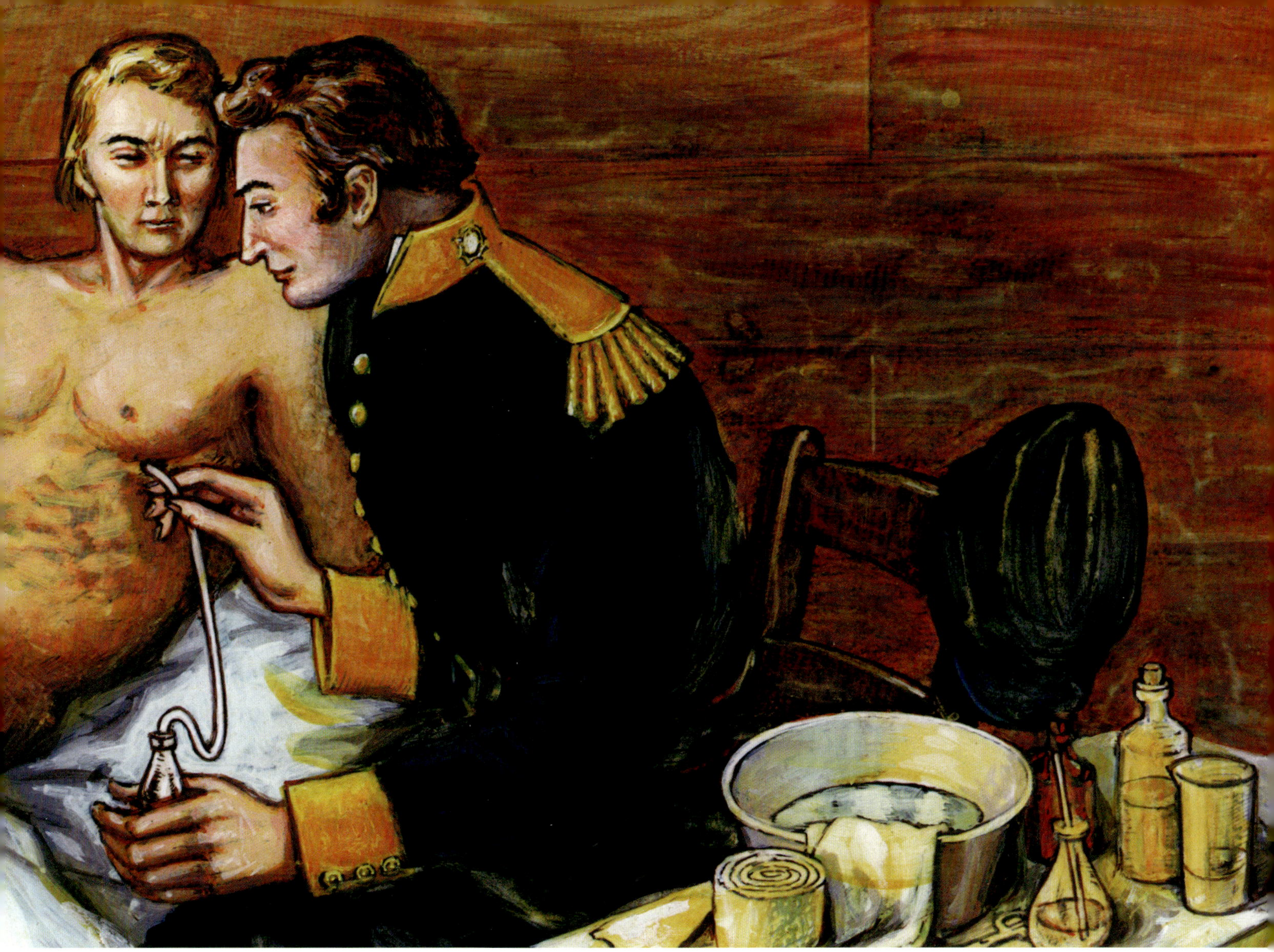

Materie verantwortlich. Das mechanistische Weltbild sah keinerlei Geheimnis im Leben. Der Körper
könne von den Wissenschaften durchweg erklärt
werden, zum Beispiel durch Muskelkräfte oder
später chemische Prozesse.

Lebensgeister

Mitte des 18. Jahrhunderts gelang dem Schweizer
Physiologen Albrecht von Haller (1708–1777) der
Nachweis, dass Nerven- und Muskelgewebe sich un-
terschieden, und er legte damit die Grundlagen der
Neurophysiologie. Haller zeigte, dass Muskelgewebe
auf entsprechenden Reiz mit einem Zucken reagiert,

Nervengewebe hingegen Reize weiterleitet. So
konnte er eine schlüssige Theorie aufstellen, wie das
Herz Blut in den Organismus zu pumpen vermoch-
te, was William Harvey nicht gelungen war. Dieser
Unterschied in den Gewebearten belegte nach Hal-
lers Ansicht, dass der Körper von einer Lebenskraft
erfüllt war, die zu erforschen nicht Aufgabe der
Wissenschaft war. Trotzdem setzten sich viele Na-
turwissenschaftler mit diesem Thema auseinander.
Das Wesen dieser Vitalkraft war – wahlweise – die
„vitale Hitze“, der Sauerstoff oder später die Elektrizität (die von Galvani und Volta entdeckt wurde).
Der Schotte John Brown meinte, alle Gewebe seien
„erregbar“ und das Leben entstünde durch dauer-
hafte Erregung. Zu Krankheit hingegen käme es,
wenn die Erregung zu stark oder zu schwach würde.
Daraus leitete er eine einfach strukturierte Behandlungsweise ab: Er verabreichte entweder ein Stimu-
lans oder ein Beruhigungsmittel – Whisky oder
Laudanum (opiumhaltige Tinktur). Dies machte ihn

sehr populär, doch Brown starb selbst an den Folgen seines übermäßigen Alkoholkonsums bereits im Alter von 53 Jahren, was sein „System" in der Folge verdächtig erscheinen ließ.

1751 stellte Robert Whytt die Theorie auf, ein „unbewusstes fühlendes Prinzip" sei für die Aktivität der Nerven verantwortlich. 1780 zeigte der Italiener Luigi Galvani, dass Elektrizität Muskeln zum Zucken brachte, indem er Froschschenkel an Kupferdrähten an seinem eisernen Balkon aufhängte und beobachtete, wie sie sich bei Gewitter verhielten. Als 1788 ein aus dem Fenster gefallenes Kind mittels Elektrizität wiederbelebt werden konnte, stand dem Siegeszug der „Lebenskraft" Elektrizität nichts mehr im Wege.

Die Vorstellung von der Vitalkraft wurde erschüttert, als es dem Chemiker Friedrich Wöhler (1800–1882) im Jahr 1828 gelang, aus Ammoniumcyanat den organischen Harnstoff zu synthetisieren, den man bislang nur von lebenden Wesen kannte. Um die Folgen seiner Entdeckung ein wenig abzuschwächen, erklärte Wöhler selbst, dass vielleicht im animalischen Teil seiner Ausgangsstoffe noch ein wenig Lebenskraft enthalten gewesen sei. Aber auch Experimente mit Tieren belegten, dass an lebendem Gewebe absolut nichts war, was auf eine transzendente Lebenskraft hätte schließen lassen. Réaumur zeigte, dass bei Hummern abgetrennte Scheren nachwachsen konnten. 1744 zerschnitt Abraham Trembley unter Wasser einen Süßwasserpolypen, dessen Einzelteile dann zu zwei neuen Polypen heranwuchsen. Der letztendliche Beweis, dass es keine Vitalkraft brauchte, um einen Organismus zu erklären, erfolgte 1897, als Eduard Buchner die zellfreie Gärung entdeckte. Der Extrakt vermahlener Hefezellen gärte, obwohl keine lebenden Zellen mehr darin enthalten waren. Man identifizierte als Ursachen der Gärung die Enzyme, die Wilhelm Kühne 1876 entdeckt hatte.

DAS GEHIRN UNTER KONTROLLE

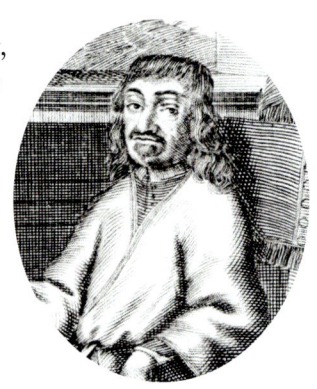

Albrecht von Haller

Wer aber nach dem Ort sucht, an dem die Vitalkraft oder die Seele lokalisiert ist, für den ist das Gehirn vermutlich der wahrscheinlichste Kandidat. Schon Herophilos hielt ja das Gehirn für die Kommandozentrale des menschlichen Körpers und den Sitz des Intellekts. Auch den alten Ägyptern war aufgefallen, dass ein Schaden am Gehirn oder an der Wirbelsäule den Körper stark in Mitleidenschaft zog. Galen meinte ganz richtig, dass Gehirn und Nerven für Sinneswahrnehmung und Gedanken verantwortlich seien. Die Bestätigung, dass das Gehirn der Sitz der Persönlichkeit ist, erfolgte 1848, als Phineas Gage einen folgenschweren Eisenbahnunfall hatte.

Versuche, bestimmten Hirnarealen bestimmte motorische oder intellektuelle Fähigkeiten zuzuordnen, hatte es schon im alten Griechenland gegeben.

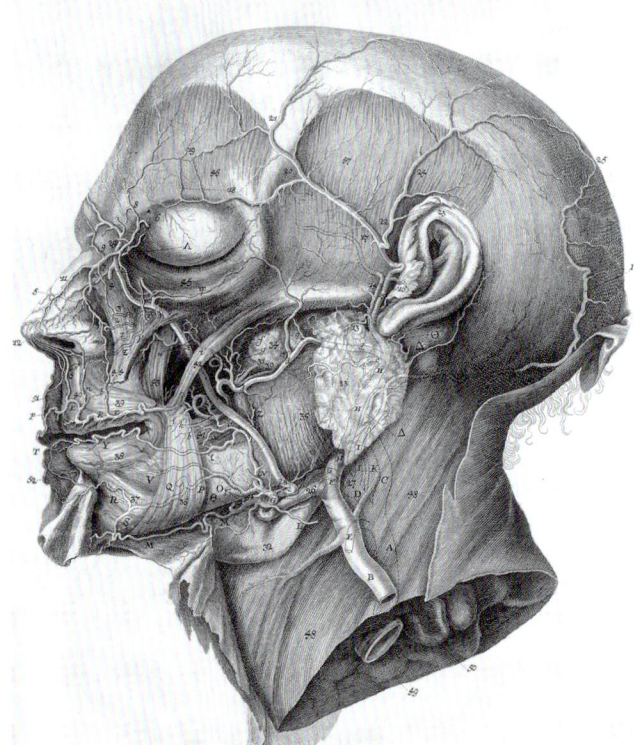

Der menschliche Kopf, wie Albrecht von Haller ihn sah.

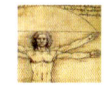

Dort hatte man die Lebenskraft als „animalische Kraft" bezeichnet, die scheinbar den ganzen Körper durchströmte. Im Mittelalter identifizierte man drei Funktionen des Gehirns – Imagination, Gedächtnis und Intellekt – und ordnete sie bestimmten Hirnregionen zu.

Obwohl es immer wieder Gelehrte gab, die dieses Rätsel zu lösen versuchten, kam es erst zu bedeutenden Fortschritten, als man begann, bei Gehirnverletzungen die daraus resultierenden Krankheitsbilder genauer zu untersuchen, wie im Falle des Phineas Gage. Dies geschah meist erst bei den Autopsien, wenn offenkundige Fehlfunktionen einem unterentwickelten oder beschädigten Gehirnteil zugeordnet werden konnten. Roger Sperry (1913–1994) und Michael Gazzaniga (geb. 1939) erforschten Schädigungen des *Corpus callosum*, des Hirnbalkens, der die beiden Gehirnhälften verbindet. Früher behandelte man schwere Fälle von Epilepsie nämlich durch Durchtrennung des *Corpus callosum*. Man fand heraus, dass jede Gehirnhälfte für andere mentale Aktivitäten verantwortlich ist. So kann ein Mensch mit durchtrenntem Balken zwar die Bezeichnung für einen bestimmten Gegenstand kennen, dessen Funktion jedoch nicht nennen. Sperry bekam 1981 den Nobelpreis verliehen für seine Arbeiten über die Gehirnfunktionen. Die Magnetresonanztomografie und die Computertomografie ermöglichen uns

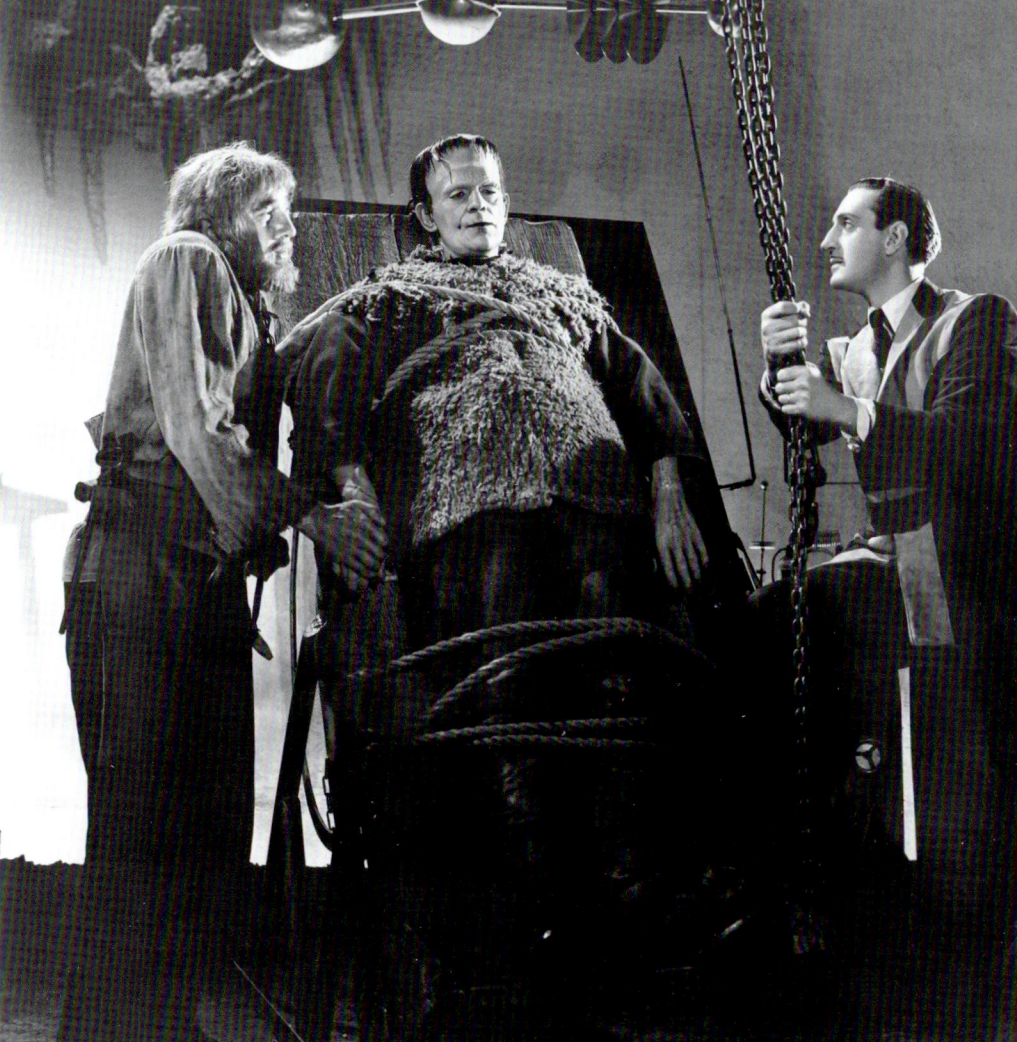

Elektrizität war die „Vitalkraft", die Frankensteins Monster belebte.

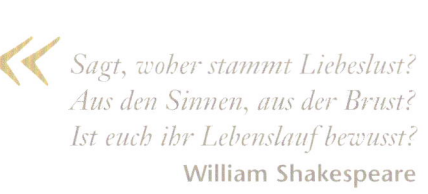

Sagt, woher stammt Liebeslust?
Aus den Sinnen, aus der Brust?
Ist euch ihr Lebenslauf bewusst?
William Shakespeare
Der Kaufmann von Venedig, III, 2

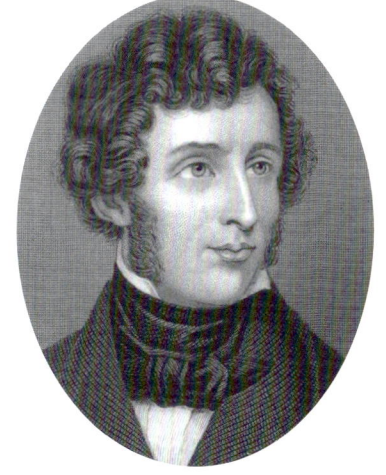
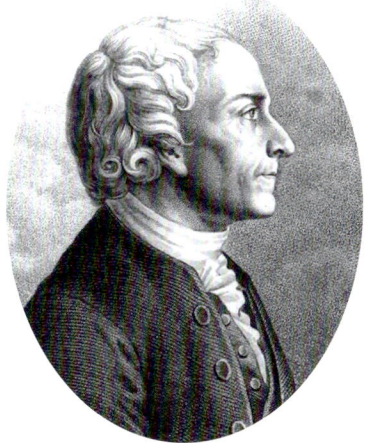

Friedrich Wöhler (links) und Abraham Trembley (rechts)

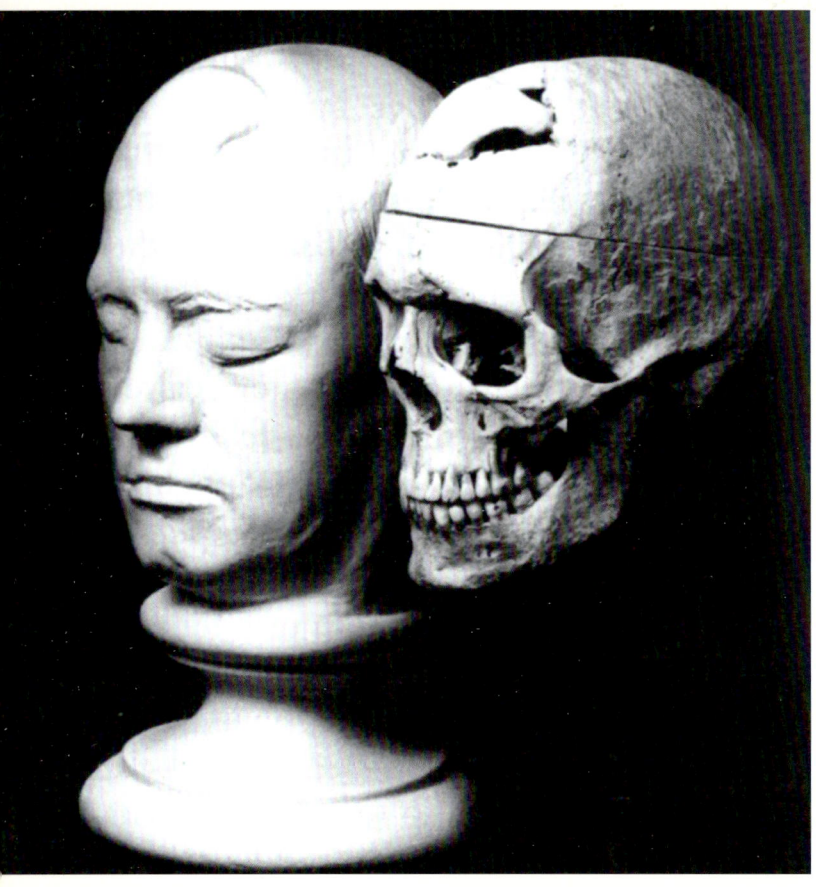
Totenmaske und Schädel von Phineas Gage

PHINEAS GAGES UNFALL

1848 war Phineas Gage Vorarbeiter bei einer amerikanischen Eisenbahngesellschaft. Bei einer Sprengung schoss ihm eine 1,10 m lange und 3 cm dicke Eisenstange durch den Kopf. Sie trat unterhalb des linken Wangenknochens ein und am Scheitel wieder aus. Erstaunlicherweise konnte Gage sich von dem Unfall vollkommen erholen, doch seine Persönlichkeit war danach komplett verändert. Vor dem Unfall war er ein freundlicher und sozialer Mensch gewesen, danach war er kindisch, impulsiv und bösartig. Damit war klar, dass der verletzte Teil seines Gehirns für wichtige Aspekte der Persönlichkeit verantwortlich war. Gage wurde zum Ausstellungsobjekt im *P. T. Barnum's Museum of Freaks* (Museum der Anomalien) und lebte dort, bis er mit 38 Jahren an einem epileptischen Anfall starb.

Gut 150 Jahre nach Gages Tod wurden sein Körper und die mit ihm beerdigte Eisenstange exhumiert. Eine computergestützte Rekonstruktion des Gehirns zeigte, welche Gehirnteile vermutlich zerstört worden waren. Es waren diejenigen Areale, die für Entscheidungsfindung und soziale Fähigkeiten verantwortlich sind.

heute sogar, einen Blick auf das arbeitende Gehirn zu werfen. Dabei wird eine radioaktiv markierte Substanz (üblicherweise Zucker) verfolgt, die zeigt, welche Teile des Gehirns aktiv sind, während die Versuchsperson bestimmte mentale Aktivitäten ausführt.

Die illusorische Anmutung der Vollkommenheit

Die Modelle des Körpers haben sich also über die Jahrhunderte weidlich verändert, doch sie beschäftigten sich immer mit dem gesunden Körper. Bevor

wir uns nun den unterschiedlichen Auffassungen über die Natur von Krankheit zuwenden, wollen wir noch kurz einen Blick auf das Bild des kranken, entstellten oder schlicht „anderen" Körpers werfen, das man sich im Verlauf der Zeiten gemacht hat. Ein durch Krankheit, Unfall oder Behinderung beeinträchtigter Körper galt nämlich meist als Schande, zumindest als Anlass zum Mitleid – auf jeden Fall aber als etwas, das man tunlichst zu verstecken hatte. Bisweilen sah man in solchen Einschränkungen auch das Wirken der Götter. Im alten Sparta wurden behinderte Kinder auf einem Berg zum Sterben ausgesetzt. Die Azteken wiederum hatten eine Göttin, die sich ausschließlich um missgebildete Kinder kümmerte. Ihr Name war Atlatonan. Die Olmeken wiederum, ein präkolumbianisches Volk in Südamerika, dachten, dass Kinder mit Down-Syndrom aus der Vereinigung zwischen einem Jaguar und einem

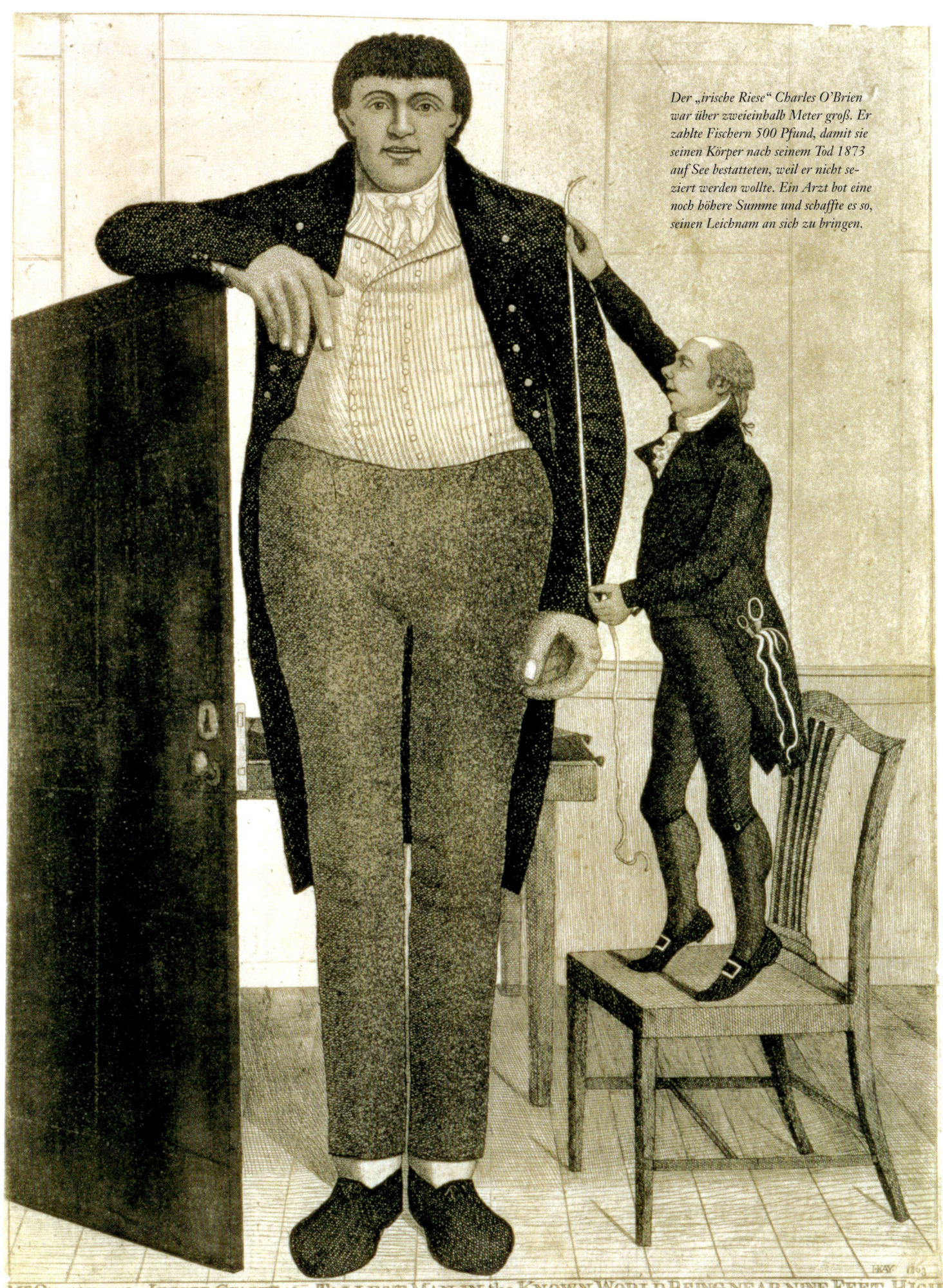

Der „irische Riese" Charles O'Brien war über zweieinhalb Meter groß. Er zahlte Fischern 500 Pfund, damit sie seinen Körper nach seinem Tod 1873 auf See bestatteten, weil er nicht seziert werden wollte. Ein Arzt bot eine noch höhere Summe und schaffte es so, seinen Leichnam an sich zu bringen.

Mr OBRIEN the IRISH GIANT the TALLEST MAN IN the KNOWN WORLD BEING NEAR NINE FEET HIGH

Menschen hervorgegangen seien. Man hielt sie sozusagen für „Wer-Jaguare".

Angeborene Missbildungen galten lange als Zeichen von Untreue vonseiten der Mutter, aber auch als Strafe der Götter für Verbrechen oder Sünden der Eltern bzw. der Ahnen. Doch es gab auch Zeiten, in denen dies anders war. Mitte des 16. Jahrhunderts, als Intoleranz deutlich häufiger vorkam als Inklusion, schrieb Michel de Montaigne:

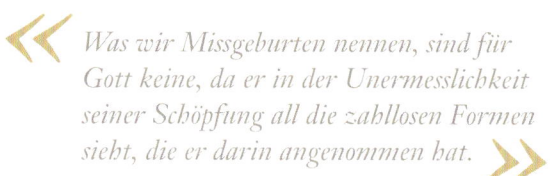

Was wir Missgeburten nennen, sind für Gott keine, da er in der Unermesslichkeit seiner Schöpfung all die zahllosen Formen sieht, die er darin angenommen hat.

Abbildungen von körperlichen Missbildungen fanden sich häufig in Atlanten der „Wunder", gleich neben Zeichnungen von Einhörnern oder Giraffen. Man versuchte auch, wissenschaftliche Erklärungen dafür zu finden. Eines dieser Bücher trug den Titel: *Animaux, monstres et prodiges* (Tiere, Monster und Missgeburten). Es stammte aus der Feder des berühmten Chirurgen Ambroise Paré und versuchte, die Ursachen von Missbildungen wissenschaftlich zu erforschen. Von siamesischen Zwillingen bis hin zu Menschen mit fehlenden oder überzähligen Gliedmaßen – Paré zählt dafür allerlei Begründungen auf, die vom Ruhm bzw. dem Zorn Gottes reichen bis hin zu zu viel oder zu wenig Samen, schlechtem Samen, vermischtem Samen (weil die Frau mit zwei Männern Verkehr hatte), verwerflichem Betragen der Mutter, Fantasien der Mutter, zu enger Gebärmutter und dem Einfluss von Dämonen und Teufeln.

An manchen Orten gelten Geburtsfehler heute noch als Fluch oder Segen. Für den Mediziner war das 2005 in Indien geborene Mädchen mit vier Armen und vier Beinen ein siamesischer Zwilling, auch wenn das „zweite" Mädchen keinen Kopf hatte. In Indien aber sahen viele Menschen in ihr eine Wiedergeburt der Glücksgöttin Lakshmi. Als das Kind durch eine Operation von ihren überzähligen Gliedmaßen befreit wurde, betrachtete die westliche Medizin dies als großen Erfolg, die Menschen in der Nachbarschaft aber empfanden es als Vergewaltigung eines göttlichen Wesens.

WIE SIND WIR DENN WIRKLICH?

Wie auch immer das allgemein akzeptierte Körperbild aussehen mag, so hat doch jedes Individuum eine ganz eigene Vorstellung von seinem Körper. Wenn zwischen unserem Selbstbild und dem, wie unsere Umwelt uns wahrnimmt, ein deutlicher Unterschied besteht, dann kann dies Anzeichen einer Krankheit sein. So denken Menschen mit Magersucht häufig, sie seien fett, auch wenn sie in den Augen anderer klapperdürr sind. Aber es gibt noch eigenartigere Körperbildstörungen. Beim Cotard-Syndrom halten sich die Leute beispielsweise für tot, also für wandelnde Leichen. Beim Alice-im-Wunderland-Syndrom haben Betroffene eine halluzinatorische Selbstwahrnehmung und erleben sich als dünn, groß oder extrem dick. Wer unter Lykanthropie leidet, erlebt sich selbst als Wolf bzw. Werwolf. Und Menschen, die von Koro betroffen sind, glauben, die eigenen Geschlechtsteile zögen sich in den Körper zurück.

Wenn Menschen mit Missbildungen zum „Monster" oder zum „Wunder" werden, schließt man den Kreis der Gesunden, um die Anderen auszustoßen. Dass es da ein „wir" gibt und ein „sie", führt nicht selten dazu, dass manche sich berufen fühlen, alles Andersartige schlecht zu behandeln. Im schlimmsten Fall führt die Einteilung in Kranke und Gesunde, Andere und „Normale" zur Praxis der Eugenik, zur Ausmerzung all jener Menschen, deren Gene als „minderwertig" gelten. Kritiker der aktuellen Genforschung meinen ja, dass künstliche Befruchtung und Selektion von Embryos das Schreckgespenst der Eugenik wieder wachrufen, vor allem, wo es um nicht lebensbedrohliche Genschäden geht, die zum Beispiel das Down-Syndrom oder Formen von Autismus auslösen.

Zum ersten Mal in der Geschichte haben wir die Macht, auf die Körper der Zukunft Einfluss zu nehmen, indem wir sie möglichst gesund, möglichst vollkommen machen. Doch diese Macht kann leicht missbraucht werden und würde uns des ganzen

DER ELEFANTENMENSCH

Joseph Carey Merrick wurde 1862 geboren. Als er drei Jahre alt war, tauchten plötzlich auf seiner linken Körperseite vermehrt Beulen auf. Am Ende war er so entstellt, dass er seinen Lebensunterhalt nur mit Zurschaustellung der eigenen Person in zeitgenössischen *Freak Shows* verdienen konnte. 1886 nahm ihn dann der englische Arzt Frederick Treves im London Hospital auf, wo er von da an lebte. Merrick wurde in der Londoner Gesellschaft zur Berühmtheit und hatte viele Freunde. Auf der Straße jedoch wurde er weiterhin angestarrt. Er starb im Alter von 27 Jahren im Schlaf, weil er die Schlafposition nicht eingehalten hatte, die seine Missbildung ihm diktierte. Ob dies bewusst oder unabsichtlich geschah, konnte nie festgestellt werden.

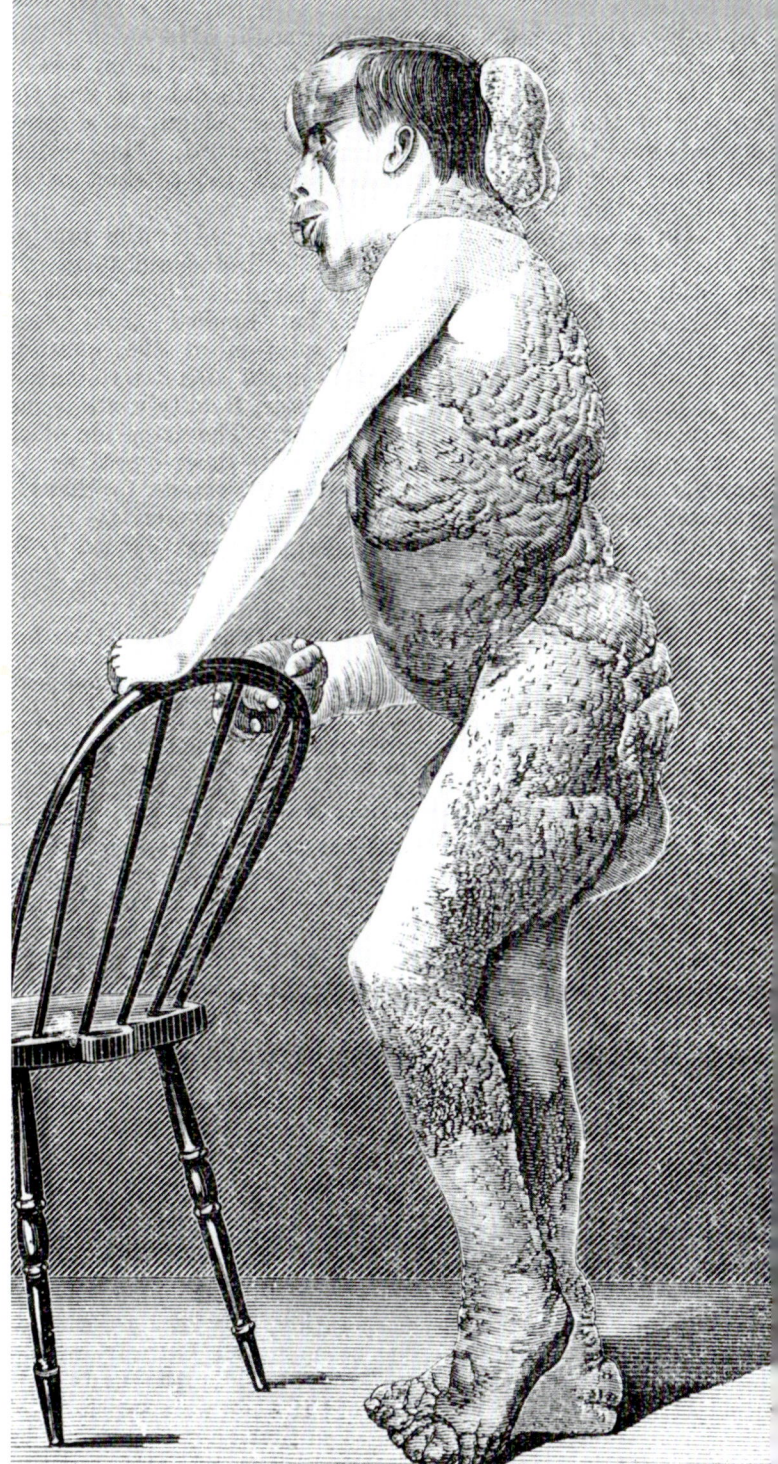

Joseph Carey Merrick zeigt das alarmierende Ausmaß seiner Missbildungen.

Reichtums und der Verschiedenheit des Menschengeschlechts berauben. Ob wir diese Macht zum Guten nutzen oder auf sie verzichten, ist eine Entscheidung, die gründlich überlegt sein will.

Körperpolitik

Der medizinischen Wissenschaft gelang es nicht immer, das vorherrschende Körpermodell infrage zu stellen. Dies galt vor allem dort, wo die herrschende Elite, der Glaube oder die Tyrannei der Tradition es aufrechterhielten. So glauben jüdisch-christliche Gemeinschaften gewöhnlich, der Körper sei als Abbild Gottes geschaffen, die Menschheit jedoch sei vom Sündenfall betroffen. In ihren Augen ist der Sündenfall

Siamesische Zwillinge. Illustration aus Parés Animaux, monstres et prodiges.

der eigentliche Grund für alle Krankheiten, ein gesunder Körper hingegen gilt vielfach als Zeichen der Gottgefälligkeit. Dies war der Grund dafür, dass der menschliche Körper in vielen Kulturen nicht seziert werden durfte, was den medizinischen Fortschritt lange behinderte. Denn ohne ein klares Bild vom Körper, das durch Sezieren und Mikroskopieren gewonnen wird, kann es kein wissenschaftliches

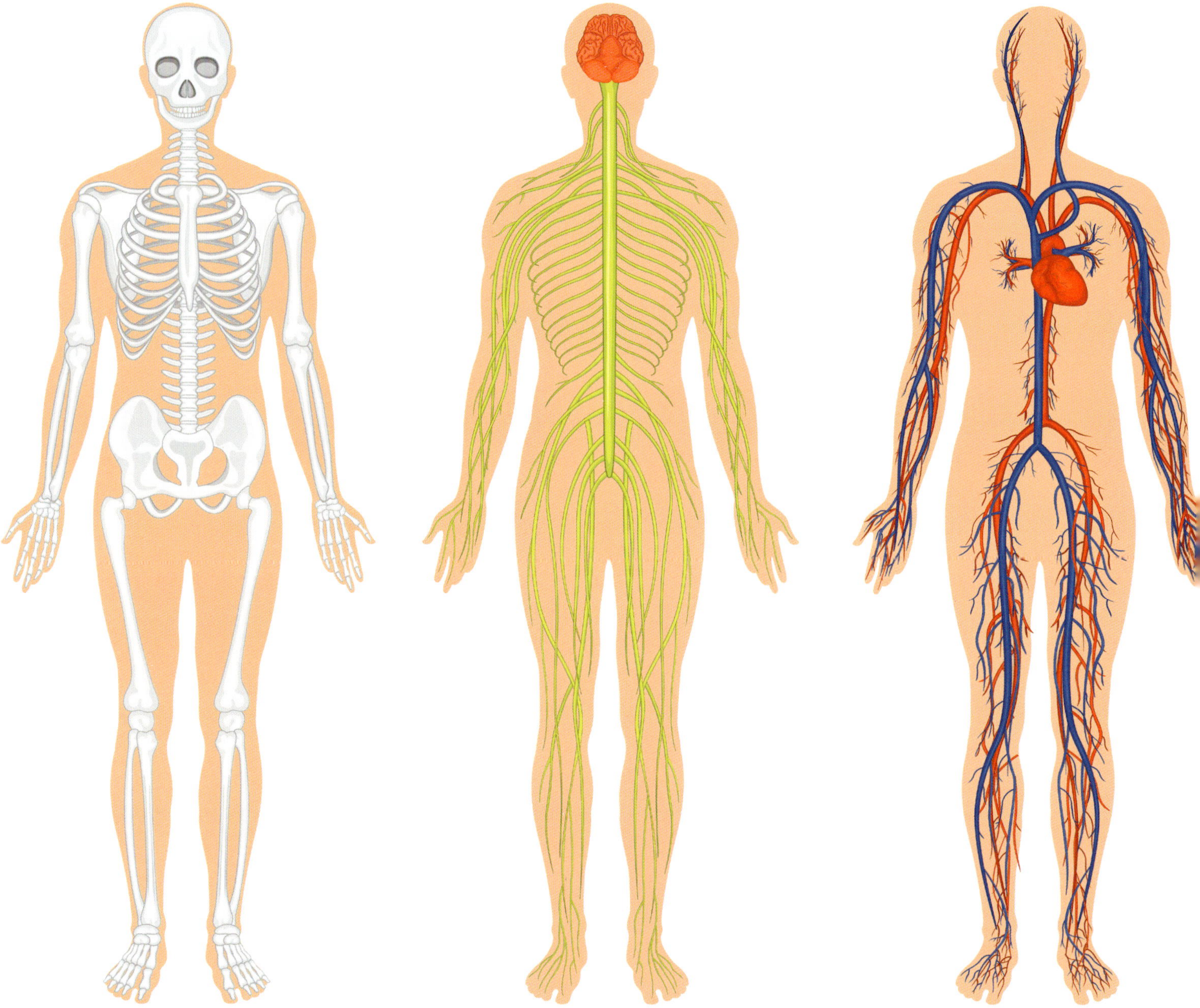

Verständnis seiner Funktionen geben. Medizinische Systeme, die diese Art der Forschung nicht erlauben, bleiben für immer in einem Modell stecken, das den Fortschritten der Wissenschaft verschlossen bleibt.

Moderne Medizin im Westen hingegen teilt den Körper in Funktionszusammenhänge ein: Atmung, Verdauung, Blutkreislauf, Muskeln und Skelett sowie das Nervensystem. Zu diesen Funktionszusammenhängen gehören die Organe, die Gewebe,

die Zellen. Die damit verbundenen Prozesse sind sowohl chemischer als auch mechanischer Natur. Unser aktuelles (immer noch unvollständiges) Wissen vom Körper ist Ergebnis von 2500 Jahren Beobachtung, Untersuchung und Experimentierfreude. Dabei haben medizinische Modelle, die tiefergehende Untersuchungen nicht erlaubten, die Geschichte der Medizin fast 2000 Jahre lang bestimmt. Heute haben wir es mit zwei konkurrierenden

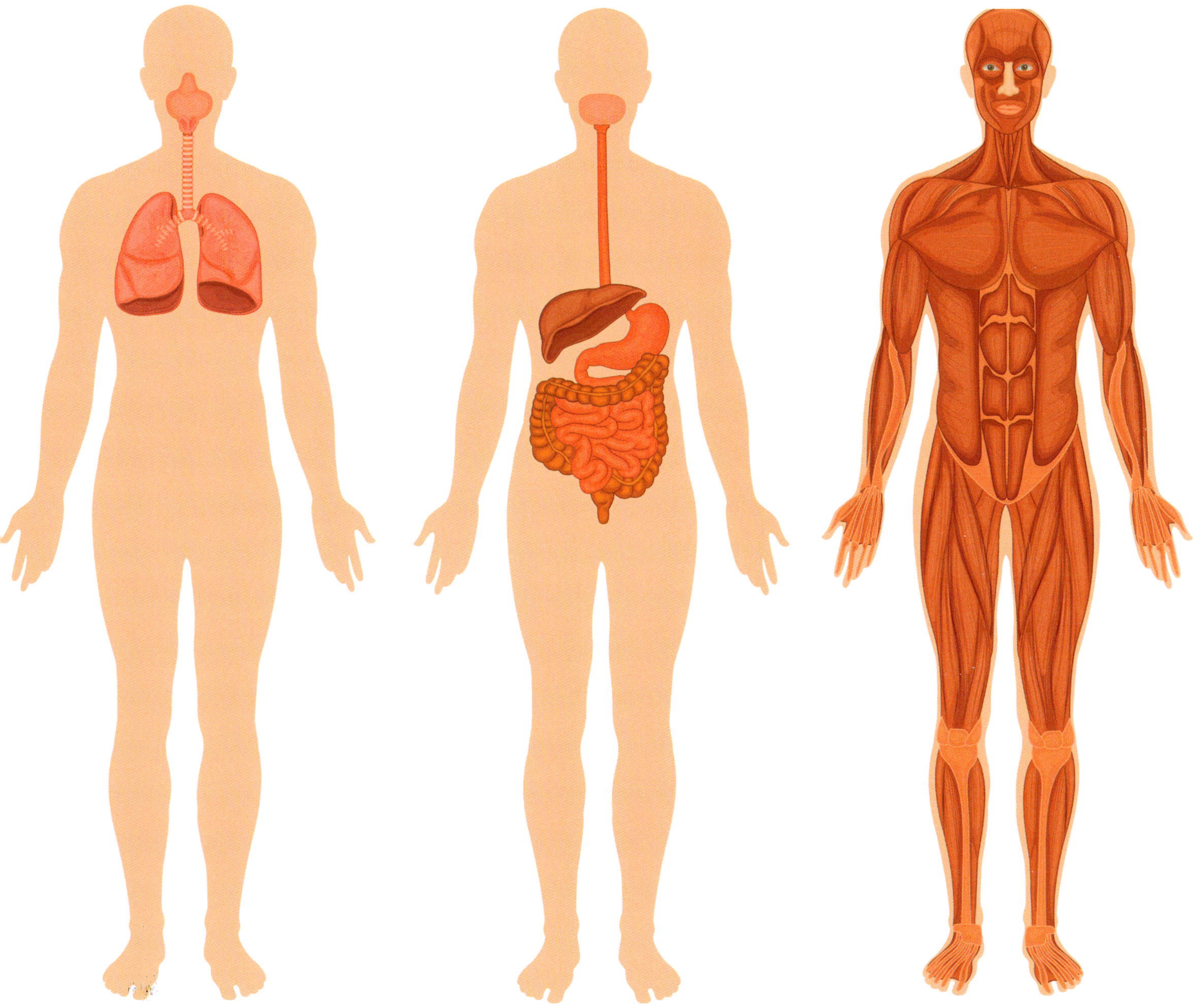

Körpermodellen zu tun: das der östlichen Medizin, das sich auf Beobachtung gründet und eine spirituelle Komponente hat; und das der westlichen Medizin, das auf Forschung und wissenschaftlichen Methoden fußt. Möglicherweise lassen sich ja diese so unterschiedlichen Modelle irgendwann doch einmal vereinen.

Die moderne Medizin teilt den Körper in einzelne Systeme und Funktionszusammenhänge ein.

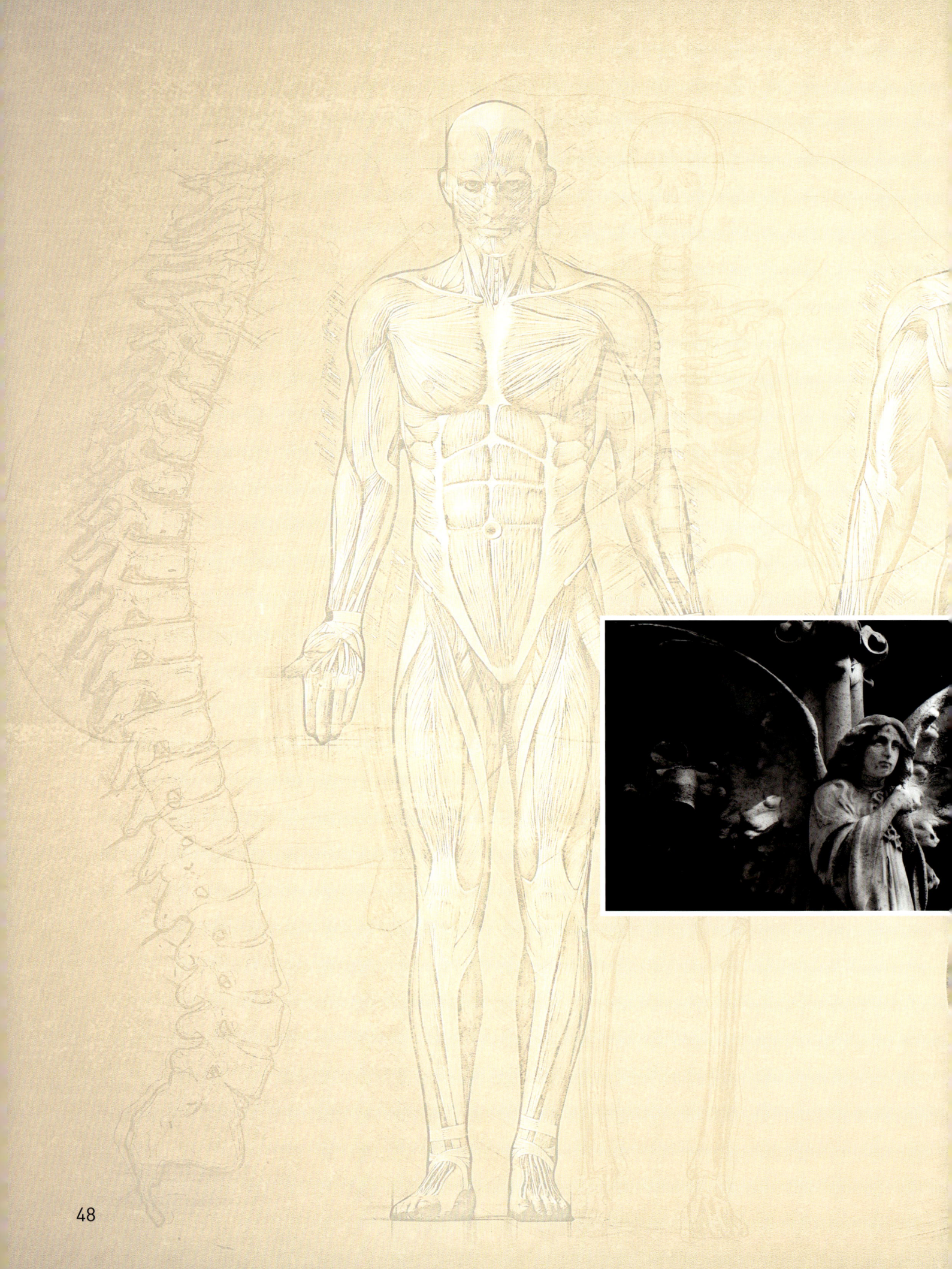

KAPITEL 2

DER BLICK AUF DIE KRANKHEIT

Wie wir mit Krankheiten umgehen, hängt von unserem Verständnis von ihrer Natur und ihren Ursachen ab. Unsere frühen Vorfahren glaubten, dass Krankheiten von unsichtbaren Kräften wie bösen Geistern, rachsüchtigen Göttern, Flüchen oder dem unheilvollen Einfluss der Sterne hervorgerufen würden. Mit der allmählichen Ausbildung wissenschaftlicher Denkweisen suchte man auch die Ursachen woanders – im Ungleichgewicht der Säfte, in blockierten Energien oder üblen Gerüchen. Die Erfindung des Mikroskops vor 400 Jahren erlaubte dann ganz neue Einblicke, sodass vorher unsichtbare Organismen plötzlich in den Fokus rückten. Trotzdem dauerte es bis ins 19. Jahrhundert, bis man diese Mikroorganismen als Verursacher von Krankheiten in Betracht zog. Erst da wurde klar, welche Rolle Bakterien, Viren und Parasiten spielten. In der Zwischenzeit deckten die noch jungen Disziplinen der Chemie und Physiologie neue mögliche Krankheitsursachen auf und zeigten, dass auch die Umwelt und unser Verhalten Einfluss auf unsere Gesundheit ausübten. Vitamine, Hormone, Enzyme und Giftstoffe wurden entdeckt, und so wurde die Welt erneut zu einem Ort, an dem wie zu Zeiten unserer Vorfahren allenthalben Gefahren lauerten, auch wenn wir heute andere Gründe dafür ausmachen.

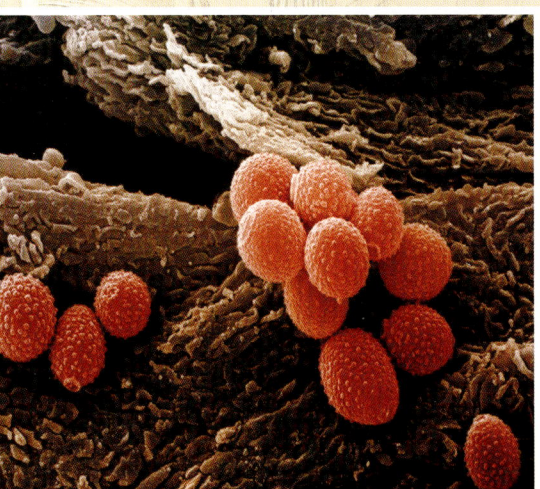
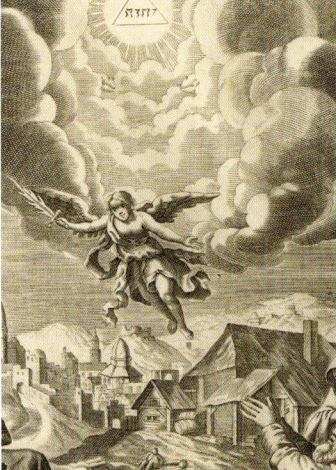
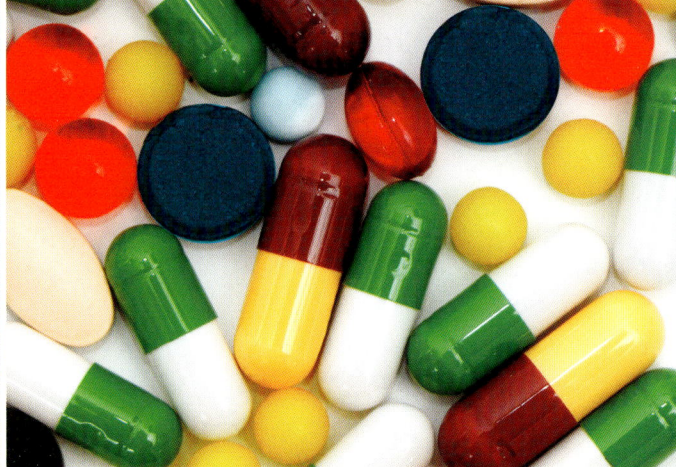

DER BLICK AUF DIE KRANKHEIT

ALLE ARTEN VON KRANKHEITEN

In John Miltons Vers-Epos *Das verlorene Paradies* muss Adam die Folgen seines Sündenfalls mit ansehen. Dazu gehören auch die Krankheiten, welche die Menschheit befallen werden. Die folgenden Verse zeigen recht anschaulich, was der Mensch im 17. Jahrhundert fürchtete:

> *Und also bald erschien vor seinem Blick*
> *Ein übelriechend traurig-dunkler Ort,*
> *Gleich einem Siechhaus, worinnen Haufen*
> *Von Kranken lagen aller Art, verzehrt*
> *Von grausem Kampfe, marternden Gebrechen,*
> *Des Herzens Todeskämpfen, alle Fieber,*
> *Fallsüchte, Schauer, heftige Katarrhe,*
> *Stein und Geschwüre in den Eingeweiden,*
> *Koliken, wilde Tollheit, Schwermutsanfälle,*
> *Mondsüchtiger Wahnsinn, grauser Lähmungsschmerz,*
> *Auszehrung, Schwindsucht, große Pestilenz,*
> *Die Wassersucht, das Asthma und die Gicht,*
> *Schrecklich geschüttelt, unter tiefem Stöhnen;*
> *Verzweiflung wartete der Kranken eifrig*
> *Von Bett zu Bett, und triumphierend schwang*
> *Der Tod sein Wurfgeschoss, doch schlug nicht zu,*
> *Und harrte ihrer, wenn sie öfter auch*
> *Als Bestes noch und Letztes ihn erflehten.*
>
> Buch XI, 610–626

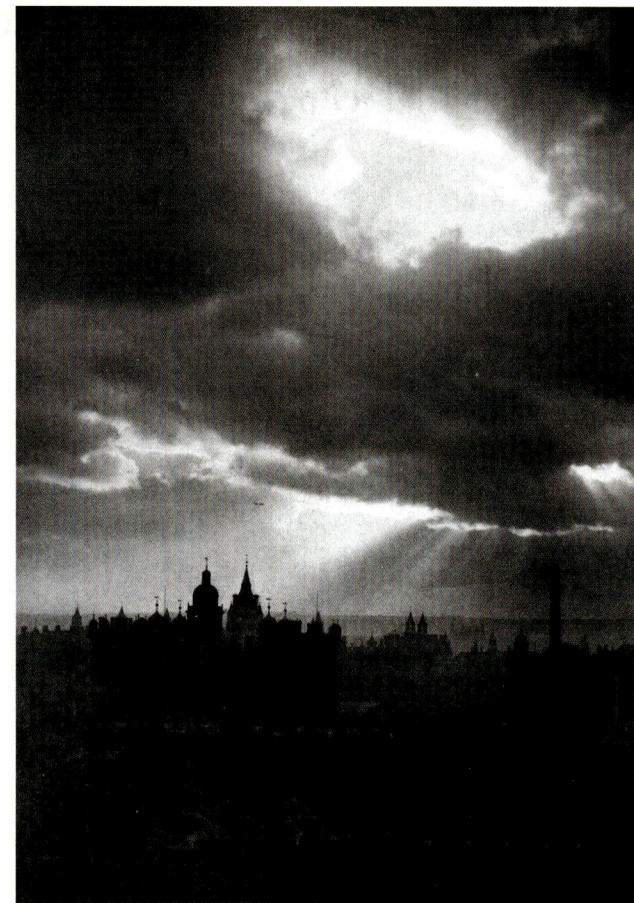

Bis zum 17. Jahrhundert waren überfüllte Städte wie Edinburgh Brutstätten von Krankheiten.

◈ ÜBERNATÜRLICHE URSACHEN

Nur allzu oft scheint die Krankheit ja aus dem Nirgendwo zu kommen, selbst heute noch. Für unsere Vorfahren aber war ihr Ursprung schlicht nicht erkennbar. Vor einigen tausend Jahren hätte die Vorstellung, dass Krankheit durch winzige Organismen, die in unseren Körper eindringen, verursacht wird, auch reichlich bizarr gewirkt. Die Menschen glaubten einfach an Götter und böse Geister und deren Werk.

Von Gott berührt?

Leider haben wir keinerlei Aufzeichnungen aus prähistorischen Zeiten, doch wir können wohl annehmen, dass die Menschen ihre Krankheiten damals auf die Götter und Geister zurückführten, zumindest bestätigen dies Schriften späterer Zeiten. Der *Papyrus Edwin Smith* ist ein altägyptischer medizinischer Text, den man auf etwa 1550 v. Chr. datiert hat. Dort heißt es, Krankheiten würden verursacht von „etwas, das von außen eindringt". Dieses „etwas" wird weiter unten erläutert als „Atem eines Gottes". Das *Avesta*, das heilige Buch des Zoroastrismus, das etwa 3000 Jahre alt ist, beschreibt Medizin noch als Kampf gegen Dämonen.

Diesem Glauben entsprangen Riten und Praktiken, die in den folgenden Jahrhunderten tradiert wurden und durchaus positive Auswirkungen

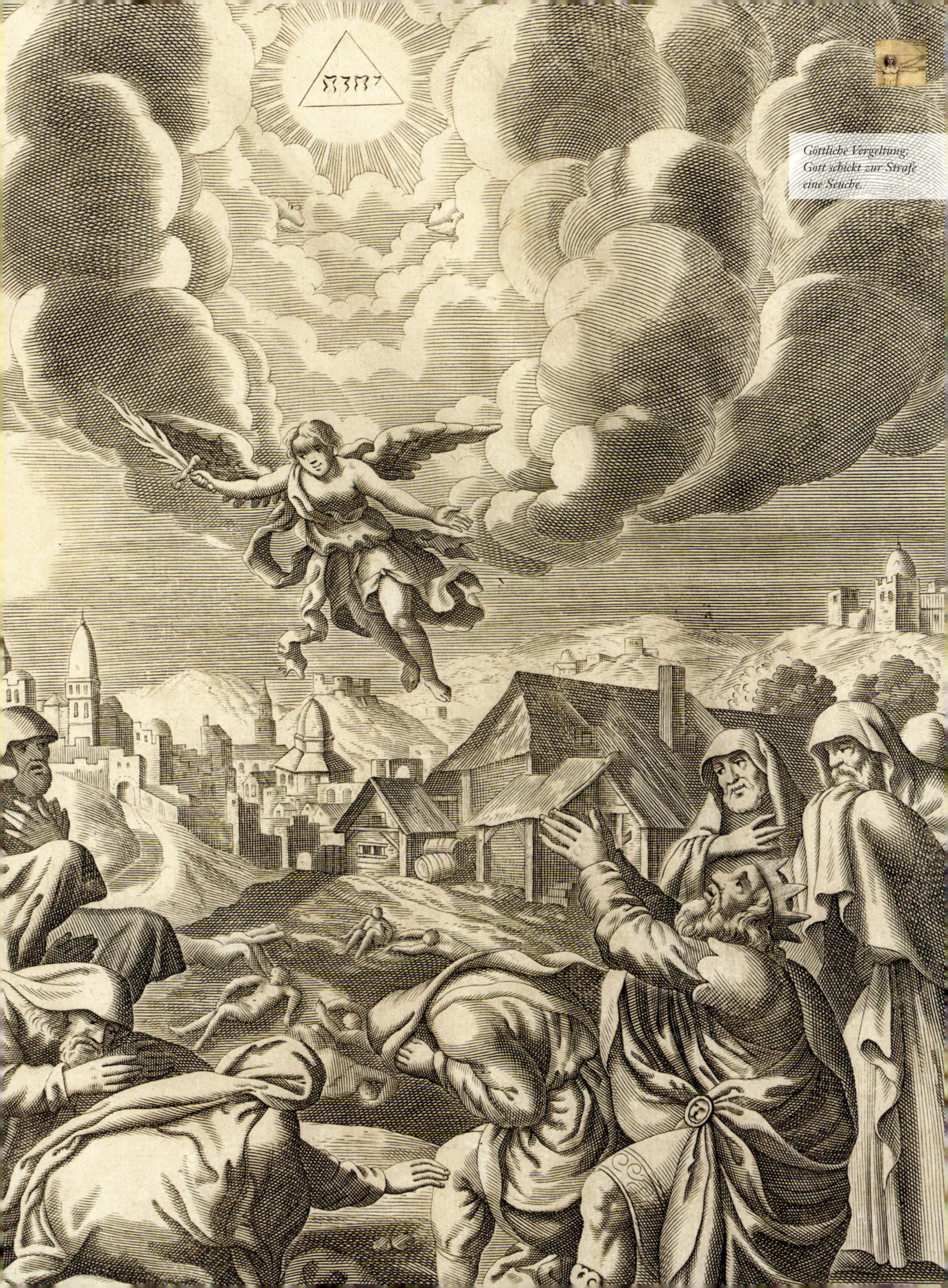

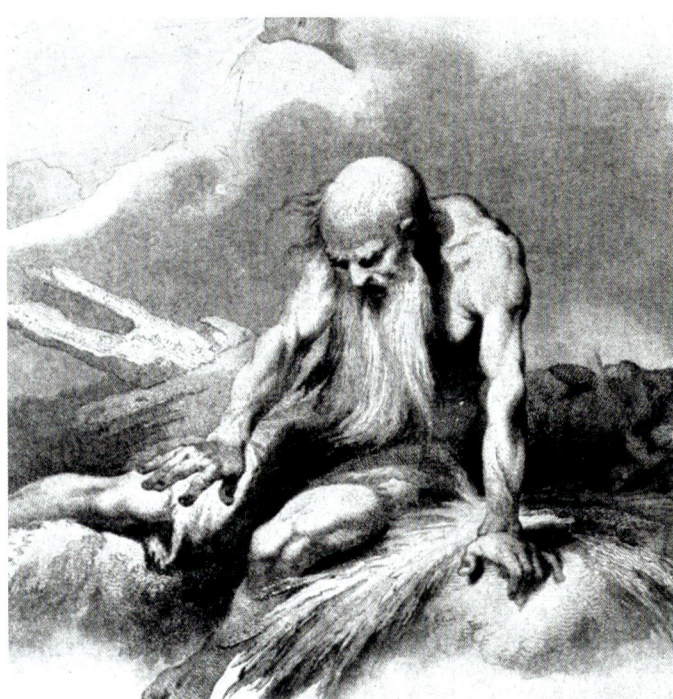

Für das rätselhafte Auftreten einer Krankheit schien ein rachsüchtiger Gott eine glaubhafte Erklärung zu sein.

zeitigten, auch wenn dies nicht das Hauptziel der Gläubigen war. So verringern die Hygienevorschriften im 3. Buch Mose die Möglichkeiten, sich eine Nahrungsmittelvergiftung oder eine Infektion zu holen, beträchtlich. Wenn Meeresfrüchte nicht ganz frisch sind, kann ihr Verzehr in warmen Gegenden sehr schnell zu einer Fischvergiftung führen. Wenn Gott ihren Genuss verbietet, gehen Gläubige in der Regel kein Risiko ein. Auch im alten Indien waren Hygienemaßnahmen ein wichtiger Teil der religiösen Riten der Hindus und trugen dazu bei, Krankheiten einzudämmen.

Doch selbst wenn eine unmittelbare Ursache erkennbar war, eine schwärende Wunde zum Beispiel oder der Befall mit Parasiten, sahen die Menschen immer noch die Hand Gottes im Spiel. Muslime und Christen glaubten gleichermaßen, dass ihre Krankheit der Wille Allahs bzw. Gottes war und dass auch Tod bzw. Genesung in Gottes Hand lag. Das verhinderte natürlich die intensive Erforschung von Heilmitteln und -methoden.

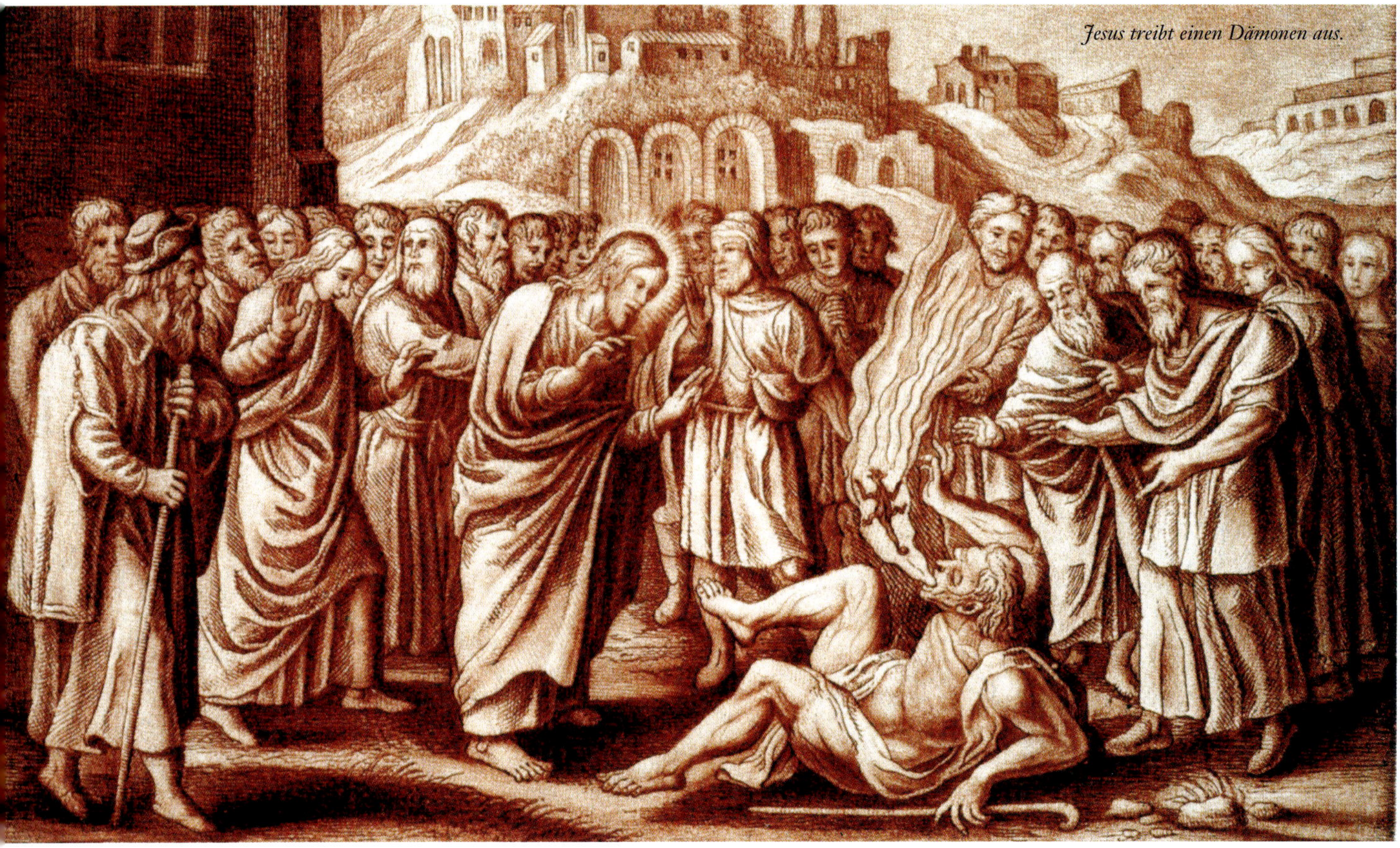

Jesus treibt einen Dämonen aus.

Die heilige Krankheit

Manche Krankheiten galten in besonderem Maße als Zeichen göttlicher Einwirkung, auch wenn die Art der Einwirkung von Kultur zu Kultur variieren konnte, gerade in der jüdisch-christlichen Tradition. War der Leidende nun gesegnet oder verflucht?

In altindischen Schriften und babylonischen Tontafeln finden sich immer wieder Beschreibungen epileptischer Anfälle, die dort als Einfluss böser Geister erklärt wurden. Daher schienen die gebotenen Heilmittel rein religiöser Natur zu sein. Nachfolgend ein Auszug aus der Beschreibung eines epileptischen Anfalls, entstanden circa Mitte des 7. Jahrhunderts v. Chr., in dem ein Dämon verantwortlich gemacht wird:

Ist der Kranke zum Zeitpunkt der Besessenheit bei klarem Verstande, kann der Dämon ausgetrieben werden. Ist er das nicht, kann der Dämon nicht verjagt werden.

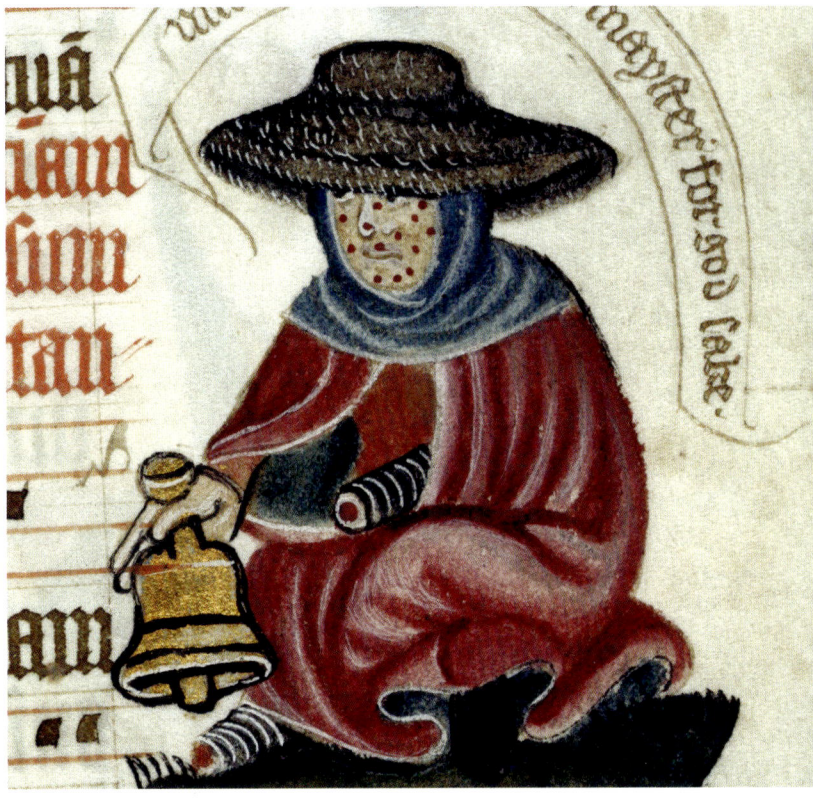

Leprakranke im Mittelalter mussten eine Glocke oder Klapper tragen, um die Gemeinschaft vor ihrem Herannahen zu warnen. Sie wurden isoliert und in Leprösenkolonien geschickt.

DAS SCHICKSAL DER CRESSIDA

Der schottische Dichter Robert Henryson schrieb eine Fortsetzung zu Chaucers *Troilus und Cressida*. Darin wird die treulose Cressida von den Göttern mit Lepra gestraft. Da das Stück im alten Griechenland spielt, sind es natürlich griechische Götter, die dafür verantwortlich zeichnen.

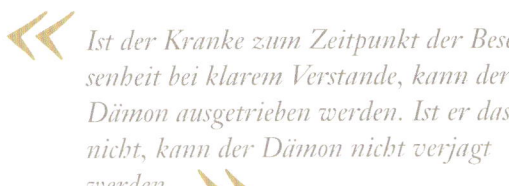

Der Hitze deines Körpers seist du nun beraubt.
Kein Lindern soll dein Leiden haben.
Du sollst in Schmerzen deine Tage zubringen
Und Dein kristallklares Auge sei von Blut getrübt.
Deine Stimme sei harsch, rauh und unangenehm.
Dein zartes Fleisch bedecke sich mit schwarzen Flecken
Und dein Gesicht mit stinkenden Beulen.
Wo auch immer du auftrittst, sollen Menschen dich fliehen.
So sollst du bettelnd von Haus zu Haus ziehen
Mit einer Schale und einer Klapper
Wie ein Leprakranker.

Hippokrates war vermutlich der Erste, der die „heilige Krankheit", wie man die Epilepsie damals nannte, nicht auf Besessenheit von Dämonen oder „Angerührt-Sein von den Göttern" zurückführte.

Mit der Krankheit, die man „die heilige" nennt, verhält es sich so: Mir scheint sie weder göttlicher noch heiliger als andere Krankheiten, denn sie hat eine natürliche Ursache wie andere Erkrankungen.

Leider fand er die „natürliche Ursache" nicht, weshalb seine Worte wenig hilfreich waren und die öffentliche Meinung bei ihrer vorgefassten Vorstellung blieb. Im Markus-Evangelium, das ungefähr 500 Jahre nach Hippokrates entstand, heißt es, Jesus habe einen jungen Mann von einem bösen Geist befreit. Dieser solle Anfälle

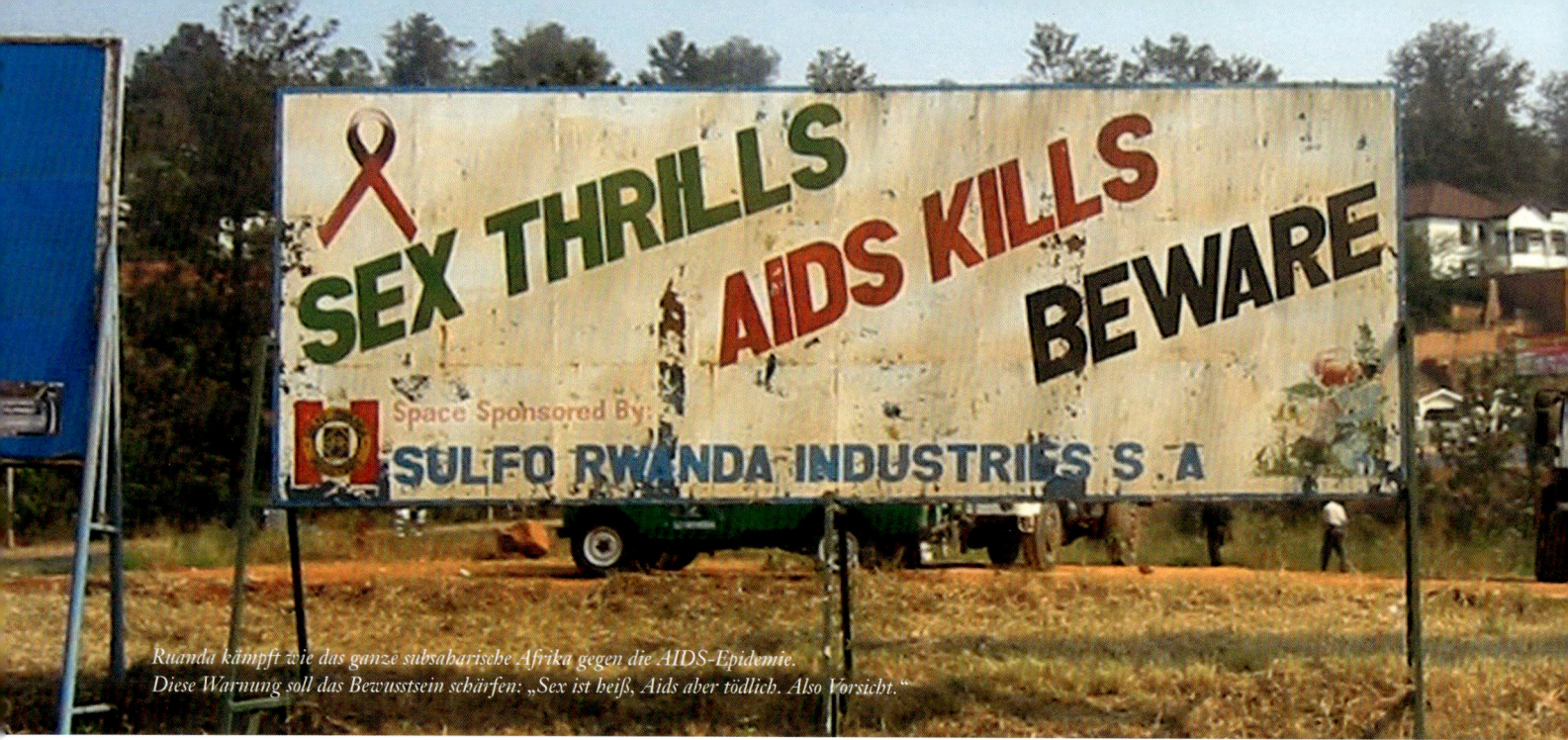

Ruanda kämpft wie das ganze subsaharische Afrika gegen die AIDS-Epidemie.
Diese Warnung soll das Bewusstsein schärfen: „Sex ist heiß, Aids aber tödlich. Also Vorsicht."

verursacht haben, bei denen der junge Mann Schaum vor dem Mund hatte, nicht mehr sprechen konnte, steif wurde und zähneknirschend zu Boden fiel – was die klassischen Symptome des epileptischen Anfalls sind.

Leidende wurden häufig stigmatisiert, isoliert und bestraft. Während der Hexenjagd im ausgehenden Mittelalter und der frühen Neuzeit galten Krampfanfälle als sicheres Zeichen, dass Hexerei im Spiel oder der Betroffene von einem Dämon besessen war. Unzählige Epileptiker wurden damals ihrer Anfälle wegen als Hexen und Zauberer hingerichtet. Andererseits lassen moderne Forschungsergebnisse annehmen, dass viele Mystiker letztlich Epileptiker waren. Was als von Gott geschickte Raserei betrachtet

wurde, war vermutlich nichts weiter als ein epileptischer Anfall. Doch diese glücklichen Menschen wurden ob ihrer „Raserei" in den meisten Fällen, wenn auch nicht in allen, verehrt. Erst nachdem der britische Neurologe John Hughlings Jackson 1873 die These aufstellte, die Anfälle würden durch plötzliche und kurze elektrochemische Entladungen im Gehirn verursacht, wurde die Epilepsie als neurologische Störung erkannt.

Krankheit als Maß der Moral

Die Lepra, die Geißel des frühen Mittelalters, wurde von christlichen Denkern häufig als gottgewollt

DIE ROMANTISCHE KRANKHEIT

Im 19. Jahrhundert hatte die Tuberkulose (Schwindsucht) ein höchst romantisches Image. Während viele Krankheiten den Körper unansehnlich machten, verlieh die Schwindsucht blasse Haut und rosige Wangen. Die Schriftsteller dichteten sie ihren tragischen Heldinnen an, die in ätherischer Schönheit förmlich dahinschwanden. Außerdem hieß es, dass die Schwindsucht die sexuelle Leidenschaft anfache, vor allem bei Frauen. Schwindsüchtige Frauen machte das noch reizvoller. Das Leid und die Schmerzen ließ man dabei tunlichst außen vor.

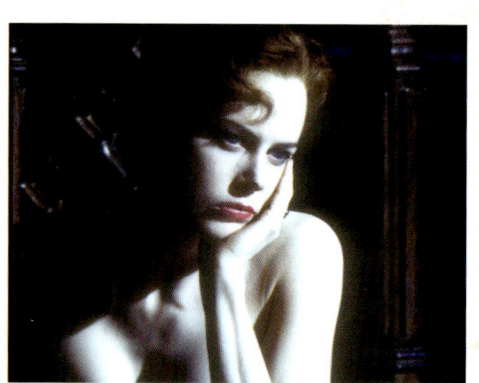

In Moulin Rouge mit Nicole Kidman siecht die Tänzerin ebenfalls an der Schwindsucht dahin.

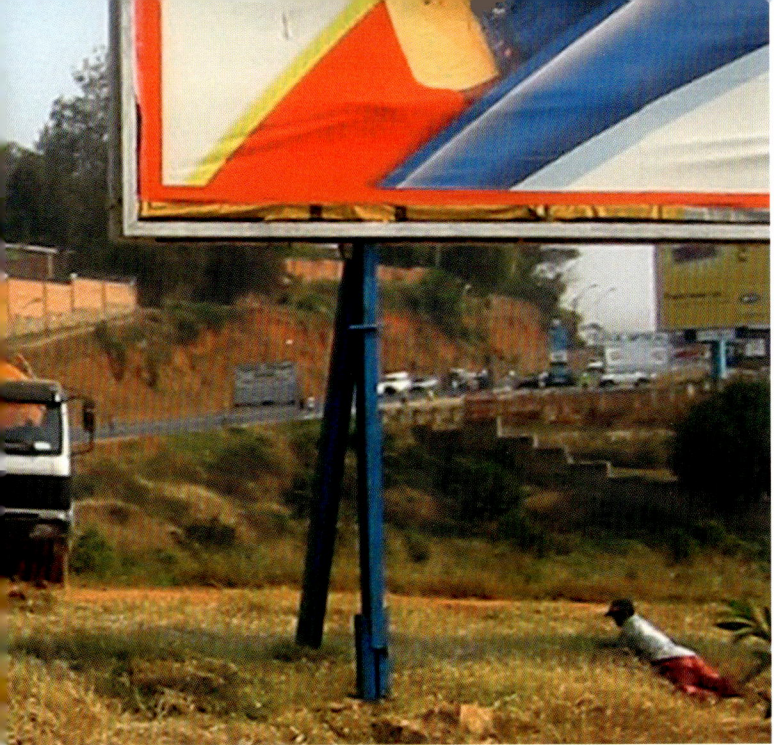

DAS DREIKÖPFIGE PEST-UNGEHEUER

Das Bakterium *Yersinia pestis* verursacht drei verschiedene Formen der Pest:

Beulenpest entsteht, wenn ein infizierter Floh zubeißt und die Pestbakterien ins Lymphsystem überträgt. Diese Art der Pest ist durch schmerzhafte Beulen charakterisiert, die an den Lymphknoten schwarzblau ausfallen. Ohne moderne Antibiotikabehandlung sterben 60 Prozent der Opfer innerhalb weniger Tage.

Pestsepsis wird durch den Biss eines Flohs übertragen und stellt sich ein, wenn das Bakterium in die Blutbahn eindringt und nicht ins Lymphsystem. Unbehandelt führt sie innerhalb von 24 Stunden zum Tod.

Lungenpest bildet sich durch Tröpfchenübertragung, zum Beispiel durch Husten oder Speichel bereits Infizierter. In dieser Form wandert die Pest von einem Individuum zum nächsten, ist hochgradig ansteckend und verläuft meist tödlich.

Alle drei Formen führen zu einem Nachdunkeln der Haut, das gewöhnlich durch subkutane Blutungen zustande kommt (daher der Name „Schwarzer Tod"). Trotz des sehr unterschiedlichen Erscheinungsbildes erkannte Guy de Chauliac, dass Beulen- und Lungenpest verschiedene Formen derselben Erkrankung darstellten, was er in seinem Werk *Chirurgia magna* (1363) beschrieb.

---

bezeichnet. Guy de Chauliac (ca. 1300–1368) jedenfalls meinte, die Lepra sei eine Strafe Gottes. Aber er dachte auch, Leprakranke würden das Fegefeuer bereits auf Erden erdulden, daher sei ihnen das himmlische Heil gewiss. Und tatsächlich hatten Leprakranke im mittelalterlichen Europa einiges zu erdulden, weil sie aus der Gesellschaft ausgeschlossen wurden. Sie mussten in Leprösenkolonien leben oder in sogenannten „Lazaretten" (nach dem von Jesus geheilten Aussätzigen Lazarus), um die gesunden Mitglieder der Gemeinschaft nicht anzustecken. Außerdem verloren sie ihren rechtlichen und bürgerlichen Status.

Die Lepra war aber nicht die einzige Krankheit, die als Strafe Gottes galt. Auch die sich im 15. Jahrhundert in Europa rasend schnell verbreitende Syphilis galt als Rachewerkzeug des Herrn. Die aus den eroberten südamerikanischen Kolonien zurückkehrenden Soldaten schleppten die Krankheit nach Europa ein. Das war sozusagen die Rache für die Pocken, die Grippe und die Masern, welche die Europäer in die Neue Welt brachten. Diese Seuchen töteten mehr Menschen als die Schwerter der Konquistadoren.

Die Syphilis aber galt als göttliche Strafe für die Wollüstigen und Promiskuitiven, da schon bald deutlich wurde, dass die Krankheit etwas mit geschlechtlicher Aktivität zu tun hatte. Auch die Wissenschaft nahm eine sexuelle Übertragung an. Der italienische Arzt Girolamo Fracastoro (ca. 1478–1553) verfasste 1530 ein Gedicht, in dem der Schäfer Syphilis den Sonnengott beleidigt, der ihn darauf mit dieser Krankheit straft. Fracastoro gab der Syphilis also ihren Namen und schrieb als Erster einen umfassenden Bericht über die Krankheit.

In jüngerer Zeit wurden immer wieder Stimmen laut, die AIDS einem ähnlichen Strafcharakter zuschreiben. Da die Krankheit sich zunächst in den homosexuellen Gemeinschaften Europas und der USA verbreitete, stand für selbstgerechte Moralisten fest, es mit einer „Schwulenseuche" zu tun zu haben, die von Gott selbst geschickt worden sei – natürlich als Strafe für deren verwerfliches Verhalten. Es gibt sogar Leute, die behaupten, für sexuell übertragbare Krankheiten dürfe man kein Heilmittel suchen, da man sonst der aktuell herrschenden Zügellosigkeit Vorschub leisten würde. Krankheiten werden also immer wieder willkürlich von der Politik in den Dienst der Moral gestellt – auch noch im 21. Jahrhundert.

PROKOP ODER DIE JUSTINIANISCHE PEST

Während dieser Zeit aber war eine Pestilenz, die beinahe die gesamte menschliche Art ausrottete … Es ist unmöglich, sie in Worten auszudrücken, geschweige denn einen anderen Grund dafür zu finden als das Walten Gottes. Denn sie überfiel nicht nur einen Teil der Welt und nicht nur bestimmte Menschen. Sie war auch nicht auf eine Jahreszeit beschränkt, sodass man aus ihren Umständen hätte eine feinsinnige Erklärung ableiten können. Nein, sie umfasste die ganze Welt und vernichtete das Leben aller Menschen gleichermaßen … Sie ließ nicht einmal die Inseln unangetastet, sie wütete in Höhlen und Bergen, mit einem Wort überall, wo Menschen lebten …

… Ich kann nicht sagen, ob die unterschiedliche Erscheinungsform der Symptome auf die Unterschiedlichkeit der von ihr befallenen Körper zurückzuführen ist oder auf den Willen des Einen, der die Krankheit in diese Welt brachte.

Prokop, Geschichte der Kriege

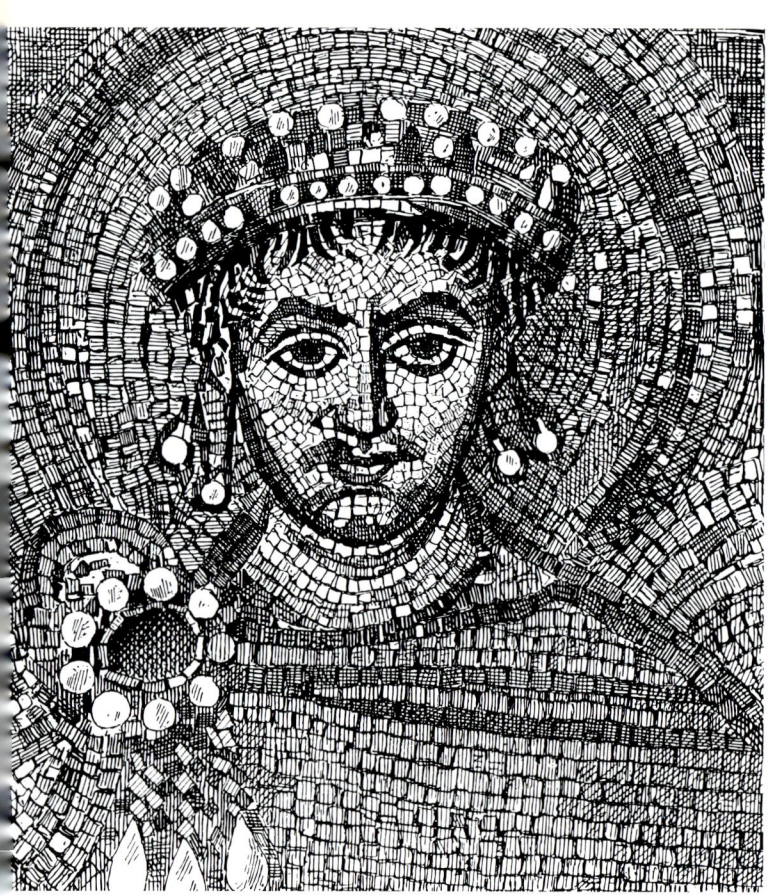

Der byzantinische Kaiser Justinian

Rache zum Spottpreis

Gott konnte sich an einer ganzen Gesellschaft rächen, ja selbst an der ganzen Welt, aber er konnte auch einzelne Menschen oder Gruppierungen zermalmen. Nach Flutkatastrophen waren Seuchen das bevorzugte göttliche Strafinstrument. Das Alte Testament berichtet von den zehn ägyptischen Plagen, die Gott höchstpersönlich schickte. Zu ihnen gehörten die Beulenpest, die jedoch nur das Vieh befiel, und die Blattern. Darunter versteht man heutzutage meist Hämorrhoiden oder andere geschwürige Veränderungen.

Der erste nachweisbare Ausbruch der Beulenpest scheint die Justinianische Pest zu sein, die Europa 541–542 befiel. Sie kam aus Ägypten nach Konstantinopel (das heutige Istanbul) und tötete dort auf dem Höhepunkt ihres Wütens 10 000 Menschen pro Tag. Der zeitgenössische Chronist Prokop schrieb, die Toten hätten unbegraben in den Straßen gelegen. Im Jahr 600 hatte die Pest etwa die Hälfte der europäischen Bevölkerung ausgelöscht. Man macht sie für das sogenannte dunkle Zeitalter verantwortlich, als Europa einige Jahrhunderte lang keine intellektuellen und kulturellen Fortschritte mehr verzeichnete. Da die Ärzte unfähig schienen, der Plage Herr zu werden, suchten viele Menschen Trost in der Religion.

Als die Pest Mitte des 14. Jahrhunderts nach Europa zurückkehrte, sahen die Christen darin eine Art Sintflut, mit der der Allmächtige die Welt von Sündern reinigen und die Menschheit für ihre Fehler bestrafen wollte. Giovanni Boccaccio schreibt 1348 über den Schwarzen Tod:

 Dann kam … eine tödliche Pestilenz … entweder wegen des Wirkens der Himmelskörper oder weil der Zorn Gottes die gerechte Strafe für unser schändliches Treiben schickte … »

Während dieser und späterer Pestepidemien fingen die Menschen an, sich selbst zu geißeln und jene zu verfolgen, die sie für gottlos hielten. Denn sicher würde die Strafe enden, sobald man die Wurzel der Sünde beseitigt hätte. Juden und Muslime dienten als Sündenböcke, man gab ihnen die Schuld für

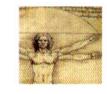

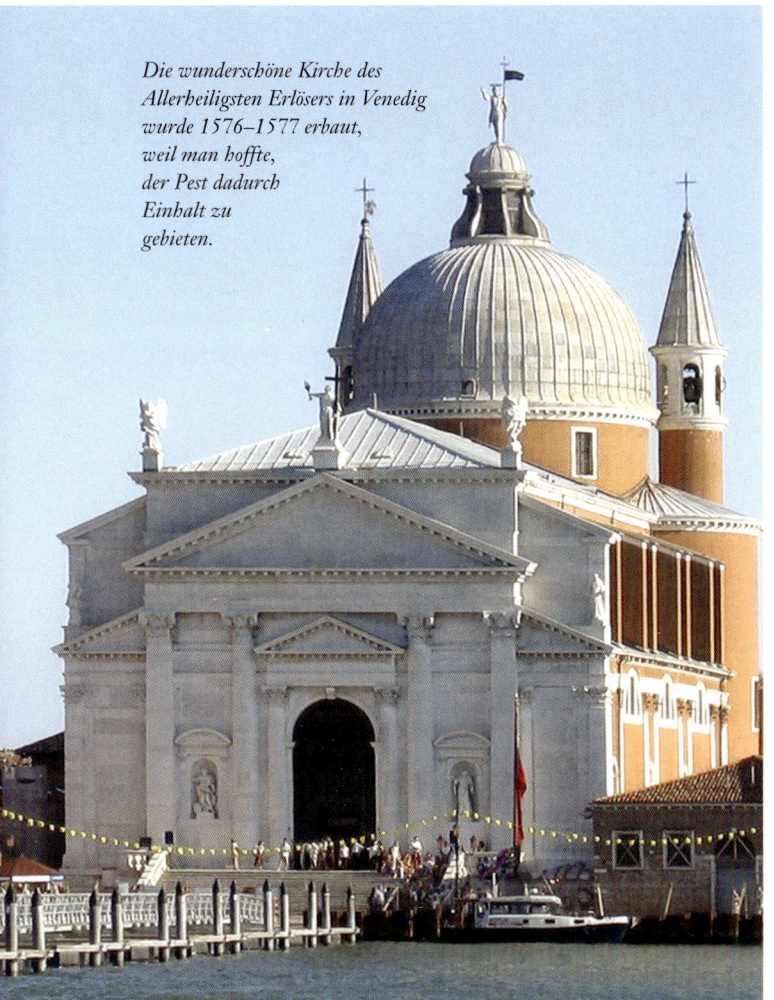

Die wunderschöne Kirche des Allerheiligsten Erlösers in Venedig wurde 1576–1577 erbaut, weil man hoffte, der Pest dadurch Einhalt zu gebieten.

den Ausbruch der Pest. In späteren Jahrhunderten errichtete man Kirchen für Gott, damit er die Pest von den Menschen nähme. Als Venedig 1576 einen besonders heftigen Ausbruch erlitt, ging der Doge einen Deal mit Gott ein – die Stadt würde die Kirche des Allerheiligsten Erlösers bauen, wenn Gott die Pest beenden würde. Gott ging nicht sofort auf den Kuhhandel ein: Neun Monate vergingen, innerhalb derer 50 000 Menschen starben. Dann war die Pest vorüber. Noch heute gedenken die Menschen am dritten Sonntag im Juli dieses Ausbruchs.

SEUCHEN UND SPIELE

Die Oberammergauer Passionsspiele, die alle zehn Jahre in Süddeutschland aufgeführt werden, sollen ebenfalls an die Errettung vor der Pest erinnern. 1633 wurde Oberammergau von der Pest befallen und die Menschen gelobten, alle zehn Jahre die Passion Christi aufzuführen, wenn Gott sie verschonen würde. Das schien zu funktionieren, jedenfalls sank die Zahl der Todesfälle von 20 im März auf nur noch einen im Juli. Allerdings grassierte die Pest dort nie im selben Ausmaß wie an anderen Orten. Heute darf sich das Städtchen bei den Spielen über ein sicheres Einkommen aus dem Tourismus freuen.

DIE RACHE GOTTES IN MENSCHENHAND

Wenn die Menschheit von unerklärlicher Gefahr bedroht wird, ist ihre erste Reaktion gewöhnlich, einen Sündenbock zu suchen. Die Pest ist da keine Ausnahme. Der erste schriftliche Beleg hierfür stammt aus Kaffa. Dort schleuderten die Tartaren, die 1346 die Stadt belagerten, ihre Pestopfer über die Stadtmauern, um so die Bewohner anzustecken. Auch die Japaner wussten sich des Pesterregers zu bedienen: Sie warfen im 2. Weltkrieg Porzellangefäße mit von Pest infizierten Fliegen über chinesischen Städten ab und verursachten so Tausende Tote. Die Armee der Vereinigten Staaten soll im 2. Weltkrieg eine Biowaffe mit dem Pesterreger fabriziert haben und die UdSSR hat in Biowaffenlaboren in Obolensk und Nowosibirsk einen extrem virulenten, weil antibiotikaresistenten Pesterreger hergestellt.

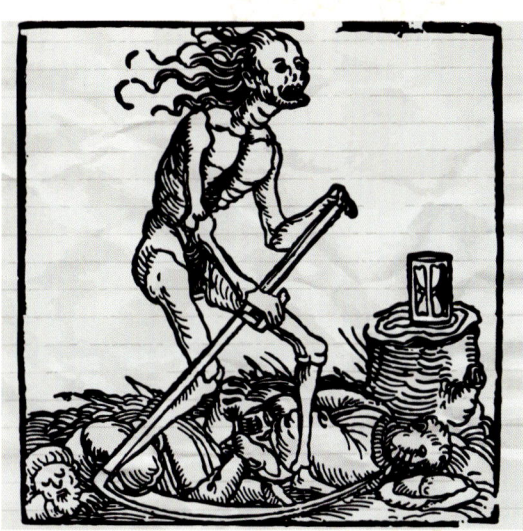

Der Schnitter Tod, wie er im 14. Jahrhundert seine Opfer niedermäht.

„SCHLECHTE LUFT"

Auch wenn das Volk im Mittelalter glaubte, dass Seuchen wie die Pest Gottes Werk waren, suchten die Ärzte doch von Anfang an nach einer etwas wissenschaftlicheren Erklärung. Die musste ja Gottes Hand nicht ausschließen. Man untersuchte einfach nur, welcher Mittel sich Gott bediente. Denn selbst wenn Gott Seuchen schickte, schien er doch für individuelle Erkrankungen nicht verantwortlich zu sein. Diese gingen auf alltäglichere Ursachen zurück, welche der Mensch mehr oder weniger unter Kontrolle hatte.

Eine frühe Erklärung war, dass dem Körper irgendwie sein Gleichgewicht verloren gegangen war. Körperbilder, bei denen es um irgendeine Form von Balance geht, sind gewöhnlich ganzheitlich und suchen die Ursachen der Krankheit im Körperinneren. Vor diesem Hintergrund ist der Körper selbst für die Erkrankung verantwortlich und kann nur geheilt werden, wenn das Gleichgewicht wiederhergestellt wird. Einige Aspekte moderner Medizin lassen sich mit diesem Körper- und Krankheitsbild vereinbaren: So kann ein biochemisches Ungleichgewicht Erkrankungen mit ausschließlich innerlicher

Ursache hervorrufen, die geheilt werden können, indem man die chemische Dysbalance im Körper beseitigt. Als erste äußerliche Krankheitsursachen wurden – neben göttlichem Einfluss – die *Miasmen* ausgemacht, was man mit „schlechter Luft" übersetzen könnte.

Die Miasmenlehre lässt sich auf Hippokrates von Kos zurückführen, der meinte, dass Hitze bei Pflanzen zu Fäulnis führe, die wiederum giftige Dämpfe oder Miasmen produziere. Diese führten zu schrecklichen Fiebern. Solche Fieber wurden später in Italien als Malaria bezeichnet, italienisch „*mal'aria*" – schlechte Luft. Lange Zeit führte man die Malaria tatsächlich auf die schlechte Luft in Sumpfgebieten zurück, in denen sie gehäuft auftrat. Auch für andere Tropenkrankheiten machte man die schlechte Luft verantwortlich. Die Maßnahmen gegen die Seuchen des Mittelalters zielten durchweg darauf ab, die schlechte Luft zu reinigen, sie durch gute zu ersetzen oder ihr überhaupt ganz aus dem Weg zu gehen. Die Menschen ließen die Fenster offen, um frische Luft hereinzulassen, und schlossen sie, wenn die Luft draußen sich erwärmte. Man verbrannte duftende Hölzer und Weihrauch und trug Sträußchen mit duftenden Blumen mit sich herum oder auch Knoblauch bzw. Zwiebeln, die die giftige Luft vertreiben sollten. Die Pestärzte trugen lange Schnabelmasken, die mit stark duftenden Kräutern gefüllt waren. Diese sollten sie vor den Miasmen der Pest schützen und den Geruch des verfaulenden Fleisches überdecken.

Die Miasmentheorie beherrschte Europa vom 18. bis ins ausgehende 19. Jahrhundert. Noch 1854 berichtete die *Times*, dass der Bau neuer Abwässerkanäle …

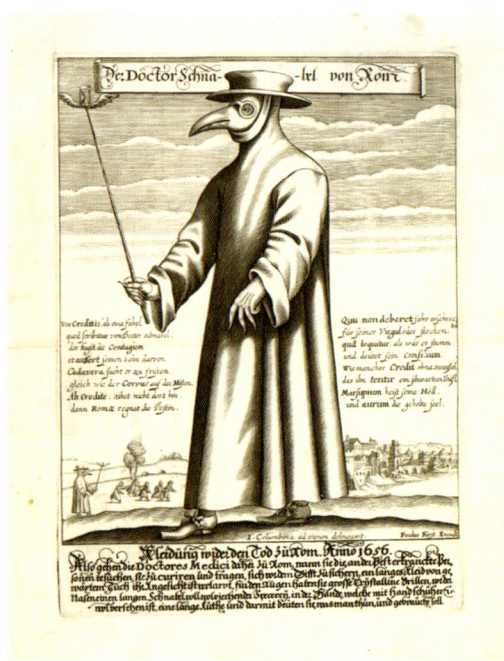

Die Pestärzte im neuzeitlichen Europa sahen in ihrer Schutzkleidung schon erschreckend genug aus.

» … die Erde aufgestört hat, die mit den Überresten der Toten von der großen Pest [von 1656] gesättigt war … eine tödliche miasmatische Luft hat sich monatelang ausgebreitet … und die Gegend vergiftet, sodass es zum Ausbruch der Cholera kam. «

Dass man zuerst die Pest und später die Cholera auf Miasmen zurückführte, verhinderte die Entwicklung von Maßnahmen zum Schutze der öffentlichen Gesundheit, die vielleicht die Seuchen hätten eindämmen können. Als besonders schädlich stellte sich dies im Falle der Cholera-Epidemie in London

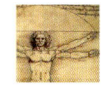

DER ENGEL DES TODES

Im Zehnten Jahresbericht des Obersten Standesbeamten von London beschreibt William Farr 1847 die stinkende Luft von London:

Dieser krankmachende Nebel, der aus der Kehle von zwei Millionen Menschen aufsteigt, aus offenen Abwasserkanälen und dem Bett der Cholera ... Er trägt das Fieber auf seinen Flügeln. Wie der Engel des Todes schwebte er jahrhundertelang über London. Doch er könnte vom Gesetzgeber hinweggefegt werden ...

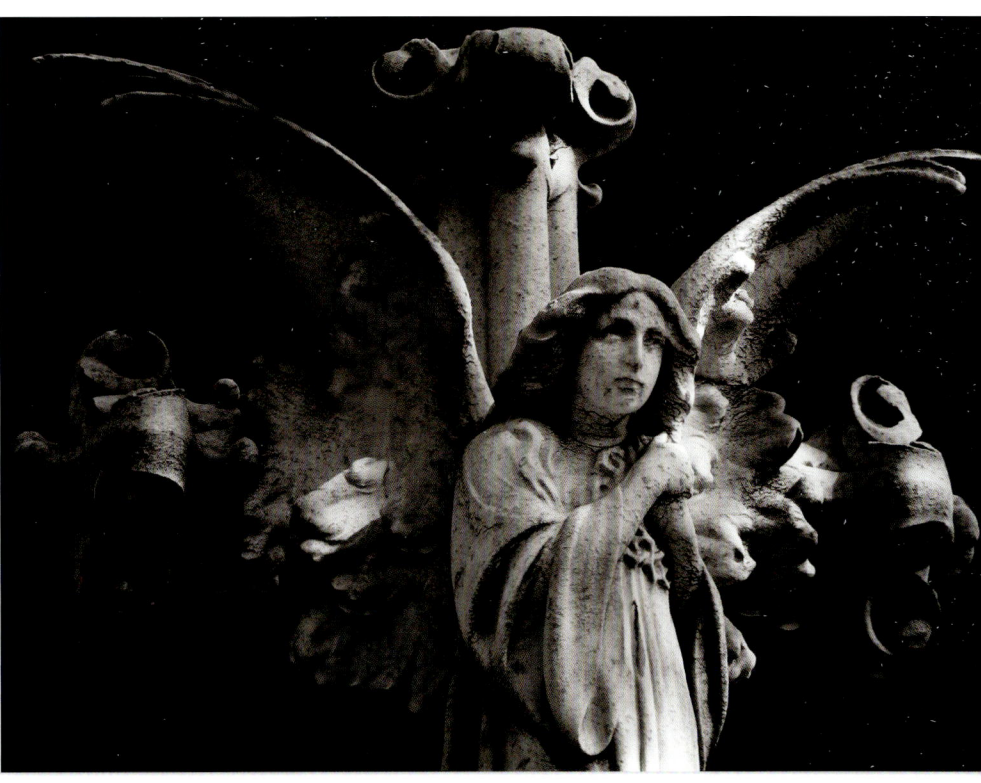

Mitte des 19. Jahrhunderts heraus. Dort widersetzten die Miasma-Gläubigen sich den Maßnahmen des Arztes John Snow, der die Theorie vertrat, der eigentlich Verantwortliche sei das verunreinigte Wasser der Stadt. Hätte man auf ihn gehört, wären viele Menschen nicht gestorben.

Natürlich kann „schlechte Luft" sich tatsächlich als tödlich erweisen. Dies gilt vor allem für den Smog im London des 19. Jahrhunderts und im heutigen China. Die Luft ist dabei mit schädlichen Stoffen belastet, die zahllose Lungenprobleme verursacht. So sucht man die Ursache für verschiedene Krankheiten wie Asthma oder Leukämie heute auch in der Verunreinigung der Luft durch Fabriken, in den Pestiziden, mit denen man unsere Felder besprüht, und – zu Recht oder zu Unrecht – in der elektromagnetischen Strahlung der Telekommunikationsgeräte. Auch der radioaktive Fallout nach der Reaktorkatastrophe 1986 in Tschernobyl, der alle betraf, die in Windrichtung lebten, würde unseren Vorfahren vermutlich als miasmatisch „schlechte Luft" erscheinen. Heute unterscheiden wir zwischen verschiedenen Formen schlechter Luft. Sie kann giftige Chemikalien, radioaktive Strahlung oder Mikroorganismen mit sich führen – jene Krankheitserreger, die sich am längsten der Entdeckung entzogen haben.

 KRANKHEITS-ERREGER

Die Menschheit weiß seit Jahrtausenden, dass manche Krankheiten übertragbar sind und andere nicht. Babylonische Tontafeln von 1700 v. Chr. belegen, dass man manche Hautkrankheiten als ansteckend bzw. nicht ansteckend erkannt hatte. Allerdings hatten die Babylonier für den Unterschied keine Erklärung.

Die Vorstellung, dass Krankheiten von äußeren Erregern ausgelöst werden, die nichts mit göttlichen Mächten zu tun haben, entstand vor gut 2000 Jahren. Doch damals gab es keine Möglichkeit, diese Hypothese wissenschaftlich zu erhärten. Seit dieser Zeit haben wir viele Krankheitserreger entdeckt, die mit bloßem Auge nicht sichtbar sind, aber auch größere wie zum Beispiel Parasiten. Dass in manchen Fällen Tiere als Überträger wirken, ist ebenfalls eine neuere Erkenntnis.

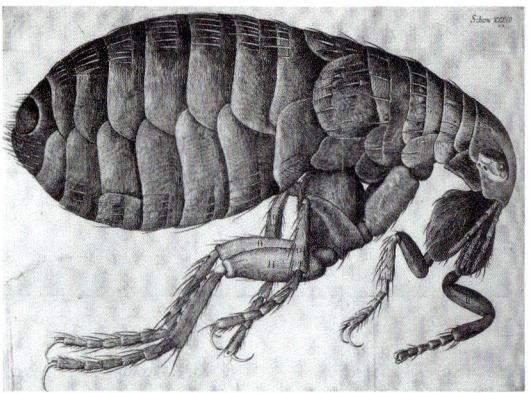

*Ein Floh kann viele Krankheiten übertragen,
unter anderem die Pest.*

Die Keimtheorie

Viele Krankheiten werden durch Mikroorganismen ausgelöst, die man erst erkennen konnte, als das Mikroskop erfunden war. Doch es gab schon früher die Vermutung, an Krankheiten sei mehr dran als mit dem bloßen Auge erkennbar. So behauptet schon der römische Schriftsteller Marcus Terentius Varro 36 v. Chr. in seinem Traktat *Über die Landwirtschaft:*

 ... es gibt winzige Kreaturen, die das Auge nicht sieht und die in der Luft schweben. Sie treten durch Mund und Nase in den Körper ein und verursachen schwerwiegende Erkrankungen. »

Leider hatte auch Varro keine Möglichkeit, seine Theorie zu überprüfen.

Andere Mediziner bemerkten, dass Menschen erkrankten, wenn sie Kranke versorgten oder mit ihnen zusammenlebten. Man registrierte aber auch, dass dies nicht zwangsläufig der Fall war. Galen (129–ca. 216) und seine Schüler schlossen daraus, dass das mangelnde Gleichgewicht der vier Säfte eine Erkrankung förderte. Diese Erklärung passte in das vorherrschende Krankheitsmodell, das ergänzt wurde von der Miasmenlehre. Scheinbar durch

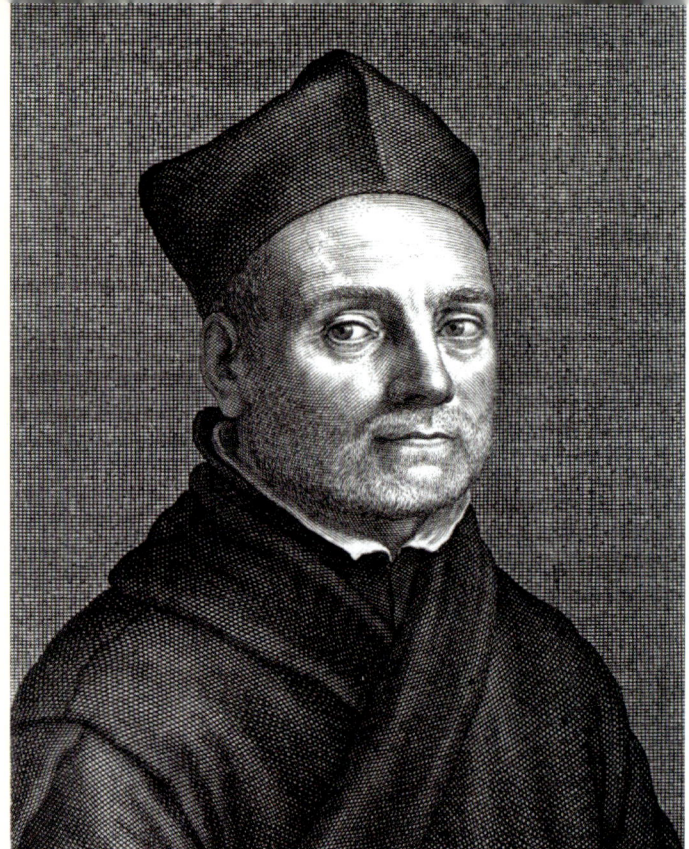

ATHANASIUS KIRCHER (1602–1680)

Der deutsche Jesuit und Universalgelehrte Athanasius Kircher kam in Geisa in der Rhön zur Welt. Er studierte in Paderborn, musste jedoch das Studium abbrechen, weil die Protestanten gegen die Stadt vorrückten. Kircher floh nach Köln. Später ging er nach Rom, wo ihm ein unglaublicher Erfolg als Geologe, Sprachforscher und Mathematiker beschieden war. Er hörte nie auf, sich mit Medizin, Physik und später auch Ägyptologie zu beschäftigen. Insofern war er ein echter Renaissancemensch, der sich bemühte, das Wissen seiner Zeit aufzunehmen und zu vervollständigen.

Er gilt als Begründer der Ägyptologie, auch wenn seine diesbezüglichen Thesen sich meist als falsch herausstellten. Man beauftragte ihn, Rom mit Obelisken zu schmücken, und Kircher fügte auf den importierten Steinsäulen so manch eigene Hieroglyphe hinzu, was spätere Gelehrte verwirrte. Als er 1638 nach Neapel reiste, ließ er sich in den Krater des Vesuv hinab, der kurz vor dem Ausbruch stand. Bei anderer Gelegenheit stellte er die These auf, Ebbe und Flut würden von den Bewegungen eines gewaltigen unterirdischen Ozeans angetrieben und die Erde hätte einen feurigen Kern. Er sammelte Fossilien und erkannte in ihnen die Überreste von Tieren, die zu Stein geworden waren. Außerdem erfand er das Megafon. Auch in der Medizin leistete er Bahnbrechendes: Er untersuchte das Blut von Pestopfern mit dem Mikroskop und erkannte kleine *animalculi* (Tierchen) darin, die er für die Erkrankung verantwortlich machte. Man nimmt heute eher an, er habe die Blutkörperchen gesehen. In der Folge trat er für strenge Quarantäne für Pestopfer ein, ließ die Kleidung Erkrankter verbrennen und verordnete den behandelnden Ärzten die berühmte Schnabelmaske.

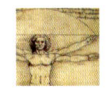

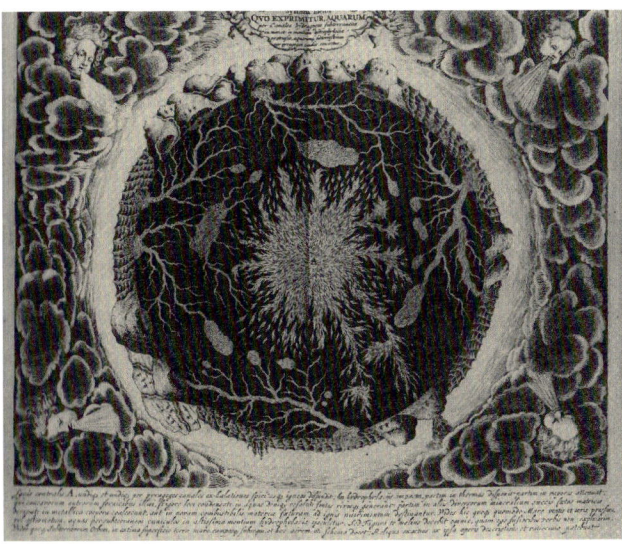

Kirchers Modell der Erde mit dem feurigen Kern. Heute weiß man, dass im Erdinneren Temperaturen bis zu 7000 Grad Celsius herrschen.

Miasmen übertragene Krankheiten konnten sich nur bei jenen Menschen festsetzen, die ein Ungleichgewicht der Säfte aufwiesen.

Gut 1000 Jahre nach Varro vertraten arabische Gelehrte die Auffassung, dass Krankheiten von einem Menschen auf den anderen übertragen werden konnten. Leider war diese Vorstellung unvereinbar mit dem islamischen Glauben. Der Koran lehrte, dass alle Krankheit von Gott käme. Andererseits hatte Mohammed seinen Anhängern befohlen, „die Lepra zu fliehen wie einen Löwen." Dies ließ darauf schließen, dass er Krankheiten letztlich doch für vermeidbar hielt. Ibn Qutaiba schloss im 9. Jahrhundert, dass Epidemien von Gott gesandt und damit unausweichlich waren, einzelne Krankheiten aber unterlägen der Übertragung. Dies bedeutete, dass sich die Ansteckung vermeiden ließ. Um 1020 versuchte Avicenna, der Übertragung entgegenzuwirken, indem er Quarantäne verordnete. Kranke sollten von den Gesunden getrennt werden. Und er nannte neun Krankheiten, die er für ansteckend hielt. Während der Pest-Pandemie im 14. Jahrhundert traten zwei arabische Ärzte – Ibn Khatima und Ibn al-Khatib – mit der These hervor, dass ein „ansteckendes Gebilde" in den Körper eindrang und die Krankheit auslöste. Eine etwas genauere Formulierung der Keimtheorie legte im 15. Jahrhundert Girolamo Fracastoro vor, der als Erster die Syphilis beschrieb und ihr ihren Namen gab. In seiner 1546 veröffentlichten Abhandlung

De contagionibus et contagiosis morbis et earum curatione (Von der Ansteckung und den ansteckenden Krankheiten sowie ihrer Heilung) ging er davon aus, dass Epidemien von lebenden Wesen verursacht würden, die zu klein waren, um mit dem Auge wahrgenommen werden zu können. Diese Wesen würden u. a. durch Berührung übertragen. Fracastoro hielt sowohl die Pest als auch die Pocken für ansteckende Krankheiten, machte für den Verlauf der Epidemie jedoch die Sterne verantwortlich.

Eine wimmelnde Menge

Die Erfindung des Mikroskops Ende des 15. Jahrhunderts eröffnete dem menschlichen Auge eine neue Welt. Leeuwenhoek und Hook führten die wissenschaftliche Welt ein ins Universum des winzig Kleinen. Beide jedoch gingen nicht davon aus, dass die von ihnen entdeckten *animalculi* (Tierchen) für den Ausbruch von Krankheiten verantwortlich sein könnten. Einer der Ersten, der diese Verbindung herstellte, war der deutsche Jesuit Athanasius Kircher, der 1646 das Blut von Pestopfern mit dem Mikroskop untersuchte. Dabei sah er wurmartige Gebilde, die er für die Krankheit verantwortlich machte.

ENTDECKUNG DES ERSTEN BAKTERIUMS

Casimir Davaine (1812–1882) zeigte als Erster, dass der Milzbranderreger direkt von einer Kuh auf eine andere übertragen wurde. Robert Koch isolierte daraufhin das Bakterium aus Blutproben und züchtete es auf Kulturen nach. Koch zeigte, dass das Virus außerhalb des Wirts nur wenige Stunden überlebte, dass die von ihm produzierten Sporen jedoch lange im Boden überlebten und die Krankheit jederzeit wieder auslösen konnten. So fand sich nun auch eine Erklärung für scheinbar „spontane" Ausbrüche bei gesunden Schafs- oder Rinderherden.

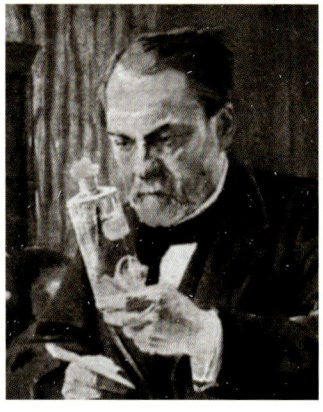

LOUIS PASTEUR (1822–1895)

Pasteur war Sohn eines Gerbers aus dem Jura und studierte an der École Normale in Paris Chemie. Später wurde er als Professor an die Universität Lille berufen. Dort wurde anwendungsbezogene Forschung für die lokale Industrie betrieben. Persönlich interessierte Pasteur sich am meisten für den Gärungsprozess. Er konnte experimentell nachweisen, dass die Idee von der Urzeugung, die damit verbunden war, falsch war. Pasteur zeigte, dass die Fermentationsprozesse in Nahrung und Flüssigkeiten auf das Wirken von Bakterien zurückgingen, die man wiederum durch Erhitzen abtöten konnte. Pasteur war überzeugt, dass auch Krankheiten von Mikroorganismen hervorgerufen würden. Er bewies seine Theorie, indem er Parasiten an Seidenwürmern vernichtete, die die gesamte französische Seidenindustrie zu vernichten drohten. Dass eine Immunisierung gegen den Milzbrand-Erreger möglich war, zeigte er ebenfalls im Experiment. Er impfte eine Gruppe Schafe mit einer abgeschwächten Form des Virus, während eine Kontrollgruppe keine Immunisierung erhielt. Als er zwei Wochen später beiden Gruppen den virulenten Erreger verabreichte, starben die Tiere der ungeimpften Kontrollgruppe, während die geimpften am Leben blieben. 1888 gründete er das Institut Louis Pasteur in Paris, das sich noch heute mit der Forschung an Krankheitserregern beschäftigt. Pasteur selbst blieb dort Direktor bis zu seinem Tod 1895. Für ihn wurde Staatstrauer angeordnet und er wurde im Pantheon beigesetzt.

Doch selbst mit dieser Entdeckung gelang es noch nicht, die wirkmächtigen Erklärungsmodelle der vier Säfte und der Miasmen auszuhebeln. Dies blieb Louis Pasteur (1822–1895) vorbehalten, der die allseits beobachtete Ansteckung erstmals auf Mikroben zurückführte. In einer Reihe von Experimenten gelang es ihm zu zeigen, dass Zersetzungsprozesse, Infektionen und Fermentation von Bakterien ausgelöst wurden und dass die Einwirkung von Wärme diesen Prozessen Einhalt gebot. Er füllte Fleischbrühe in Gläser ab und versiegelte diese. Wenn er solch ein Gefäß erhitzte, ging die Brühe darin nicht kaputt, weil die darin enthaltenen Bakterien abgetötet worden waren. Kochte man die Brühe nicht ab oder ließ das Glas offen (sodass weitere Mikroben sich darin ansiedeln konnten), machte sich Fäulnis breit. Pasteur rettete die französischen Weinbauern, die damit zu kämpfen hatten, dass der Wein im Fass häufig sauer wurde. Durch eine kurzzeitige Pasteurisierung (heute nicht mehr üblich) konnte dies verhindert werden. Die französische Regierung ernannte ihn daher zum Nationalhelden.

Pasteur machte wichtige Entdeckungen in der Medizin, bleib dabei aber recht allgemein: Nicht näher bekannte Mikroben waren für Krankheiten verantwortlich. Erst Robert Koch (1843–1910)

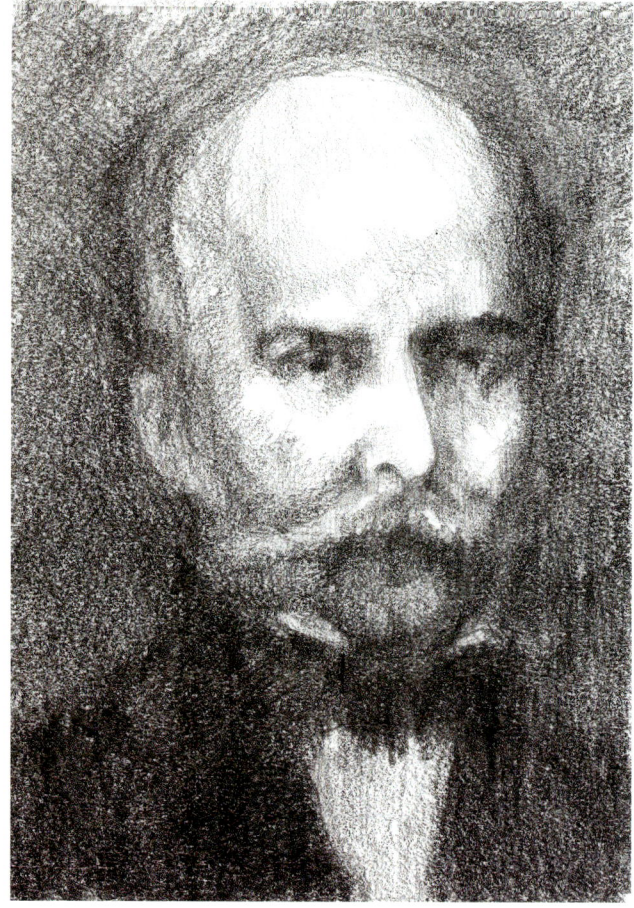

Ignaz Semmelweis hätte die Welt verändern können, stieß jedoch in Wien auf wenig Begeisterung.

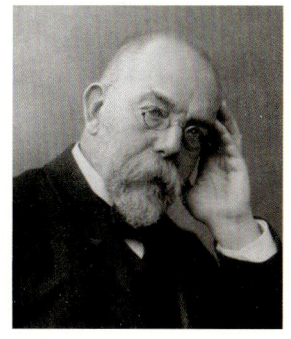

ROBERT KOCHS THESEN

Robert Koch stellte Kriterien für mikrobiell verursachte Krankheiten auf. Damit man sicher sagen kann, ob ein Mikroorganismus eine Krankheit auslöst, muss dieser

▪ in allen erkrankten Organismen gefunden werden;

▪ in einer Zellkultur gezogen werden können;

▪ die Krankheit auslösen, wenn er von der Kultur auf ein lebendes Wesen übertragen wird;

▪ von einem damit infizierten Tier entnommen werden und erneut in einer Zellkultur gezogen werden können.

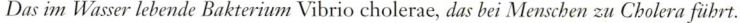

Das im Wasser lebende Bakterium Vibrio cholerae, *das bei Menschen zu Cholera führt.*

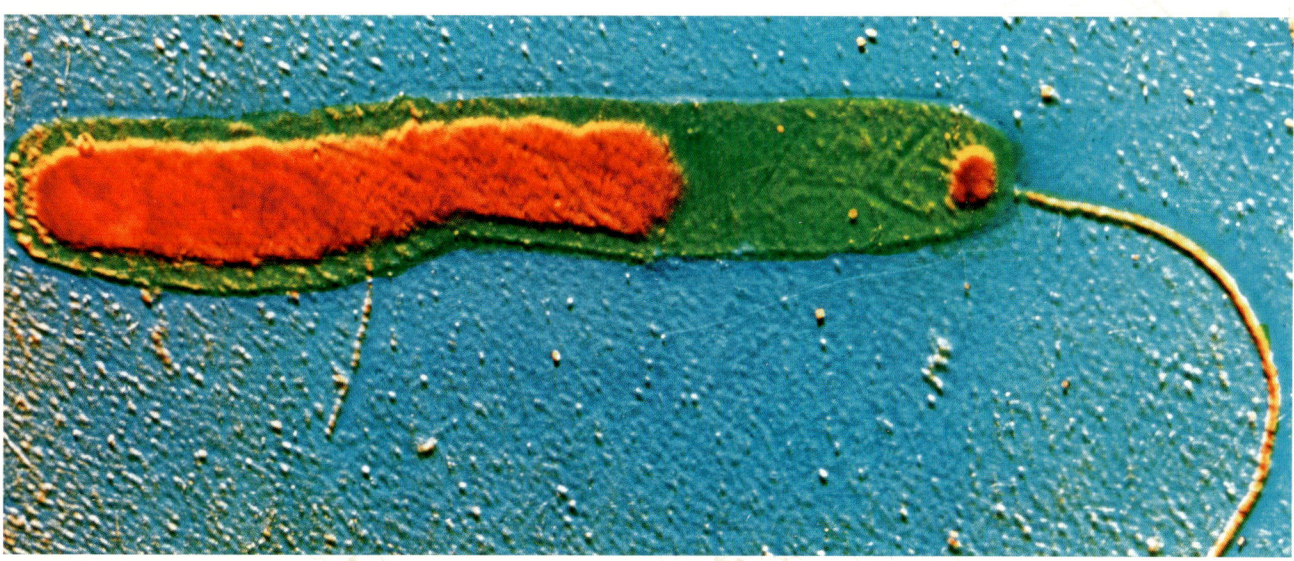

gelang der Nachweis, dass jede Krankheit von einem bestimmten Mikroorganismus verursacht wird. 1876 identifizierte er das Bakterium, das für den Milzbrand verantwortlich ist, später die Erreger der Tuberkulose und der Cholera. Tatsächlich war es dem Italiener Filippo Pacini 1854 gelungen, den Cholera-Erreger zu isolieren, doch seine Entdeckung hatte sich gegen die herrschende Miasmentheorie nicht durchgesetzt. 1965 erhielt er posthum die entsprechende Anerkennung, indem man den Cholera-Erreger *Vibrio cholerae Pacini* 1854 taufte.

Der Sieg über die Keime

Schon vor den bahnbrechenden Arbeiten von Pasteur und Koch hatten Mediziner die Verbindung zwischen Mikroben und Infektion erkannt und Gegenmaßnahmen ersonnen. Ignaz Semmelweis arbeitete 1848 in der Geburtshilfeabteilung des Allgemeinen Krankenhauses in Wien und musste feststellen, dass bei den von Ärzten entbundenen Müttern das Kindbettfieber viel mehr Opfer forderte als bei den von Hebammen entbundenen Frauen. Ihm fiel auf, dass die Ärzte häufig gerade von einer Autopsie kamen, bevor sie in den Kreißsaal gingen, und nahm an, dass dies der Grund für die hohe Kindbettsterblichkeit war. Also ordnete er an, dass sich Ärzte vor jeder Entbindung die Hände mit Chlorlösung (Chlorkalk) desinfizieren

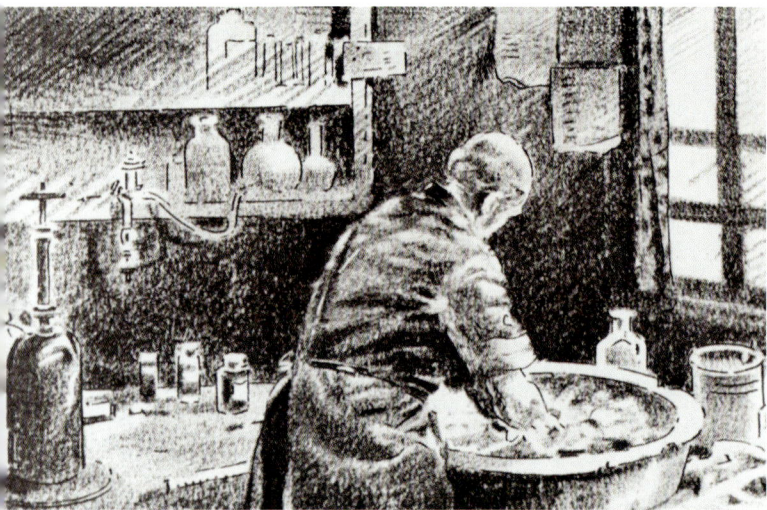

Semmelweis, der Erfinder der operativen Hygiene: Er wäscht sich vor dem Eingriff die Hände. Bedauerlicherweise verlachte man ihn deshalb.

sollten. Daraufhin sank die Todesrate auf einen Wert ab, wie ihn auch die Hebammen hatten. Dass Ärzte Krankheiten verbreiten konnten, betrachtete die Wiener Ärzteschaft jedoch als Angriff auf ihr Renommee. So wurde Semmelweis' intelligente Methode nur in seinem eigenen Krankenhaus angewandt. Eine Intrige soll zu seiner Einweisung in die Irrenanstalt geführt haben, wo Semmelweis als gebrochener Mann bald darauf starb. Eine spätere Obduktion entdeckte zahlreiche Knochenbrüche.

Der britische Chirurg Joseph Lister (1827–1912) war erfolgreicher, was die Einführung der antiseptischen Operation anging. 1869 begann er, während der Operation Karbolsäure versprühen zu lassen, und stellte fest, dass die Rate der postoperativen Infektionen damit dramatisch zurückging. Lister wusste, dass Karbolsäure u. a. dazu benutzt wurde, die Abwässerkanäle in Carlisle zu reinigen, und so

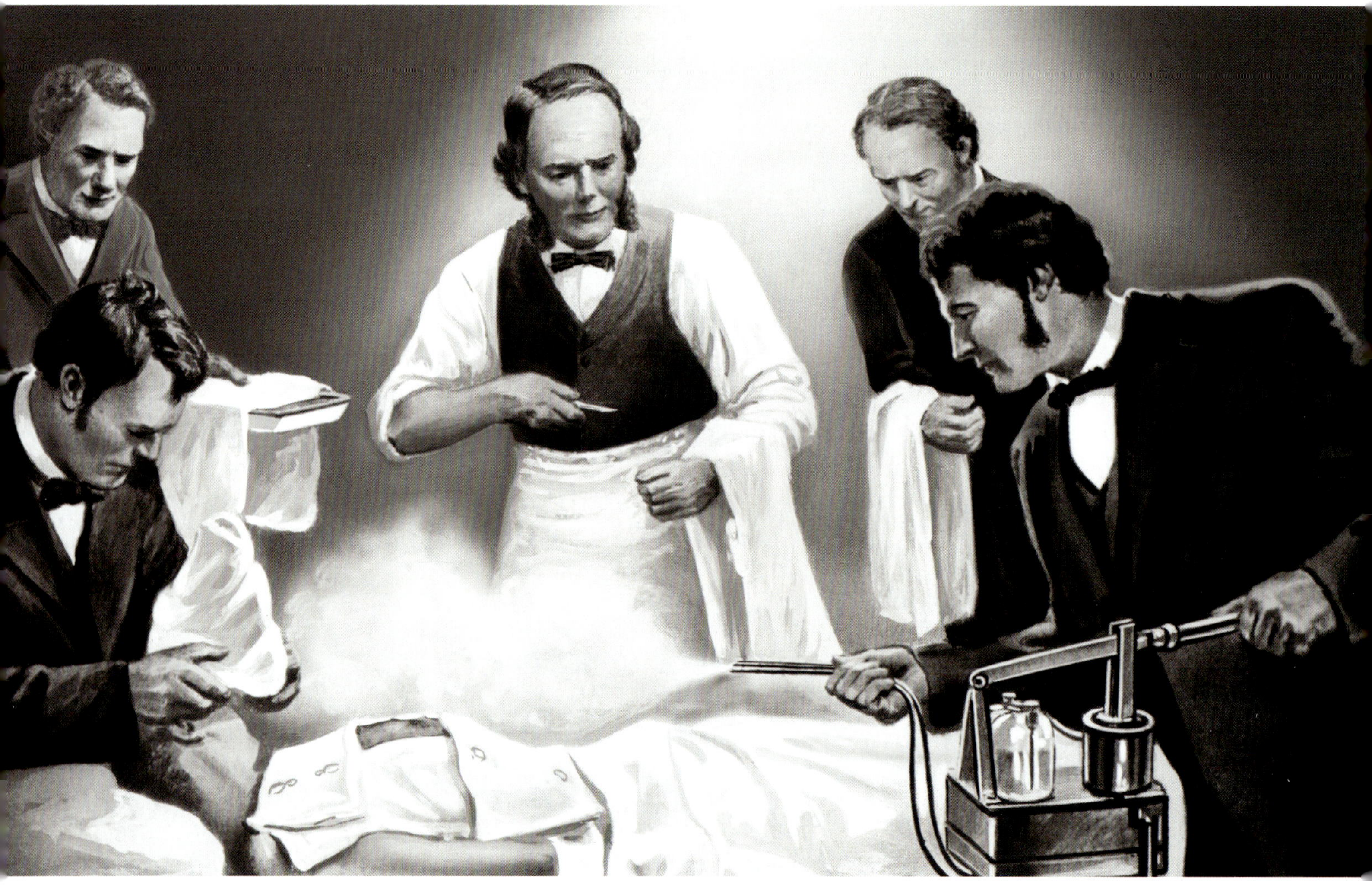

Listers Vernebelung von Karbolsäure über dem Operationstisch reduzierte das Auftreten postoperativer Infektionen bei seinen Patienten schlagartig.

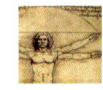

nahm er einfach an, dass sie auch im Operations-saal Mikroben töten würde. Zunächst trug er die Karbolsäure unverdünnt auf eine schwere Verletzung am Bein eines Jungen auf. Diese heilte ohne Infektion aus, das Bein musste also nicht amputiert werden. Dann begann Lister, die Karbolsäure mit einem entsprechenden Apparat vernebeln zu lassen. Auch Lister wurde ob seines Glaubens an „unsichtbare Keime" verspottet, doch die Senkung der postoperativen Infektionsraten von 50 auf 15 Prozent überzeugte schließlich auch die anderen Ärzte.

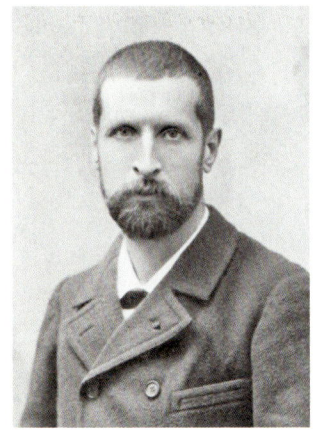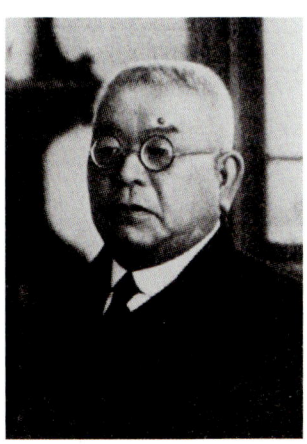

Alexandre Yersin (links) und Shabasaburo Kitasato (rechts) bemühten sich beide um die Isolierung des Pesterregers.

DER SCHWARZE TOD: NEUAUFLAGE

Es gab drei große Pest-Pandemien in der Geschichte der Menschheit: die Justinianische Pest um 541/542, den Schwarzen Tod von 1346–1353 und die dritte große Pest-Pandemie 1742, die von China ihren Ausgang nahm und sich um 1850 in Europa ausbreitete. Tatsächlich dauerte dieser Ausbruch jedoch bis 1959 und forderte in dieser Zeit gut 25 Millionen Opfer. Während dieser Pandemie aber gelang es, die Mechanismen aufzudecken, die zur Verbreitung der Krankheit führten, und die Erreger mit Antibiotika zu bekämpfen.

1894 erreichte der Erreger Hongkong. Zwei konkurrierende Ärzteteams versuchten damals, den Erreger zu identifizieren. Eines davon wurde von dem aus der Schweiz stammenden Arzt Alexandre Yersin geleitet, das andere von dem japanischen Wissenschaftler Shibasaburo Kitasato. Beide waren Schüler von Robert Koch. Yersin arbeitete in einer strohgedeckten Hütte, nur mit einem Mikroskop und einem Autoklaven ausgerüstet, während Kitasato ein glänzend ausgestattetes Krankenhauslabor zur Verfügung stand. Und doch war es Yersin, der den Pesterreger isolierte, den man heute *Yersinia pestis* nennt. Das lag unter anderem daran, dass er den Erzählungen der Menschen vor Ort Glauben schenkte, die ihn auf die Rolle der Ratten hinwiesen. Yersin wies nach, dass Ratten als Überträger fungieren konnten. Er vermutete auch einen Zusammenhang mit

Insekten, doch erst der französische Wissenschaftler Paul-Louis Simond entdeckte 1898, dass es die Flöhe sind, welche die Pest auf die Ratten übertragen. Die Britisch-Indische Kommission zur Erforschung der Pest befand allerdings, dass seine Belege „kaum der Berücksichtigung wert sind" und erklärte öffentlich, dass „Flöhe bei der Verbreitung der Pest keine nennenswerte Rolle spielen". In den nächsten 30 Jahren flackerte die Pest in Indien immer wieder auf und war am Ende für den Tod von 12,5 Millionen Menschen verantwortlich. 1914 konnten die britischen Forscher

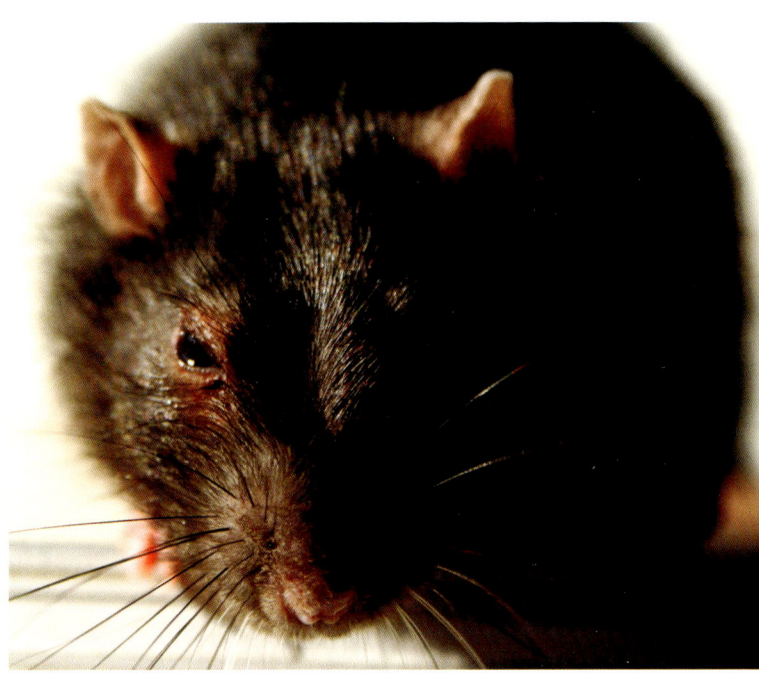

Die schwarze Ratte wird von Flöhen angesteckt, die das Bakterium Yersinia pestis *mit sich tragen, die Ratte ist also Zwischenwirt.*

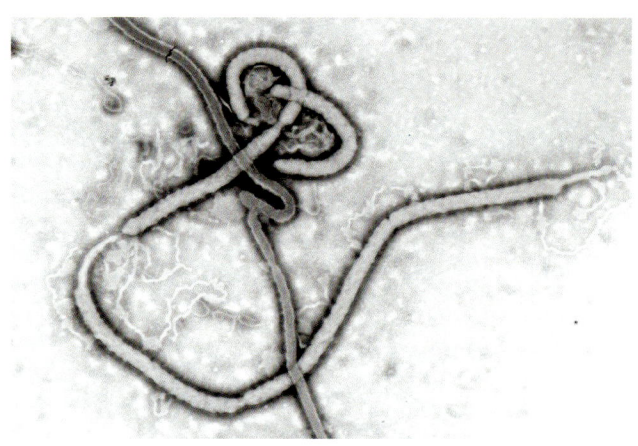

A. W. Bacot und C. J. Martin Simonds Theorie bestätigen. Sie zeigten, dass das Bakterium sich im Darmrohr der Insekten vermehrt. Der Bakterienklumpen verursacht eine Blockade. Wenn der Floh das nächste Mal Blut aus einem Menschen saugt, wird der Klumpen in die Blutbahn des Wirts ausgestoßen und die Infektion auf diese Weise ausgelöst.

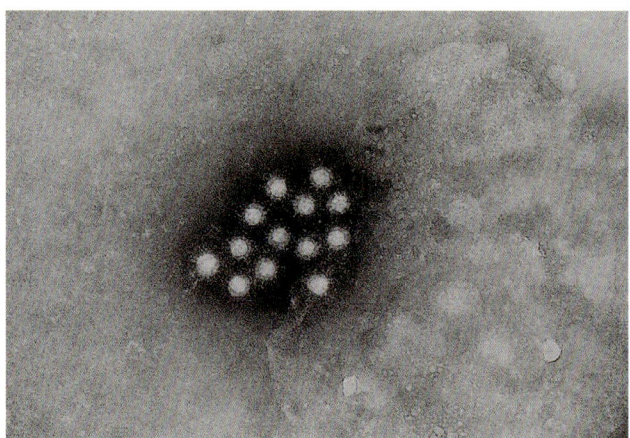

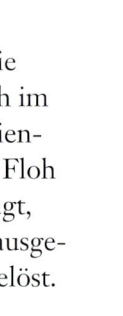 VIREN: NOCH KLEINERE ÜBELTÄTER

Bakterien sind schon mikroskopisch klein, Viren allerdings sind noch wesentlich kleiner. Sie stehen an der Grenze zwischen belebten und unbelebten Dingen. Im Grunde handelt es sich nur um verquere Proteine, aber sie sind für einige der tödlichsten Krankheiten überhaupt verantwortlich. Sie können nur innerhalb einer Wirtszelle leben und sich vermehren, daher können sie nicht wie zum Beispiel der Milzbranderreger irgendwo im Boden lauern und nach Jahren wieder zum Ausbruch der Krankheit beitragen. Sie brauchen vielmehr ein Reservoir – eine Population, in der sie latent vorkommen und lange Zeit, mitunter Jahrhunderte, keinerlei Schaden anrichten. Dieses Reservoir ist häufig eine Tierart.

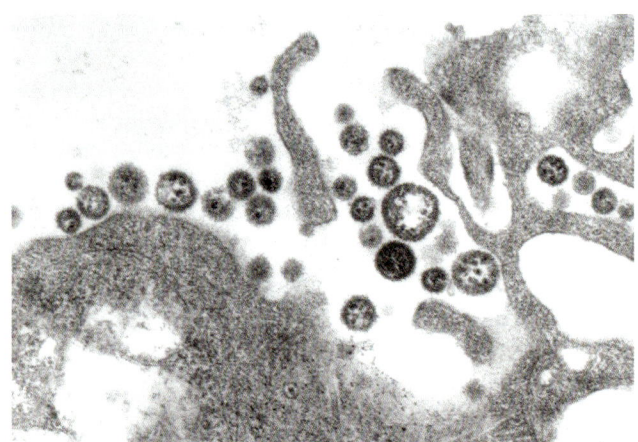

Der erste Hinweis auf die Existenz von Viren kam von Pasteur selbst. Er konnte kein Bakterium finden, das die Tollwut verursachte, und meinte daher, es könne einen noch kleineren Erreger geben, der selbst unter dem Mikroskop nicht sichtbar sei. (Nichtsdestotrotz gelang es Pasteur, einen Impfstoff gegen die Tollwut herzustellen.) Die Bestätigung für diese Theorie kam 1895. Der holländische Botaniker Martinus Beijerinck erforschte die Tabakmosaikkrankheit und entdeckte dabei, dass er den Saft einer befallenen Pflanze abnehmen und ihn durch bakteriendichte Porzellanfilter leiten konnte, ohne dass dieser seine Fähigkeit verlor, die Krankheit auf andere Pflanzen zu übertragen. Außerdem fand er heraus, dass der Saft weder durch Erhitzen noch durch chemische Behandlung seinen infektiösen Charakter verlor. Andererseits ließ sich der Erreger nicht in der Petrischale kultivieren. Trotzdem

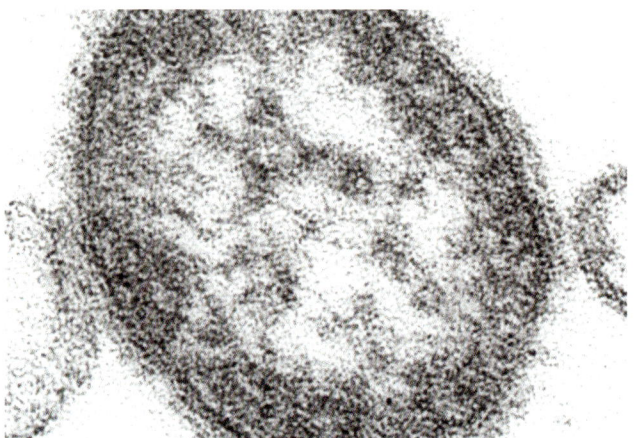

Krankheitserreger unter dem Mikroskop (von oben nach unten): Ebolafieber, Hepatitis A, Masern und Lassafieber.

konnte es sich nicht um ein anorganisches Gift handeln, weil der Erreger sich offensichtlich vermehren konnte. Der infizierte Saft konnte andere Pflanzen anstecken, die wiederum andere Pflanzen ansteckten. Beijerinck nannte diese neue Form eines Erregers „Virus", abgeleitet vom lateinischen Begriff für „Gift". 1898 veröffentlichte er seine Forschungsarbeiten. Im selben Jahr entdeckten Friedrich Löffler und Paul Frosch das Virus der Maul- und Klauenseuche. Das erste Virus, das Menschen befiel, wurde 1901 dingfest gemacht: das Gelbfiebervirus. Beijerinck identifizierte die Ursache für einige der tödlichsten Krankheiten wie Pocken, Tollwut, Kinderlähmung und AIDS. Doch erst als 1931 das Elektronenmikroskop erfunden wurde, konnte man Viren auch sehen.

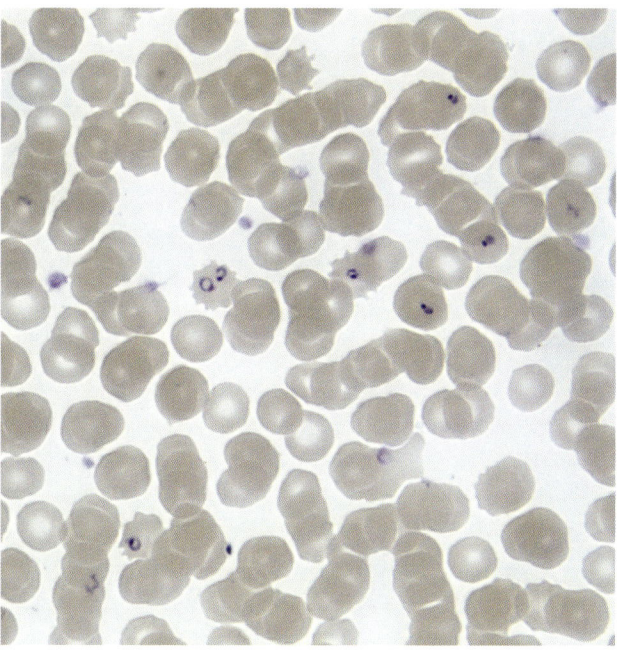

Plasmodien sind verantwortlich für die Malaria, die heute noch Jahr für Jahr eine Million Menschen tötet.

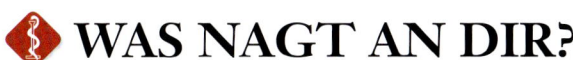 WAS NAGT AN DIR?

Einige Krankheiten haben hingegen Ursachen, die deutlich größer sind als Mikroben. Ein Parasit ist ein Organismus, der in oder auf einem anderen lebenden Wesen lebt. Beim Menschen können dies Bandwürmer sein, die bis zu mehrere Meter Länge erreichen, oder aber winzige Protozoen, die in den Blutzellen leben. Ein Bandwurm ist für das Auge sichtbar, wenn er ausgestoßen wird. Dies gilt auch

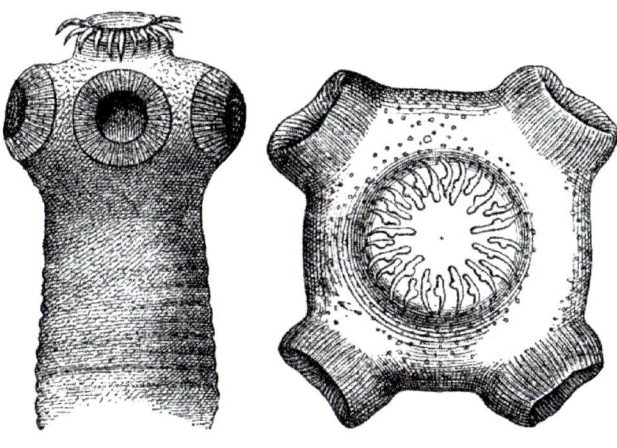

Der Schweinebandwurm hat vier Saugnäpfe am „Kopf", die deutlich erkennbar sind.

für andere Würmer bzw. Milben, die den Menschen befallen. Trotzdem wurden die entsprechenden Symptome in der Vergangenheit nicht immer auf den Parasiten zurückgeführt. Einige Mediziner haben andererseits Parasiten ausgemacht, wo gar keine waren. Es gab zum Beispiel Ärzte, die den Zahnschmerz auf einen „Zahnwurm" zurückführten. Viele ägyptische Hieroglyphen, die Krankheiten bezeichnen, tragen die Endung „Wurm", was darauf schließen lässt, dass man die Erkrankung auf einen Wurmbefall zurückführte.

Viele kluge Ärzte und Philosophen entdeckten durch Zufall, wie Krankheiten weitergegeben werden. In Indien beispielsweise wurde der Zusammenhang zwischen Ratten und Beulenpest relativ schnell erkannt, es dauerte nur eine Weile, bis man den Floh als eigentlichen Überträger identifizierte. In Europa führte man die Malaria auf die Miasmen der Sumpfgebiete zurück, in denen sie gehäuft auftrat. In Indien hingegen brachte man schon zu Lebzeiten des großen Arztes Sushruta im 6. Jahrhundert v. Chr. die Moskitos ins Spiel. Der Erste, der Parasiten mit Krankheiten in Verbindung brachte, war Avenzoar bzw. Ibn Zuhr (1091–1161) im maurisch besetzten Spanien des 12. Jahrhunderts. Avenzoar führte Sezierungen durch. So entdeckte er, dass die Krätze von Parasiten verursacht wurde.

DER PANAMAKANAL

Das Gelbfieber dezimierte die Soldaten während des spanisch-amerikanischen Kriegs auf Kuba (1898–1901). Auch das französische Projekt, Atlantik und Pazifik in der Meerenge von Panama durch einen Kanal zu verbinden, geriet im 19. Jahrhundert in Gefahr, weil die Arbeiter reihenweise an Gelbfieber und Malaria dahinstarben. Erst der kubanische Arzt Carlos Finlay entdeckte den Zusammenhang zwischen Gelbfieber und Moskitoplage, allerdings durch ein unethisches Experiment. Er ließ Stechmücken zunächst auf Gelbfieberkranke los, um dann mit ihrer Hilfe gesunde Arbeiter zu infizieren (die dann nicht mehr lange gesund blieben). Sodann versuchte die Gelbfieberkommission der US-Armee, der Moskitoplage Herr zu werden. Man legte die Sümpfe trocken, in denen die Stechmücken brüteten, schützte Schlafräume durch Netze, schnitt an Teichrändern das

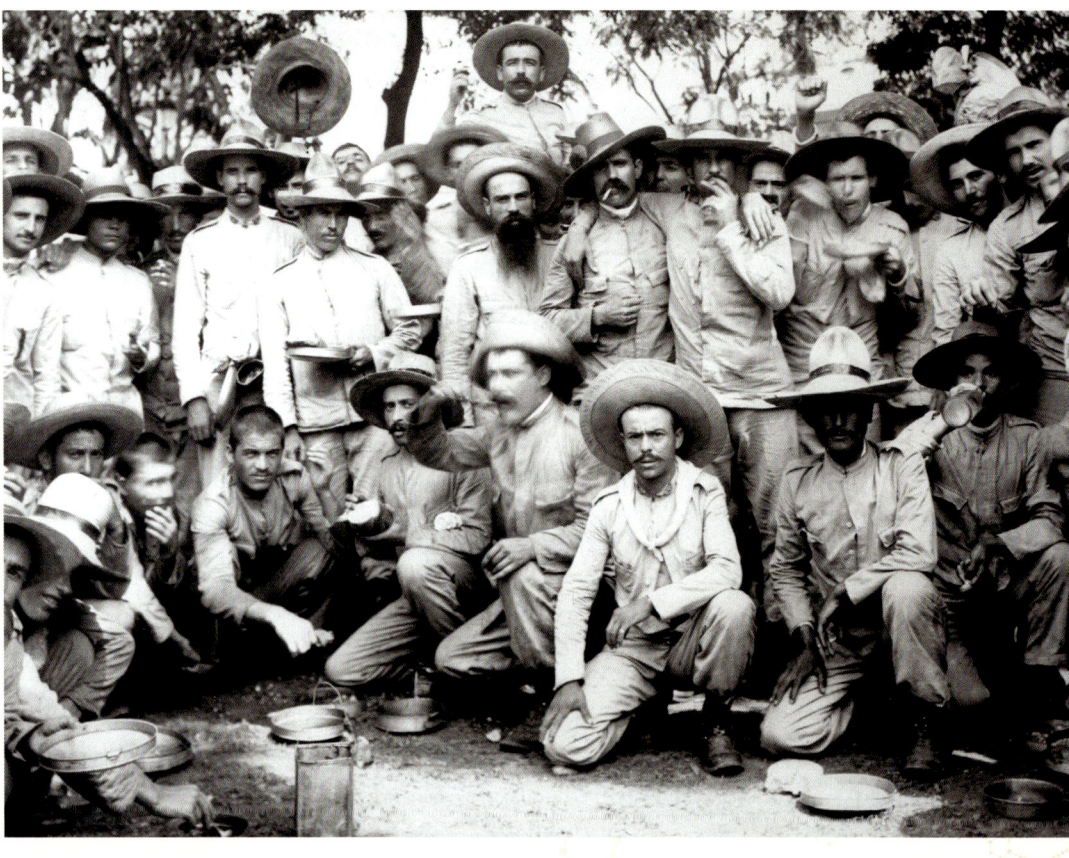

Gras zurück, übergoss sie mit Öl und zündete sie an, um die Mückenlarven abzutöten. Auf diese Weise wurde das Gelbfieber fast ganz ausgerottet und die Malaria erheblich verringert, sodass 1914 der Kanal fertiggestellt werden konnte.

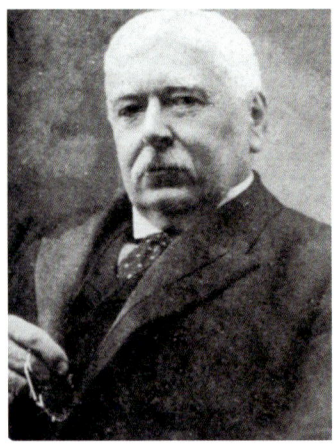

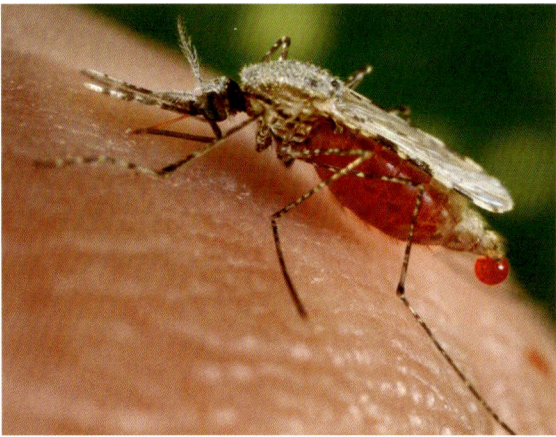

Steckmücken übertragen eine ganze Reihe von Krankheiten, darunter Malaria, Gelbfieber und Elephantiasis. Letztere wurde von Patrick Manson (links) erforscht.

Manche Parasiten sind mikroskopisch klein und bleiben im Körper verborgen. Zu Krankheiten führt dies, weil die Parasiten entweder Giftstoffe produzieren oder dem Körper Nährstoffe rauben. Malaria zum Beispiel wird von einer Plasmodiumart verursacht, die von der Anopheles-Mücke auf Menschen übertragen wird. Das infizierte Blut gelangt alsbald in die Leber und von dort aus in den Blutkreislauf. Die Plasmodien vermehren sich innerhalb der Blutzellen, die dann platzen und mehr Plasmodien in die Blutbahn entlassen. Sushruta

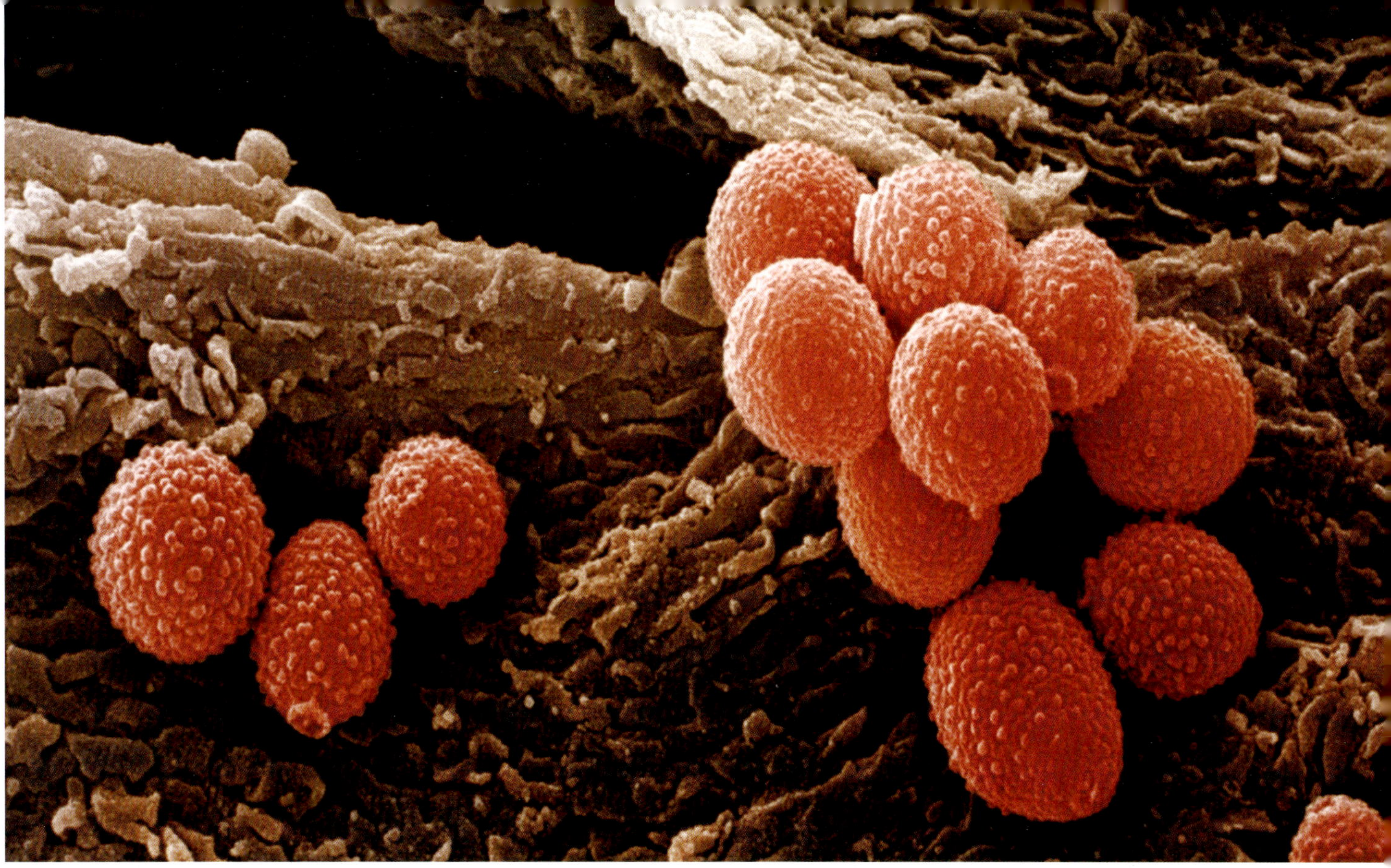

Sporen des Pilzes, der für Fußpilz beim Menschen verantwortlich ist.

wusste zwar, dass die Stechmücke die Malaria überträgt, aber dass der eigentlich Schuldige das Plasmodium war, blieb ihm verborgen.

MAGISCHE PILZE?

Bei Pilzen denken die meisten Leute an Pfifferlinge oder schlimmstenfalls noch an Fliegenpilz. Dass Pilze für viele menschliche Krankheiten verantwortlich sind, ist den wenigsten bewusst. Pilzinfektionen fehlt es ein wenig an medizinischem Glamour, gleichwohl sind sie weit verbreitet. Da ist der Fußpilz, *Tinea pedis*, der zu den meistverbreiteten Erkrankungen der Welt gehört. Die erste Beschreibung einer durch einen Pilz verursachten Krankheit finden wir in den indischen *Veden* (die man auf ca. 2000–1000 v. Chr. datiert). Der Text nennt die Krankheit *padavalmika* (Fuß-Ameisenhaufen), führt sie aber nicht auf eine Pilzinfektion zurück.

Dabei wurden Pilze später zu den ersten Mikroorganismen, die man für Krankheiten verantwortlich

machte. 1835 fand der italienische Anwalt und Seidenhersteller Agostino Bassi heraus, dass die Seidenraupen-Epidemie seiner Zeit auf einen Pilz zurückging. Zwischen 1837 und 1841 entdeckten der Ungar David Gruby und der Deutsch-Pole Robert Remak den Erbgrind *(Tinea favosa)* und damit die erste menschliche Pilzkrankheit. Gruby entdeckte 1842 auch den Candidapilz *(Candida albicans)*, der für die Soormykose verantwortlich ist. Aber natürlich schoben sich bald die Entdeckungen zu Bakterien und Viren in den Vordergrund, sodass die Pilze weitgehend in Vergessenheit gerieten. Erst seit durch medikamentöse Immunsuppression, zum Beispiel bei AIDS oder Organtransplantationen, Pilzkrankheiten wieder auf dem Vormarsch sind, widmet man ihnen mehr Aufmerksamkeit.

LÖCHER IM GEHIRN

Prionen sind die jüngste Entdeckung, wenn es um mikroskopisch kleine Krankheitserreger geht. Eine kleine Gruppe von Krankheiten, die Gehirn und Nervensystem in Mitleidenschaft zieht, stellte die Wissenschaftler jahrelang vor Rätsel. Sie erwiesen sich als resistent gegenüber allen Antibiotika und ließen sich auch durch ultraviolettes Licht nicht beseitigen (das Viren schädigen würde). Dazu gehören die Scrapie beim Schaf, BSE (Bovine Spongiforme Enzephalitis oder „Rinderwahn") und die Creutzfeld-Jacob-Krankheit beim Menschen. Alle lassen sie Hirnzellen zu einer schaumartigen Masse degenerieren, wobei Schritt für Schritt die Funktionen des Gehirns verloren gehen. 1982 stellte der amerikanische Biologe Stanley Prusiner die Theorie auf, der Schuldige sei ein „proteinartiges infektiöses Partikel" oder Prion. Ein Prion ist keine Mikrobe, sondern die entartete Form eines Proteins, das auch natürlich im Körper vorkommt. Wenn es mit seiner Normalform in Kontakt kommt, degeneriert diese ebenfalls. Auf diese Weise breiten sich die Prionen immer weiter aus und zerstören das Gehirngewebe.

In den Achtzigerjahren griff BSE epidemisch um sich, weil Rinder mit infiziertem Tiermehl gefüttert worden waren. Dabei starben auch 164 Menschen (bis zum Mai 2009) an der BSE-Variante Creutzfeld-Jacob, da sie Nervenfasern von infiziertem Rind verzehrt hatten (die zum Beispiel in Hamburgern enthalten waren). Da Creutzfeld-Jacob eine enorm lange Inkubationszeit hat, treten auch heute noch Fälle auf.

⚕ DIE ÜBERTRAGUNG

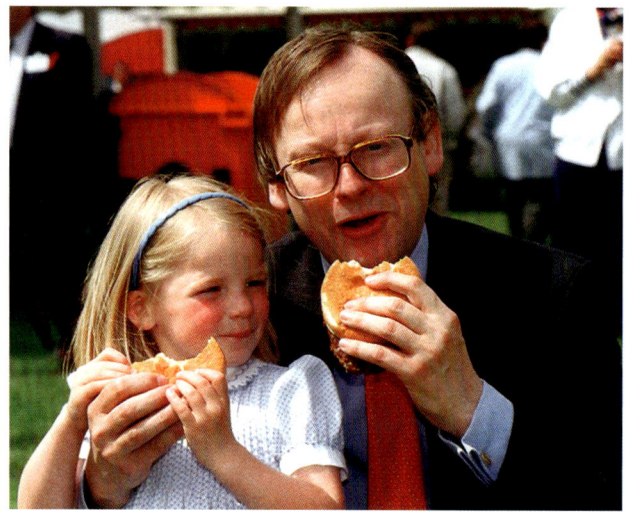

Der britische Parlamentarier John Gummer verzehrte mit seiner Tochter öffentlich Hamburger, um zu zeigen, dass er britisches Rindfleisch für völlig unbedenklich hielt.

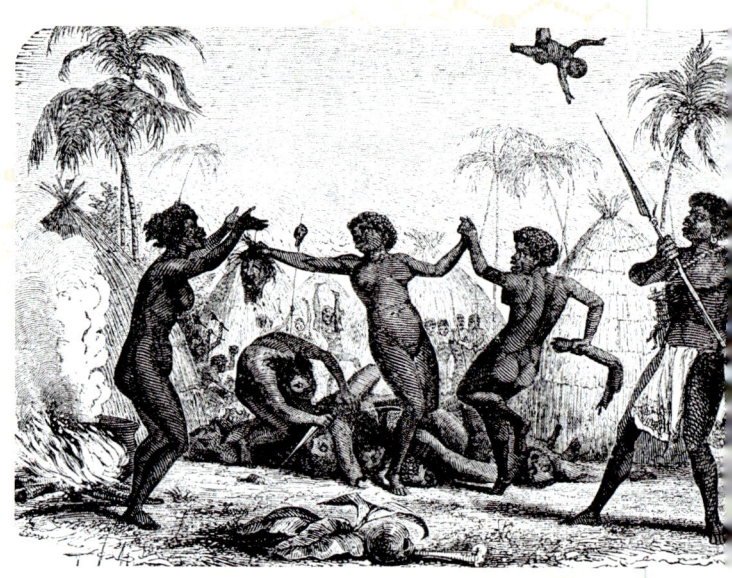

TOTE MENSCHEN ISST MAN NICHT!

Mitte der 1950er-Jahre nahm eine schreckliche Krankheit beim Volk der Fore von Papua-Neuguinea epidemische Ausmaße an. Man nannte sie Kuru. Die Krankheit wurde durch Prionen verursacht und äußerte sich in Kopf- und Gelenkschmerzen und einem unkontrollierbaren Zittern, bis sie schließlich 6–12 Monate nach der Ansteckung zum Tod führte. Sie war vor allem bei Frauen und Kindern verbreitet. Der amerikanische Arzt Daniel Carleton Gajdusek (1923–2008) erforschte die Krankheit und stellte fest, dass sie auf eine Form von Kannibalismus zurückging. Die Fore verzehrten nämlich ihre verstorbenen Verwandten (und zwar samt Gehirn), um den Geist der Verstorbenen für die Gemeinschaft lebendig zu erhalten. Die Männer der Fore zogen jedoch Schweinefleisch vor, was in diesem Fall eine kluge Entscheidung war. Selbst wenn der gut gekochte Anverwandte keine Mikroben mehr enthält, so kann man doch davon ausgehen, dass allein die Zubereitung der Mahlzeit enorme Risiken birgt. Sobald die australische Regierung den Kannibalismus per Gesetz verbat und christliche Missionare gegen den Brauch zu Felde zogen, kam es kaum noch zu Kuru-Fällen. Gajdusek wusste damals nicht, was genau der Krankheitserreger war, weil Prionen zu jener Zeit noch nicht entdeckt waren.

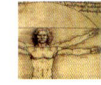

Man war sich schon seit Langem bewusst, dass ein Teil der Merkmale, die ein Kind zeigt, von seinen Eltern stammt. Warum allerdings war nicht bekannt. Erst 1866 veröffentlichte der österreichische Mönch Gregor Mendel (1822–1884) seine Theorie

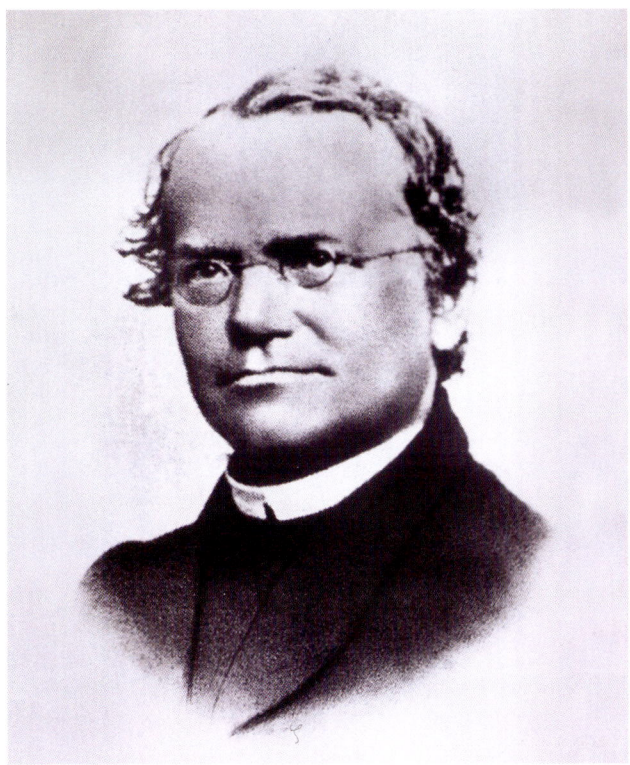

über die Grundregeln der Vererbung: Kinder zeigen bestimmte Züge ihrer Eltern, weil sie von Vater und Mutter jeweils ein Gen erhalten, das für diesen Zug verantwortlich ist. Diese genetische Information kann z. B. für Krankheiten anfällig machen oder für Erbkrankheiten verantwortlich sein. Mukoviszidose und Chorea Huntington sind genetisch bedingt. Um Mukoviszidose zu entwickeln, muss ein Kind von beiden Eltern die entsprechende Erbanlage bekommen. Bei Chorea Huntington hingegen genügt ein Gen. Das Kind erbt die Krankheit also nur mit 50-prozentiger Wahrscheinlichkeit.

Eltern und Erbsen

Gregor Mendel nutzte die Wahrscheinlichkeitsrechnung und statistische Methoden, um das Geheimnis der Vererbung zu lösen. Er entdeckte, dass, wenn er

weißblütige Erbsen mit violettblütigen kreuzte, alle Pflanzen violette Blüten trugen. Wenn er sodann mit diesen weiterzüchtete, brachte eine von vier Pflanzen weiße Blüten hervor. Daraus schloss er, es müsse einen „Faktor" (sein selbstgewählter Begriff) geben, den jede Pflanze von jeweils einem Elternteil erbte. Violette Blüten wurden dominant vererbt. Wenn eine Pflanze also einen Faktor (oder Gen, wie wir das heute nennen würden) für violette Blüten hatte, dann würde sie violett blühen. Zur Ausbildung von weißen

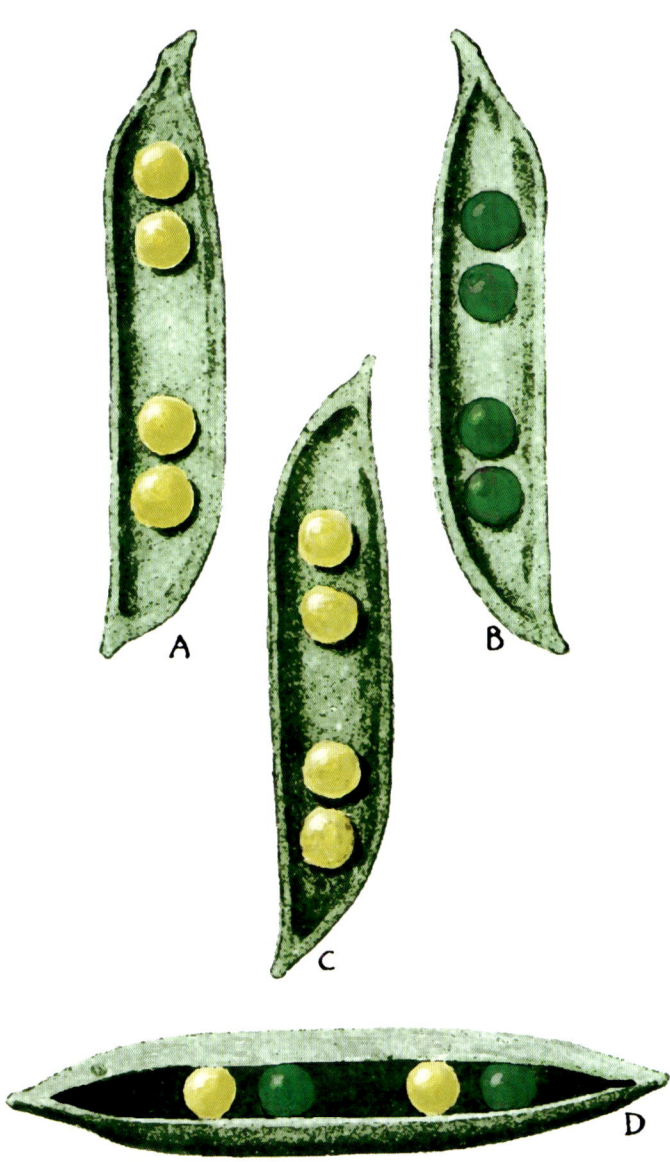

Zwischen 1856 und 1863 führte Mendel seine Experimente mit Erbsensorten durch. Wie bedeutend seine Erkenntnisse waren, wurde erst im 20. Jahrhundert erkannt.

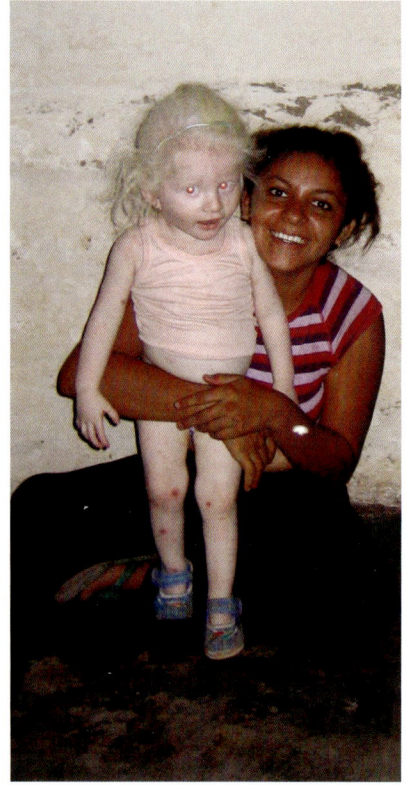

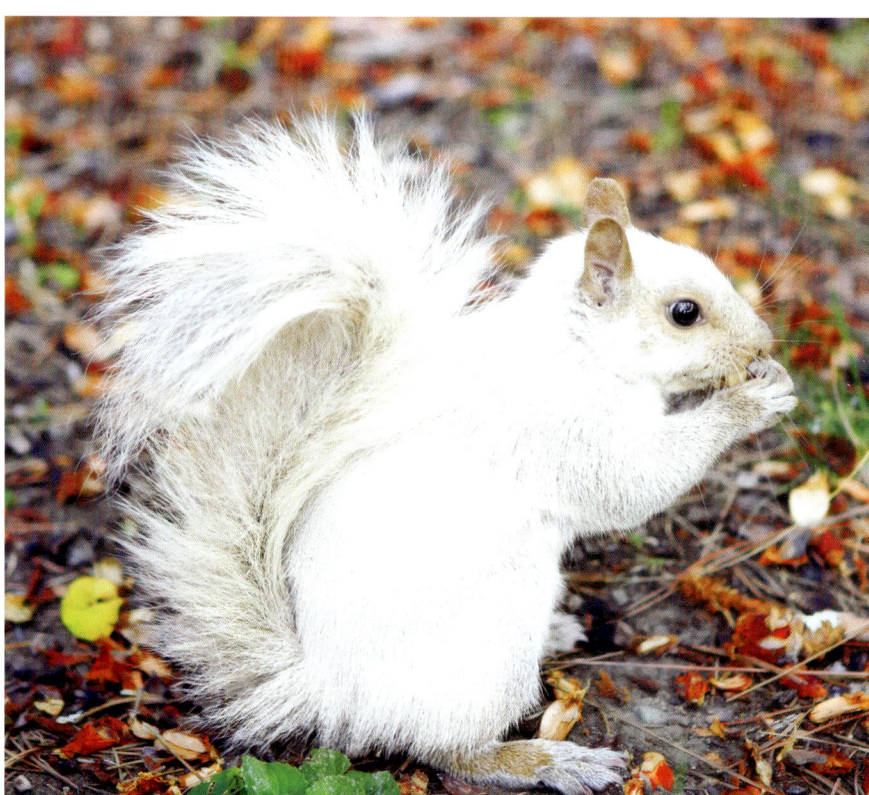

Albinos, ob beim Menschen oder beim Tier, haben keine Farbpigmente im Körper. Nur einer von 17 000 Menschen entwickelt diese Störung, obwohl einer von 70 das entsprechende Gen trägt.

Blüten würde es nur kommen, wenn die Faktoren beider Eltern weiße Blüten hervorbrächten. Mendel konnte jedoch die Gesetze der Vererbung nur deshalb klären, weil er nach dieser Erkenntnis die Mathematik in seine Forschungen miteinbezog. Außerdem arbeitete er nur mit klar unterscheidbaren Faktoren – weiße oder violette Blüten – und nicht mit skalierbaren Größen wie der Höhe der Pflanze.

Der englische Arzt Sir Archibald Garrod (1857–1936) kombinierte die Mendelschen Vererbungsregeln mit seinem Wissen über den Stoffwechsel und erforschte nun die Übertragung von Erbkrankheiten innerhalb bestimmter Familien. Er entdeckte, dass die lange Zeit unbekannten Ursachen vieler Krankheiten auf ererbte Stoffwechseldefekte zurückgehen konnten. Seiner Ansicht nach war für jedes Enzym ein eigenes Gen zuständig. Außerdem konnte er zeigen, dass die meisten erblichen Enzymkrankheiten rezessiv (also nicht dominant) vererbt werden. Dabei stützte er seine Forschungen hauptsächlich auf den Albinismus, also die Unfähigkeit des Körpers, Farbpigmente zu produzieren. Albinos sind Menschen mit sehr hellem

Haar und blasser Haut. Garrod stellte seine Arbeit erstmals 1908 vor, forschte aber bis zu seinem Tode weiter daran.

Obwohl Mendel seine Vererbungsregeln schon 1866 publiziert hatte, dauerte es noch bis 1911, bis der Mechanismus der Chromosomen auf den Genen richtig verstanden wurde. Die erste Forschungsarbeit, in der bestimmte Gene bestimmten Merkmalen (bei der Fruchtfliege) zugeordnet wurden, wurde an der Columbia University in New York durchgeführt.

Dies war die Grundlage für die Erstellung von Genkarten und die Erforschung des menschlichen Genoms, die ab 1990 in Angriff genommen wurde. Heute wissen wir immer mehr über unsere genetische Anfälligkeit für bestimmte Krankheiten. Das schenkt uns Hoffnung, dass wir solche Erbkrankheiten früher oder später auch behandeln können.

Allerdings werfen die Gentechnik und der Eingriff ins Erbgut auch eine Reihe komplexer ethischer Fragen auf. Ist es richtig, Menschen mit Autismus, Down-Syndrom oder anderen Erbkrankheiten vor der Geburt zu selektieren, um sozusagen

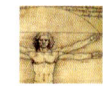

HÄMOPHILIE: DIE KRANKHEIT DER KÖNIGE

Die Hämophilie oder Bluterkrankheit ist eine Erbkrankheit, bei der das Blut nicht gerinnt, weil es dem Betreffenden an Gerinnungsfaktoren fehlt. Bei der Hämophilie A, der häufigsten Form, fehlt der Faktor VIII, bei der Hämophilie B ist es der Faktor IX. Wenn ein Bluter sich verwundet, kann der Blutfluss nicht mehr gestoppt werden. Er verblutet also. Vor dem 20. Jahrhundert erreichten Bluter kaum je das Erwachsenenalter. Die Hämophilie wird über die weibliche Linie weitergegeben, obwohl die Erkrankung nur männliche Kinder betrifft, aber die Krankheit kann auch als spontane Mutation auftreten. Nur in ganz seltenen Fällen entwickelt sie sich erst im Erwachsenenalter. Die Gentherapie könnte eines Tages in der Lage sein, hier Abhilfe zu schaffen.

Hämophilie war in europäischen Königsfamilien im 19. und 20. Jahrhundert verbreitet. So litt beispielsweise Königin Victorias achtes Kind, Prinz Leopold, unter der Erkrankung. Die Familie machte einen Fluch dafür verantwortlich, mit dem ein zorniger Mönch das Geschlecht derer von Sachsen-Coburg belegt hatte – als Rache für die Verehelichung von Prinzessin Antoinette von Kohary an einen Prinzen Coburg. Da die königlichen Familien immer nur in königliche Familien einheirateten, verbreitete sich die Krankheit in ganz Europa. Eines der Opfer war Zarewitsch Alexej, Sohn von Zar Nikolaus II. Die Zarin war fest davon überzeugt, dass der verrückte Mönch Rasputin die Hämophilie unter Kontrolle halten konnte. Das gab Rasputin enorme Macht bei Hofe, was einer der Gründe für die russische Oktoberrevolution von 1917 war.

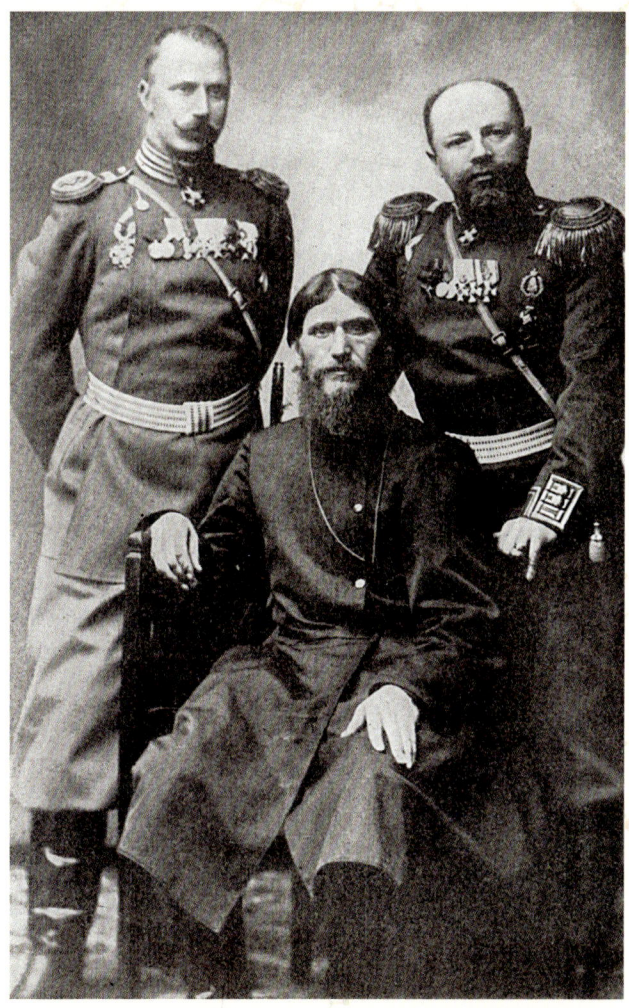

Rasputin, der „wahnsinnige Mönch", (in der Mitte sitzend zwischen Colonel Loma und Prinz Putianin) trug zum Untergang der russischen Zarenfamilie bei.

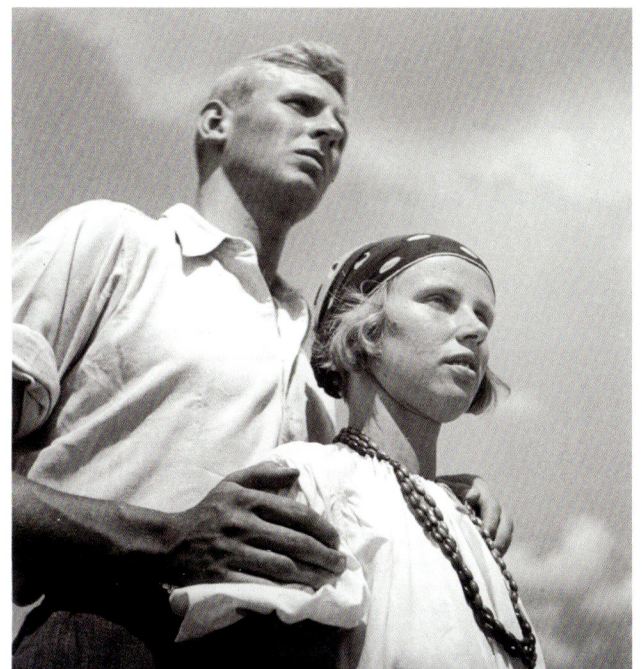

den idealen Menschen zu formen? Denn Eugeniker zielen darauf ab, die vollkommene menschliche Rasse zu schaffen. Von dort bis zu den Nazis, die die angeblich arischen Germanen als „Herrenrasse" sahen und aufgrund dieser Ideologie die Verbrechen des Holocaust begingen, ist es nicht weit. Und obwohl die Eugenik damit ein historisches Beispiel ihrer Entgleisungsmöglichkeiten geliefert hat, hat sie immer noch Anhänger. Zu ihnen gehört der Molekularbiologe Francis Crick, der die Struktur der DNS entdeckt hat.

Das arische Ideal – groß, athletisch, blond und blauäugig. Die Nazis versuchten, durch die Tötung von „lebensunwertem Leben" ihre angebliche Rasse rein zu halten.

CHEMISCHE UN-GLEICHGEWICHTE

Die Idee, dass Ungleichgewichte im Körper Krankheiten auslösen bzw. ein harmonisches Gleichgewicht für die Gesundheit verantwortlich ist, starb keineswegs mit der Vier-Säfte-Lehre, denn neuere biochemische Forschungen zeigten, dass Ausgewogenheit von entscheidender Bedeutung ist. Antoine Lavoisier (1743–1794) und Justus von Liebig (1803–1873) konnten zeigen, dass körperliche Prozesse letztlich chemische Reaktionen sind. Lungen- und Zellatmung, Ernährung und viele andere sind nichts weiter als Aspekte des Stoffwechsels. Sie hängen davon ab, dass bestimmte chemische Stoffe im genau richtigen Maß zur Verfügung stehen. Liebigs Ernährungsstudien machten deutlich, dass der Körper eine ausgewogene Ernährung braucht, die ihm lebenswichtige Stoffe in ausreichendem Maß zur Verfügung stellt.

Einige Aspekte des chemischen Gleichgewichts aber können wir kaum beeinflussen: die Herstellung von Enzymen (die chemische Reaktionen anstoßen) und Hormonen (die als Botenstoffe im Körper wirken). Kommt es hier zu unerkannten Mangelerscheinungen, sind die Konsequenzen schwerwiegend.

STOFF DES LEBENS: VITAMINE

Der menschliche Körper braucht regelmäßig kleine Mengen bestimmter chemischer Stoffe (Vitamine), obwohl wir bis heute nicht wissen, wie diese im Körper arbeiten. Ein Mangel an Vitaminen jedenfalls führt zu schwerwiegenden Erkrankungen.

Die älteste bekannte Vitaminmangelerkrankung ist der Skorbut, der aus einem Mangel an Vitamin C entsteht. Er wurde zuerst von Hippokrates beschrieben, weil er häufig bei Belagerungen auftrat

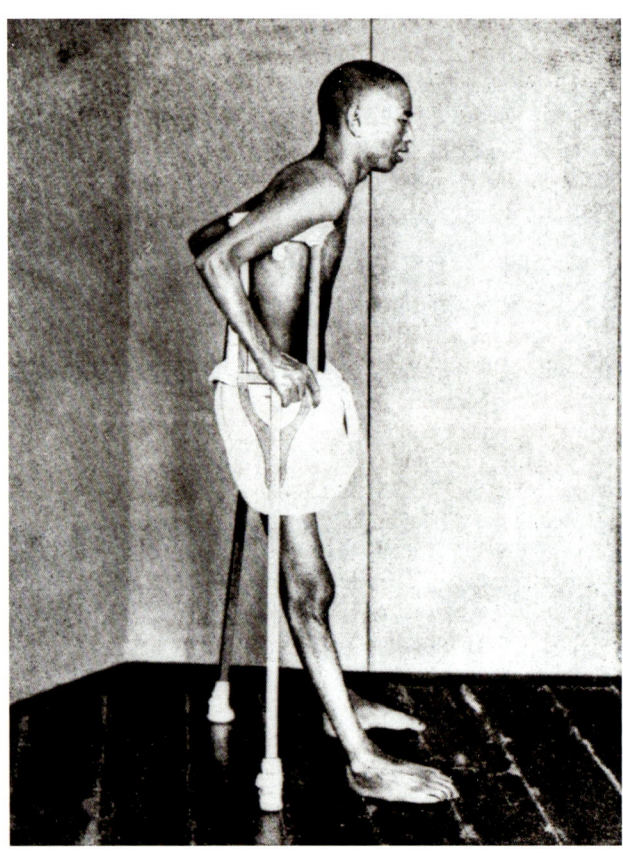

Die Auswirkungen von Beriberi: Die Krankheit wird verursacht von einem Mangel an Vitamin B1 in der Ernährung. Betroffene verlieren an Gewicht, werden lethargisch und erleiden am Ende einen Herzstillstand.

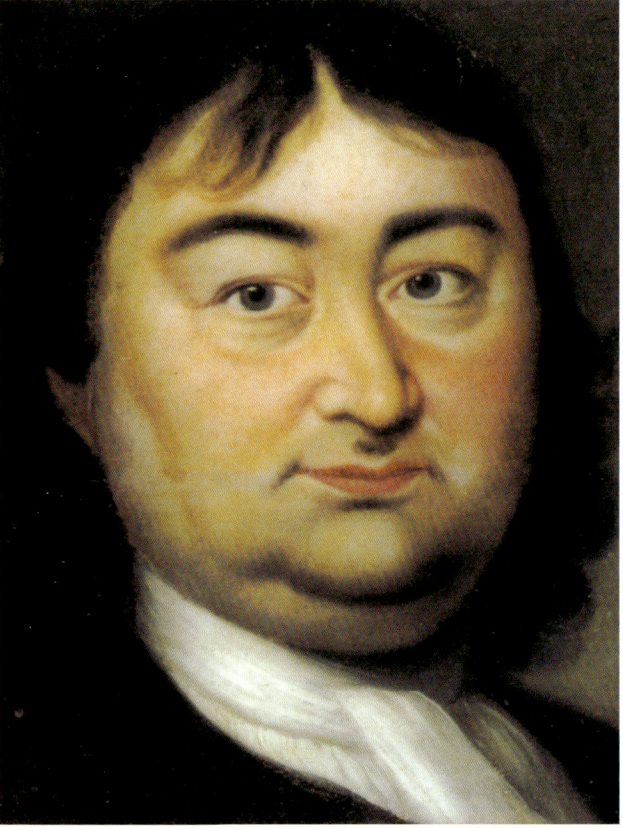

Logische Folgerung? Vitus Bering beobachtete, dass der Skorbut verschwand, sobald die Seeleute an Land gingen. Daher hielt er die Erde für das Heilmittel.

SKORBUT AUF DER REISE UM DIE WELT

Diese Krankheit geht gewöhnlich mit einer merkwürdigen Niedergeschlagenheit einher, mit Zittern, Schaudern und der Neigung, bei den geringsten Kleinigkeiten massive Panik zu entwickeln … Doch die Liste der negativen Begleiterscheinungen ist lang: Fäulnisfieber, Rippenfellentzündung, Gelbsucht, Rheumaanfälle und eine hartnäckige Verstopfung, die von Atemproblemen begleitet ist. Bei der tödlichsten Form aber treten Geschwüre am ganzen Körper auf, am schlimmsten aber an den Beinen. Dazu schlimme Knochenschmerzen und Hautwucherungen der übelsten Form, die auf keinerlei Behandlung ansprechen … selbst jahrzehntealte Narben platzen bei dieser schwerwiegenden Erkrankung wieder auf.

George Anson, *A Voyage Round the World in Years 1740 – 1744* (London 1776)

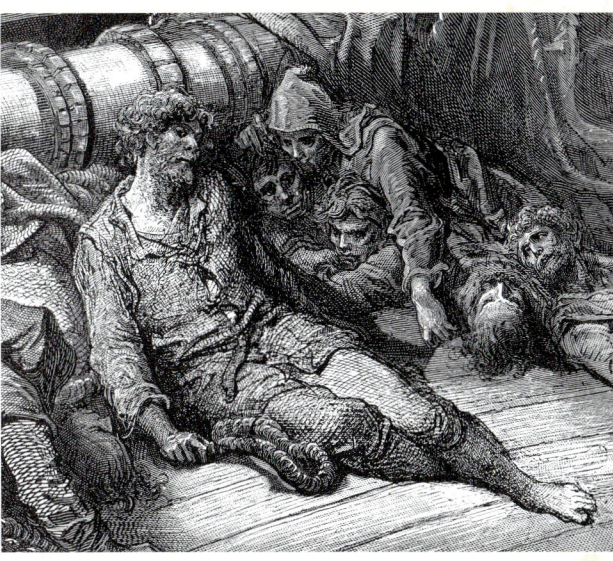

Skorbut geht auf einen Mangel an Vitamin C in der Ernährung zurück und befiel vor allem Seeleute auf langen Reisen, die kein frisches Obst und Gemüse bekamen.

und zwar sowohl bei den Belagerten wie auch den Belagerern. Er streckte auch die Kreuzfahrer des 13. Jahrhunderts nieder. Vom 15. Jahrhundert an, als lange Seefahrten übers Meer die Regel wurden, hatten die Seeleute damit zu kämpfen. Admiral Sir Richard Hawkins nannte den Skorbut „die Seuche der See und das Verderben der Seeleute". Zu den Symptomen gehörten dunkle Verfärbung der Haut, Geschwüre, Atemprobleme, Verlust der Zähne und merkwürdige Zahnfleischwucherungen, die aufplatzten und stanken. Die Seeleute wurden plötzlich hypersensibel – beim Anblick einer Blüte brachen sie in Tränen aus und ein Gewehrschuss konnte einen Mann im Endstadium vor Schreck töten. Vasco da Gama verlor auf seiner Reise nach Indien 1499 zwei Drittel seiner Mannschaft durch Skorbut und auch Ferdinand Magellan musste bei seiner Weltumseglung 1520 80 Prozent seiner Crew bestatten.

Land war die einzige Rettung für die Seeleute, die vom Skorbut befallen waren, denn dort konnten sie sich normal ernähren. Der holländische Navigator Vitus Bering glaubte deshalb, die Heilung für den Skorbut läge in der Erde selbst. Er starb, halb in der Erde vergraben, selbst an den Folgen von Skorbut. Erfahrene Seeleute wussten, dass der

Skorbut von frischem Obst und Gemüse sowie Löffelkraut geheilt wurde, aber niemand konnte sich vorstellen weshalb. 1617 beschrieb der englische Arzt John Woodall, wie Seeleute nach Verzehr

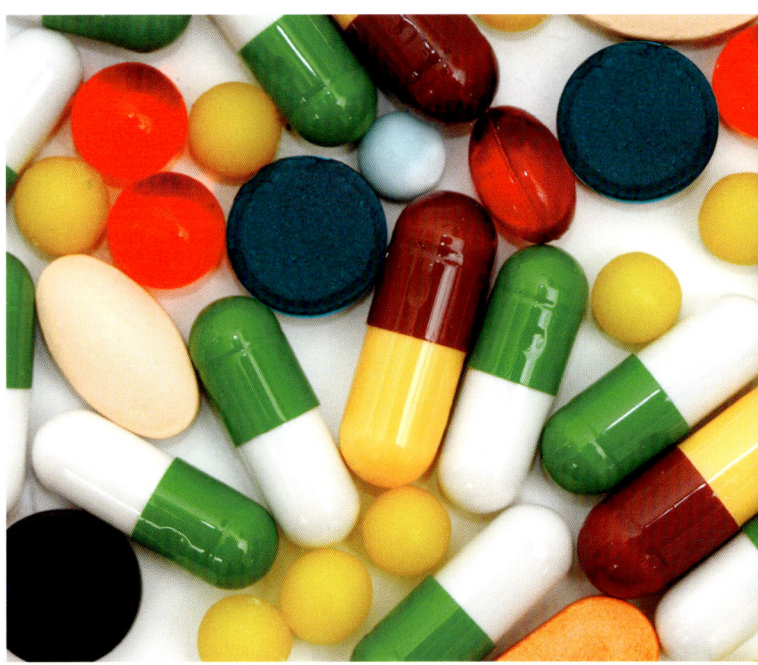

Viele Menschen nehmen Vitamine ein in der Hoffnung, so Mangelerscheinungen zu vermeiden.

frischer Zitrusfrüchte den Skorbut überwanden. 1734 schrieb der holländische Mediziner Johann Bachstrom: „Skorbut geht auf die vollkommene Abstinenz von frischer pflanzlicher und grüner Nahrung zurück. Dies ist die Hauptursache für die Erkrankung." Und doch quälte der Skorbut die Seeleute weiter, bis 1795 die Admiralität der Royal Navy anordnete, dass alle Schiffe Zitrussäfte mit sich zu führen hätten. Damit war das Problem erledigt.

Doch obwohl man nun um die heilende Wirkung des Zitronensafts wusste, blieb die Ursache der Krankheit unerkannt. Dass es so etwas wie Vitamine gibt, wurde erst 1912 klar, als der polnische Biochemiker Casimir Funk meinte, es gebe essenzielle Stoffe, die der Mensch in winzigen Mengen zu sich nehmen müsse. Er nannte diese Stoffe „vitale

Amine" (obwohl es sich chemisch gesehen nicht um Amine, also Ammoniakderivate, handelt). Bald verbesserte sich auch die Methodik der chemischen Analyse und man konnte Mangelkrankheiten besser untersuchen. Vitamin C – die Ascorbinsäure – wurde zwischen 1928 und 1933 isoliert, und zwar unabhängig voneinander durch ein amerikanisches und ein ungarisches Forscherteam.

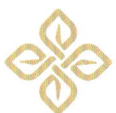

HORMONE: DIABETES MELLITUS

Hormone agieren im Körper als Botenstoffe. Sie halten den Stoffwechsel am Laufen, indem sie bestimmte Prozesse anstoßen, kontrollieren und stoppen. Die erste hormonelle Störung, die genauer untersucht wurde, war Diabetes. Dabei fehlt entweder das Hormon Insulin ganz oder der Körper kann es nicht erkennen. Das hat zur Folge, dass der Körper den Zucker, in den unsere Nahrung zerlegt wird, nicht aufnehmen kann. Er scheidet ihn durch den Urin wieder aus. Der Blutzuckerspiegel ist dabei dauerhaft erhöht.

In einem altägyptischen Papyrus findet sich die Beschreibung eines Mannes, der ständig urinieren muss und schnell an Gewicht verliert. Man nimmt an, dass dies die erste Beschreibung der Zuckerkrankheit ist. Der Diabetes (griechisch für „Durchfluss") erhielt seinen Namen von dem griechischen Arzt Aretaios (80–130 n. Chr.). Grund war der schnelle Durchgang von Flüssigkeit durch den Körper der Betroffenen:

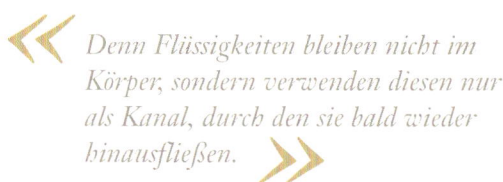

Denn Flüssigkeiten bleiben nicht im Körper, sondern verwenden diesen nur als Kanal, durch den sie bald wieder hinausfließen.

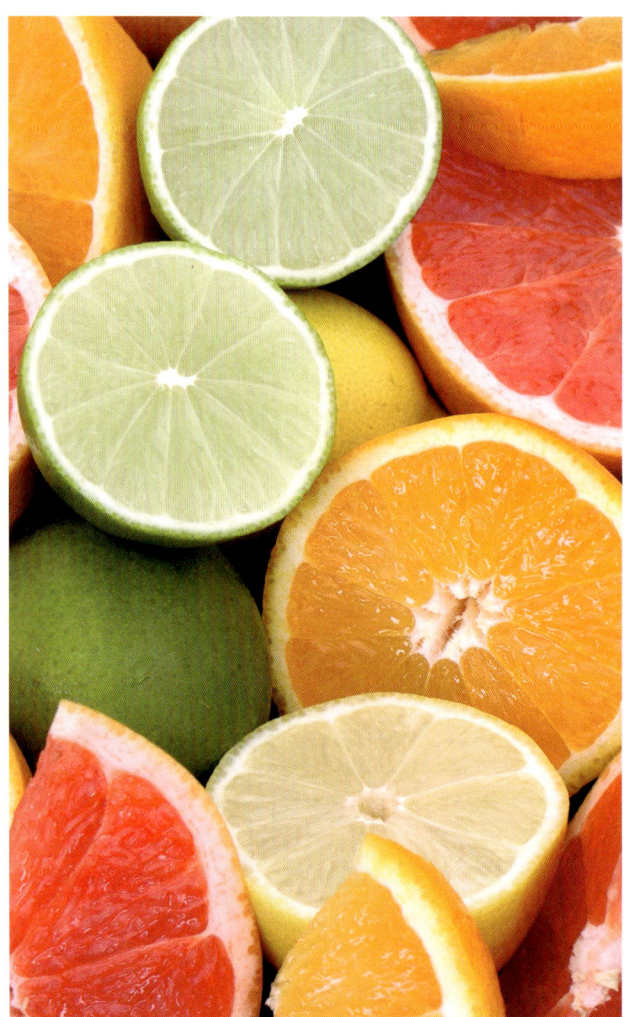

Zitrusfrüchte waren als Heilung für den Skorbut bekannt, lange bevor man erkannte, dass Vitamine für den Menschen lebenswichtig sind.

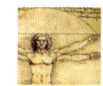
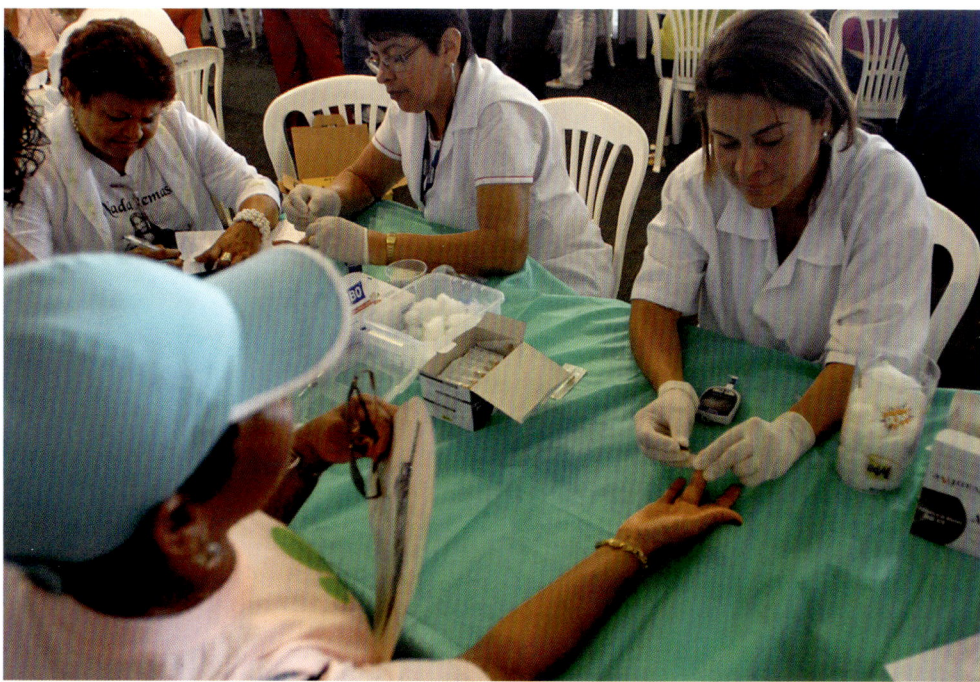

Der chemische Test auf Zucker im Blut löste die vormalige Diagnosepraxis für Diabetes ab: Der Arzt kostete den Urin des Patienten, weil dieser gewöhnlich süß schmeckt.

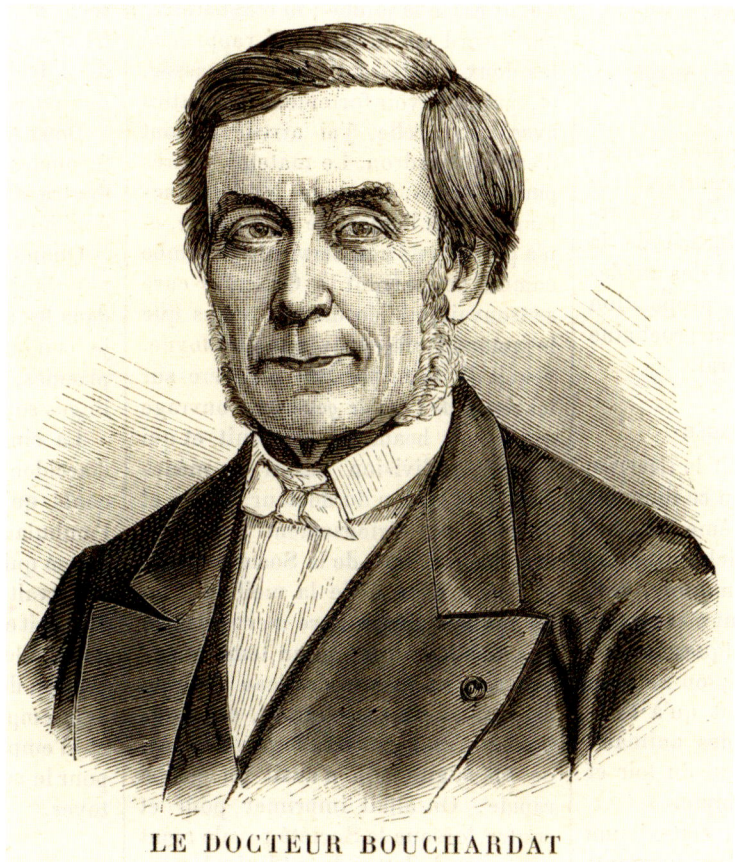

LE DOCTEUR BOUCHARDAT

Apollinaire Bouchardat gilt als Begründer der Diabetologie, weil er bei der Behandlung enorme Fortschritte erzielte.

Bald nach Aretaios stellte Galen die Theorie auf, Diabetes gehe auf eine Fehlfunktion der Nieren zurück. Avicenna (ca. 980–1037) war der erste Arzt, der eine umfassende Beschreibung dieser Krankheit lieferte, die zu seinen Lebzeiten jedoch noch relativ selten war. Der süße Geschmack des Urins, den der englische Arzt Thomas Willis 1674 feststellte, wurde zum Hauptkriterium für die Diagnose des *Diabetes mellitus* (*mellitus* heißt „honigsüß"). Im 19. Jahrhundert verdrängten dann allmählich andere Testverfahren die Verkostung des Urins, doch die Ursache der Krankheit blieb nach wie vor unbekannt. Der Durchbruch kam mit dem Deutsch-Französischen Krieg (1870–1871), als der französische Arzt Apollinaire Bouchardat feststellte, dass es einigen Diabetikern plötzlich besser ging, weil sie weniger zu essen bekamen. Er stellte eine Verbindung zur Gesamtkalorienaufnahme her und meinte erstmals, möglicherweise sei ja die Bauchspeicheldrüse für das Problem verantwortlich. 1920 entdeckte der Amerikaner Moses Barron die Beziehung zwischen Bauchspeicheldrüse und Diabetes, als er einen Diabetiker obduzierte. Doch erst Frederick Banting konnte das Hormon Insulin isolieren, das in den Langerhansschen Inseln der Bauchspeicheldrüse produziert wird, und erhielt dafür 1923 den Nobelpreis für Medizin.

ENZYME: WIE MAN DIE DINGE INS ROLLEN BRINGT

Ein Enzym ist ein Protein, das als Katalysator wirkt. Es regt chemische Reaktionen an oder erleichtert sie zumindest. An der Reaktion selbst aber ist das Enzym nicht beteiligt. Enzyme werden in allen Zellen verwendet und spielen eine entscheidende Rolle für die Biochemie des Körpers. Ohne Enzyme könnten viele chemische Reaktionen nicht oder nur zu langsam ablaufen. Wenn wir also bestimmte Enzyme nicht herstellen können, haben wir ein Problem. Fehlt es beispielsweise an Verdauungsenzymen, kann der Körper bestimmte Lebensmittel nicht verwerten.

Als Pasteur den Gärungsvorgang erforschte, ging er noch davon aus, dass dieser von einer in der Hefe enthaltenen Lebenskraft

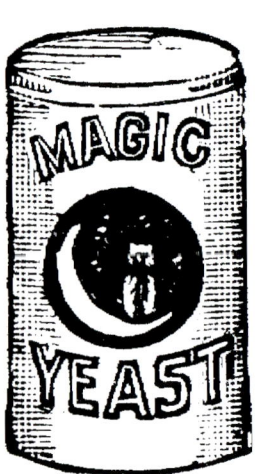

Die von der Hefe produzierten Enzyme bringen die alkoholische Gärung in Gang.

gesteuert wird. Die Rolle der Enzyme wurde 1897 entdeckt, als Eduard Buchener herausfand, dass es keineswegs lebendiger Hefezellen bedurfte, um die alkoholische Gärung in Gang zu setzen. 1926 gelang es James B. Sumner, das Enzym Urease zu isolieren und in kristalliner Form herzustellen.

KRANKHEIT ALS FOLGE VON ÜBERFLUSS

Schon Hippokrates wusste, dass eine ausgewogene Ernährung den Körper gesund erhält. Und auch Milton legte dem Erzengel Michael ein ähnliches Rezept für Gesundheit und langes Leben in den Mund, das er dem staunenden Adam weitergab:

« *Wenn Du der goldnen Regel achtest. „Nie zu viel“, Durch Mäßigung in Speis und Trank gelehrt, Indem du Nahrung nur, nicht Schlemmerlüste Darin gebührend suchst, bis viele Jahre Dir wiederkehren über Deinem Haupt.* »

PORPHYRIE: VERRÜCKTE KÖNIGE UND VAMPIRE?

Porphyrien sind Stoffwechselerkrankungen, die auf das Fehlen eines oder mehrerer der acht Enzyme zurückgehen, die für die Produktion des Häms, des roten Blutfarbstoffes, verantwortlich sind. Zu den Symptomen gehören einzelne psychotische Schübe, blasse Haut und eine enorme Lichtempfindlichkeit. Man nimmt heute an, dass der „verrückte König George" tatsächlich unter einer unerkannten Form der Porphyrie litt. Häufig wurden Porphyriekranke als Vampire betrachtet, weil sie ebenso bleich sind und das Sonnenlicht scheuen. Auch den Knoblauch, der viele Schwefelverbindungen enthält, scheuen sowohl der Kranke als auch der Vampir. Die Porphyrie wurde 1874 von dem deutschen Arzt J. H. Schultz zum ersten Mal beschrieben. 1930 erkannte der deutsche Chemiker Hans Fischer, dass es Hämin ist, welches das Blut rot färbt.

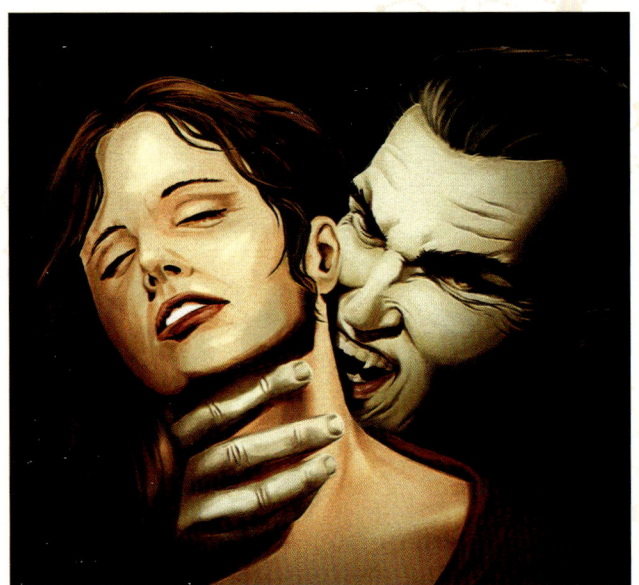

Häufig hielt man Porphyriekranke für Vampire.

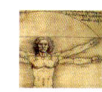
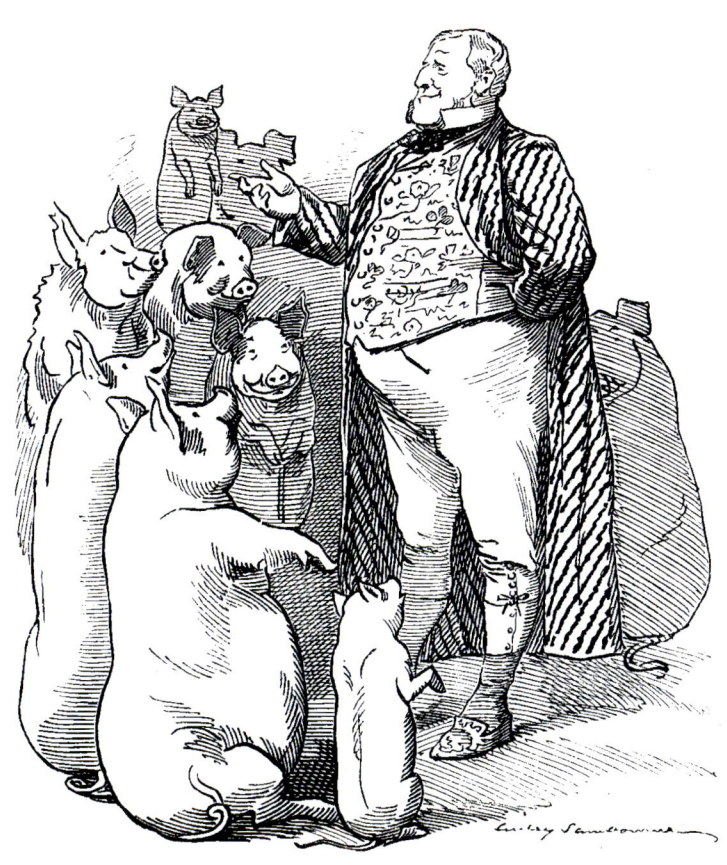

Vom 18. Jahrhundert an war Übergewicht ein Thema, dessen sich die Karikaturisten vermehrt annahmen.

DER KÖRPER WENDET SICH GEGEN SICH SELBST

Rudolf Virchow (1821–1902) stellte als Erster fest, dass Tumoren auf abnormes Zellwachstum zurückgingen. Wir wissen bis heute nicht genau, was diese überschießende Zellteilung auslöst. Dies können genetische Faktoren sein, aber auch Umwelteinflüsse und Ernährung spielen eine bedeutende Rolle. Normale Zellen teilen sich kontrolliert. Wenn ein Reiz die Zellteilung in die Höhe treibt, dann machen die so entstehenden abnormen Zellen immer mehr Kopien von sich selbst. Und das Immunsystem greift sie nicht an, weil sie ja keine Fremdkörper sind.

Eine weitere überschießende Reaktion des Körpers ist der sogenannte „Zytokinsturm", bei der das Immunsystem hohe Konzentrationen an entzündlichen Zytokinen produziert. Normalerweise schickt

Doch trotz dieses sinnvollen Rates aus berufenem Mund ergibt der Mensch sich der Völlerei, wann immer sich dazu Gelegenheit bietet. Das mag wohl daran liegen, dass ein Übermaß an Nahrung jahrtausendelang Zeichen für Reichtum war, nicht für Dummheit oder Gier. Die alten Römer beispielsweise veranstalteten Bankette, bei denen sie sich so vollstopften, dass ein Sklave mit einer Feder bereitstehen musste, um sie zum Erbrechen zu bringen. Und auch im Europa des Biedermeier war der Tisch üppig gedeckt. Kein Wunder also, dass immer mehr Menschen Übergewicht hatten, das die verschiedensten Wohlstandskrankheiten nach sich zog.

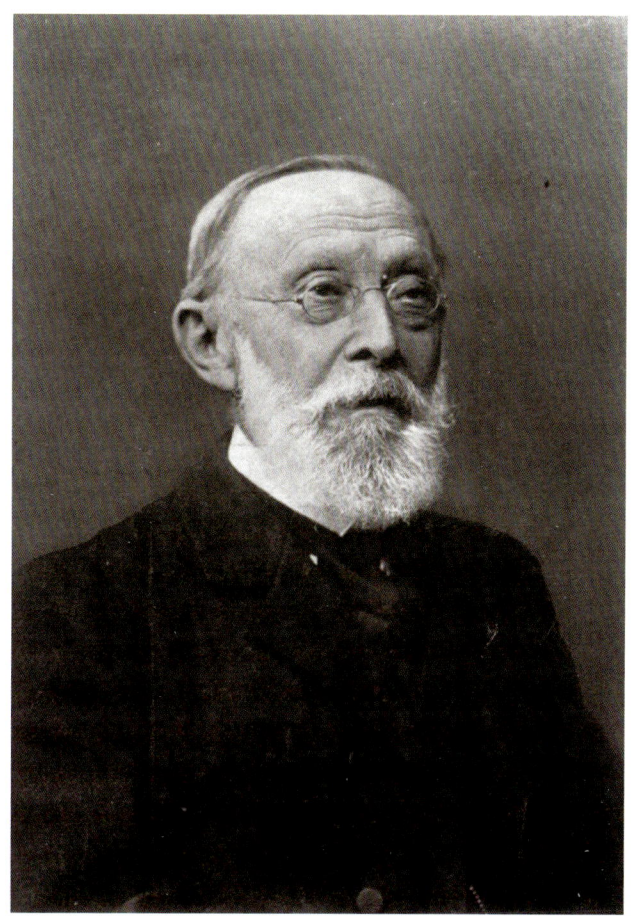

Der Vater der modernen Pathologie: Rudolf Virchow

79

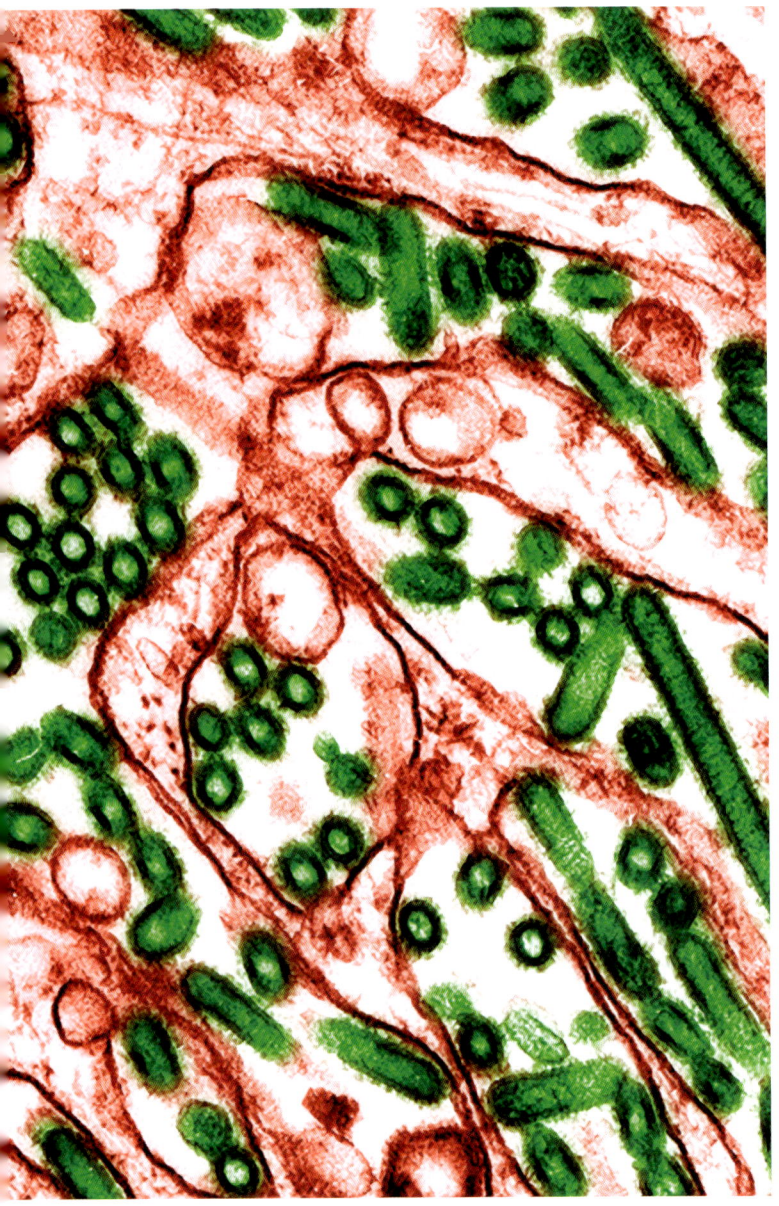

Das Vogelgrippe-Virus H5N1 unter dem Mikroskop, hier grün einge-
färbt. Die Infektion befällt gewöhnlich nur Geflügel, kann aber auch auf
den Menschen übergreifen, wenn er mit diesem in direktem Kontakt lebt.

Tödliche Influenza

Das Grippevirus ist sicher mehrere tausend Jahre alt. Es wurde von Tieren, vermutlich Schweinen oder Vögeln, auf den Menschen übertragen. Selbst heute noch sind diese Tiere Quelle der meisten neuen Grippeviren, die um die Welt gehen. Die erste bekannte Erwähnung findet sich in den hippokratischen Schriften. Die erste bekannte Grippe-Pandemie ereignete sich 1580. Damals kam das Virus von Asien nach Europa. Seitdem kommt es immer mal wieder zu Grippewellen, denn das Virus mutiert und so ist die im Vorjahr entwickelte Immunität kein Schutz mehr. Ein besonders hartnäckiger Stamm entwickelte sich zu Ende des 1. Weltkriegs. Vermutlich brachten ihn Soldaten, die an die europäische Front zogen, aus den USA mit. Er verbreitete sich schnell, anfangs nur bei Soldaten, später bei Zivilisten, die zu Soldaten Kontakt hatten. Die höchste Todesrate fand sich bei jungen und gesunden Menschen, was die Ärzte zunächst verwirrte. Gewöhnlich sind es Kinder und alte Menschen, die das Virus zuerst totet. Bei diesem speziellen Stamm aber bildete sich die Immunreaktion der Betroffenen nicht zurück. Stattdessen löste sie einen Zytokinsturm aus, mit dem der Körper sich selbst lahmlegte, was am Ende zu multiplem Organversagen und Tod führte. Die Opfer liefen zuerst blau oder schwarz an, weil kein sauerstoffgesättigtes Blut mehr in die Hautoberfläche gelangte, ehe sie im eigenen Blut förmlich ertranken, weil die Lunge sich auflöste. (Wäre das Immunsystem nicht stark genug gewesen, um den Zytokinsturm auszulösen, hätte das Virus sich stärker vermehrt und der Patient wäre an Lungenentzündung gestorben.)

Wissenschaftler studieren das Virus der Pandemie von 1918 heute noch, um Gründe für die hohe Mortalitätsrate zu finden. Man hat Leichname exhumiert, die im Permafrostboden Alaskas bestattet worden waren, und das Virus isoliert und geklont. (Was bei einem Virus, das vor gut 100 Jahren immerhin 50 Millionen Menschen getötet haben soll, vielleicht auch nicht gerade der Weisheit letzter Schluss war.) Man sequenzierte seine DNS und rekonstruierte den Krankheitsverlauf. Doch selbst heute noch gibt es keinen sicheren Weg, um einen Zytokinsturm zu vermeiden.

das Immunsystem Zytokine los, um Bakterien oder Viren zu zerstören. Bei manchen Infektionen aber werden so viele Zytokine produziert, dass diese das Körpergewebe angreifen. Dies ist einer der Gründe, warum sich die Spanische Grippe von 1918 als so tödlich erwies. Und einer der Gründe für die hohen Opferzahlen, die das Vogelgrippe-Virus H5N1 2003 in Asien forderte.

INFLUENZA-PANDEMIE IN BRASILIEN 1918

Konteradmiral William B. Caperton von der Marine der Vereinigten Staaten beschrieb, was seine Mannschaft beim Landgang in Rio de Janeiro vorfand, wo man im Oktober 1918 die an der Influenza verstorbenen Seeleute bestatten wollte:

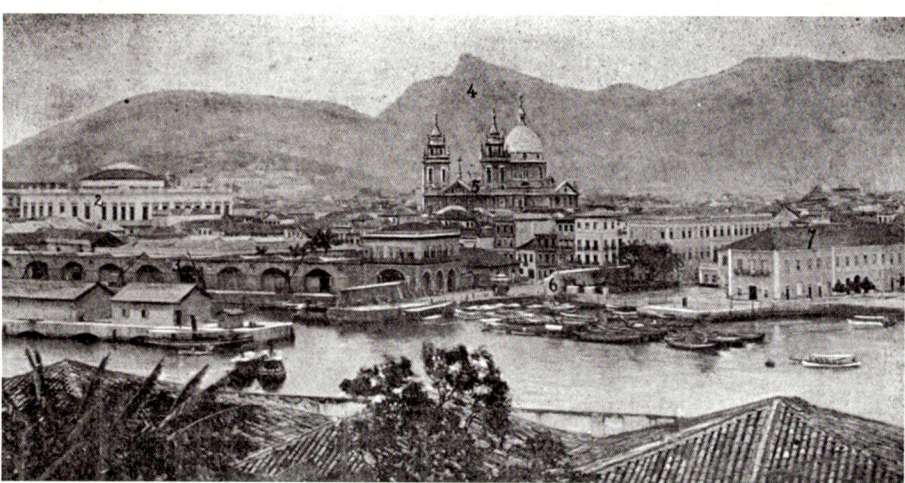

Der Hafen von Rio de Janeiro in Brasilien, wo Capertons Mannschaft während der Spanischen Grippe von 1918 vor Anker ging.

Die Verhältnisse auf dem Friedhof spotteten jeder Beschreibung. Etwa 800 Leichen in allen Stadien der Verwesung lagen offen herum und warteten auf ihre Bestattung. Über dem Friedhof hatten sich ganze Schwärme von Bussarden versammelt. In der Stadt selbst gab es keinerlei Medikamente mehr noch Holz für Särge oder Lebensmittel. Reiche und Arme waren gleichermaßen betroffen. In dem öffentlichen Krankenhaus, dem die Bestattung der Toten oblag, lagen Hunderte nackter Leichen übereinandergeschichtet wie Brennholz, und

ich habe zumindest einen Fall beobachtet, bei dem ein lebender Mensch gerade noch aus dem Leichenstapel gezogen wurde … Mehr als 1000 Menschen starben dort Tag für Tag. Viele Menschen, die wir dort gekannt und geschätzt hatten, wurden weggetragen. Die Straßen von Rio de Janeiro, die gewöhnlich so lebendig und farbenfroh sind, lagen grau und verlassen da.

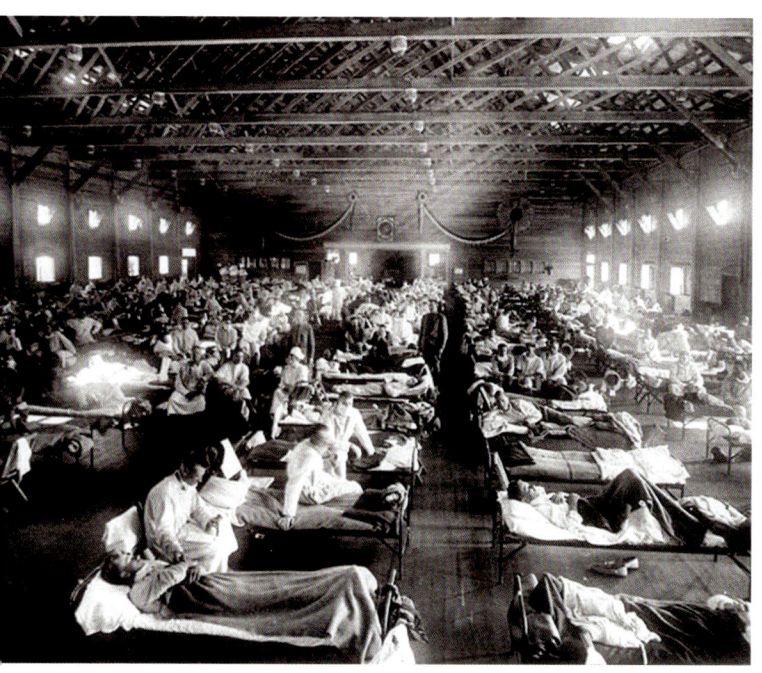

Die Opfer der Spanischen Grippe, einer Pandemie der Jahre 1918/1919. Das Virus erwies sich als in besonderem Maße tödlich.

ALLES IST IM WANDEL

Der Blick auf die Krankheit wandelte sich mit zunehmendem Verständnis der Wissenschaft für deren Ursachen und Verlaufsformen. Was man zunächst auf göttlichen Einfluss, später auf das Gleichgewicht der Säfte oder auf Miasmen aus Sümpfen zurückführte, wird nun wissenschaftlich erforscht. Wir wissen, dass Krankheiten viele verschiedene Ursachen haben: Bakterien, Viren und Protozoen, biochemische Ungleichgewichte, Fehlfunktionen des Körpers, genetische Mutationen, ein ungesunder Lebensstil, Missbrauch von Drogen und Medikamenten und Gifte. Wir kennen nun die biochemischen Auswirkungen der Krankheit auf den Körper. Manche Krankheiten wie Krebs oder psychische Störungen können wir uns allerdings immer noch nicht erklären.

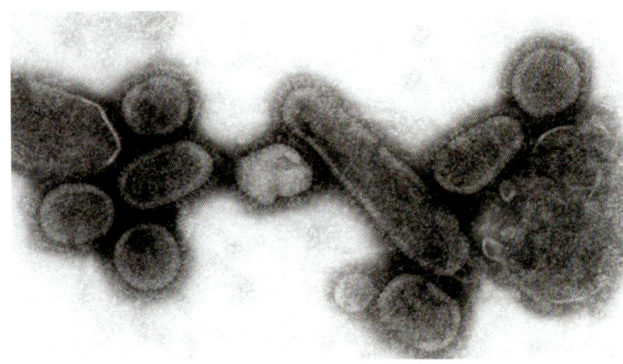

Das H1N1-Virus, das die Influenza-Pandemie 1918 auslöste.

Dabei ändert sich letztlich nicht nur unser Blick auf die Krankheit. Auch die Krankheiten selbst wandeln sich. Manche verschwinden ganz, andere verlieren ihren Schrecken, während überall neue Krankheiten entstehen. So scheint im Athen des 5. Jahrhunderts v. Chr. eine Krankheit gewütet zu haben, die wir noch heute nicht genau zuordnen können. Möglicherweise ist diese Krankheit mit den alten Athenern ausgestorben. Krankheiten verändern sich – manchmal schnell, manchmal langsam – und verlieren ihre Gefährlichkeit. Viruskrankheiten verändern sich schneller als von Bakterien ausgelöste Störungen, weil Viren sich sehr schnell vermehren und daher auch schneller mutieren können. Die hohe Mutationsrate von Viren erleichtert es diesem gefährlichen Krankheitserreger, die Gestalt zu verändern und sich so an neue Gegebenheiten und Reservoire anzupassen, z. B. vom Schwein auf den Menschen überzugehen. Die Grippeschutzimpfung muss jedes Jahr neu zusammengestellt werden, um auf die neuen Merkmale des Virus zu reagieren. Aber auch Bakterien verändern sich und werden resistent gegen die Antibiotika, mit denen wir sie bekämpfen. Die Vorstellung, dass Krankheiten sich ändern und entwickeln, als wären sie organische Wesen, ist jedenfalls ein Novum in dem Bild, das wir uns von Krankheiten machen. Der Schwarze Tod, der im 14. Jahrhundert gut

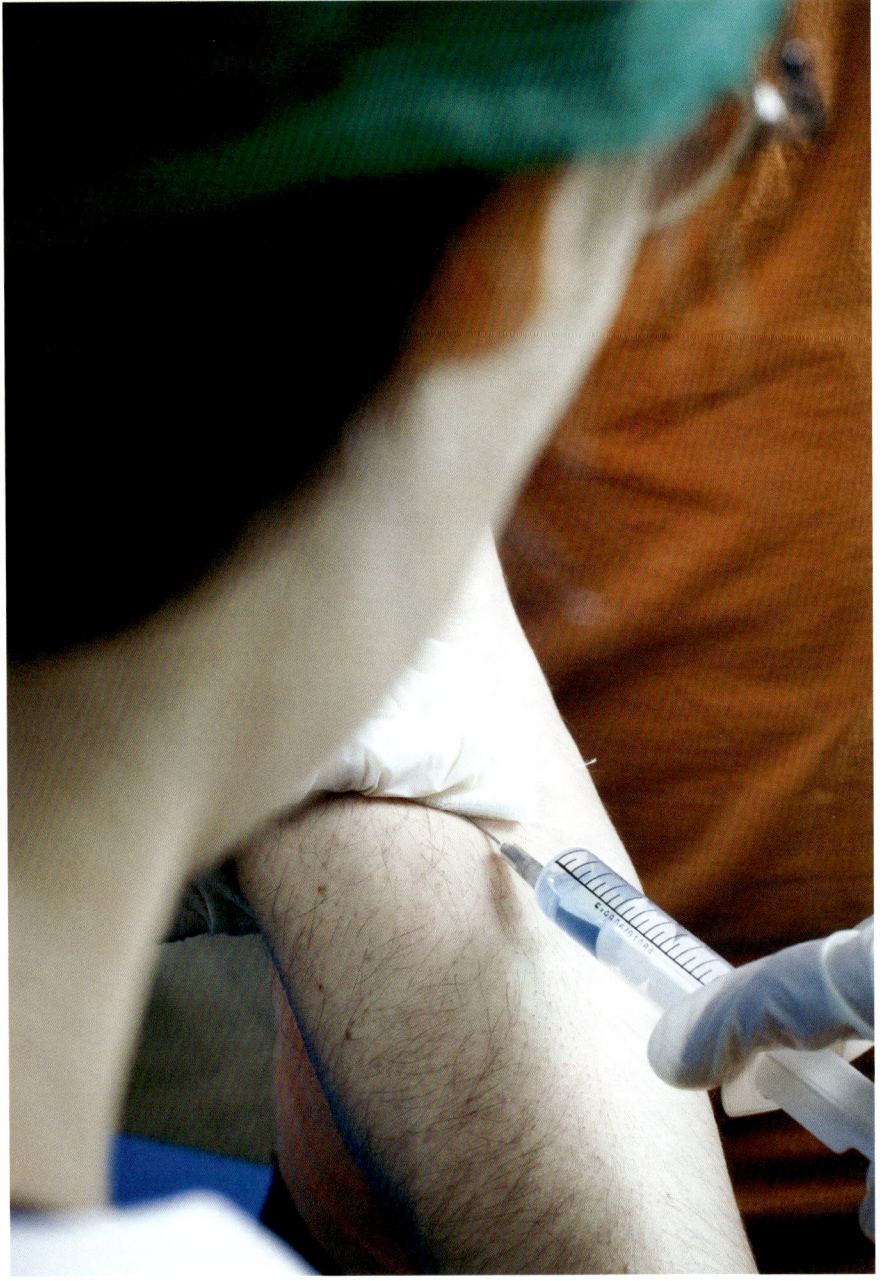

Dank des medizinischen Fortschritts können wir heute mit einer Spritze oder Pille Krankheiten heilen, die früher tödlich verlaufen wären.

50 Millionen Menschen das Leben kostete, war wohl eine Mischung aus Beulen- und Lungenpest sowie Pestsepsis. Doch einige der hervorgerufenen Symptome sowie das Verbreitungsmuster (das mittels historischer Aufzeichnungen rekonstruiert wurde) unterscheiden sich von späteren Pest-Pandemien. Daher nehmen manche Ärzte an, der Schwarze Tod sei keine Pest gewesen, sondern eher Milzbrand oder eine Form von Ebola, vielleicht auch eine Kombination.

Viele Krankheiten flammten immer wieder auf bzw. starben aus, ohne dass wir den Grund dafür kennen. Die Lepra starb in Europa aus, als die Pest den Kontinent überrollte. Krebs, Asthma und viele Allergien hingegen scheinen Krankheiten des 20. Jahrhunderts zu sein. Nach der zweiten großen Pandemie kehrte *Yersinia pestis* nicht nach Europa zurück. Umgekehrt haben wir nun mit Krankheiten zu tun, die wir uns vor gut hundert Jahren nicht hätten träumen lassen. AIDS, Ebola, SARS und chronische Erschöpfung sind noch vergleichsweise jung. Und wir stoßen auch immer wieder auf neue Krankheitserreger wie die Prionen, die erst 1982 entdeckt wurden. Wer weiß, welche Krankheitsursachen wir demnächst offenlegen werden und wie unser Blick auf die Krankheit sich in Zukunft wandeln muss?

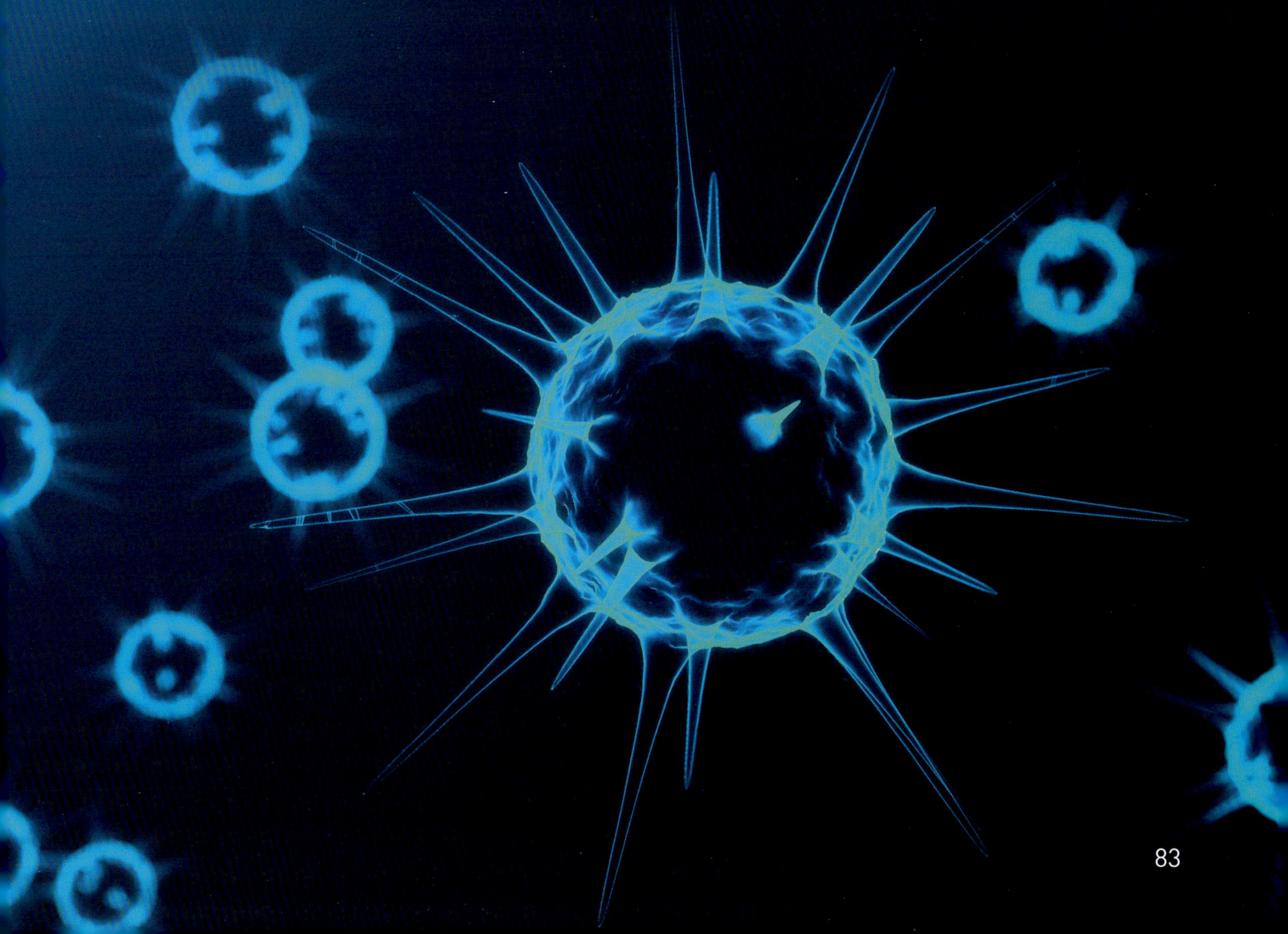

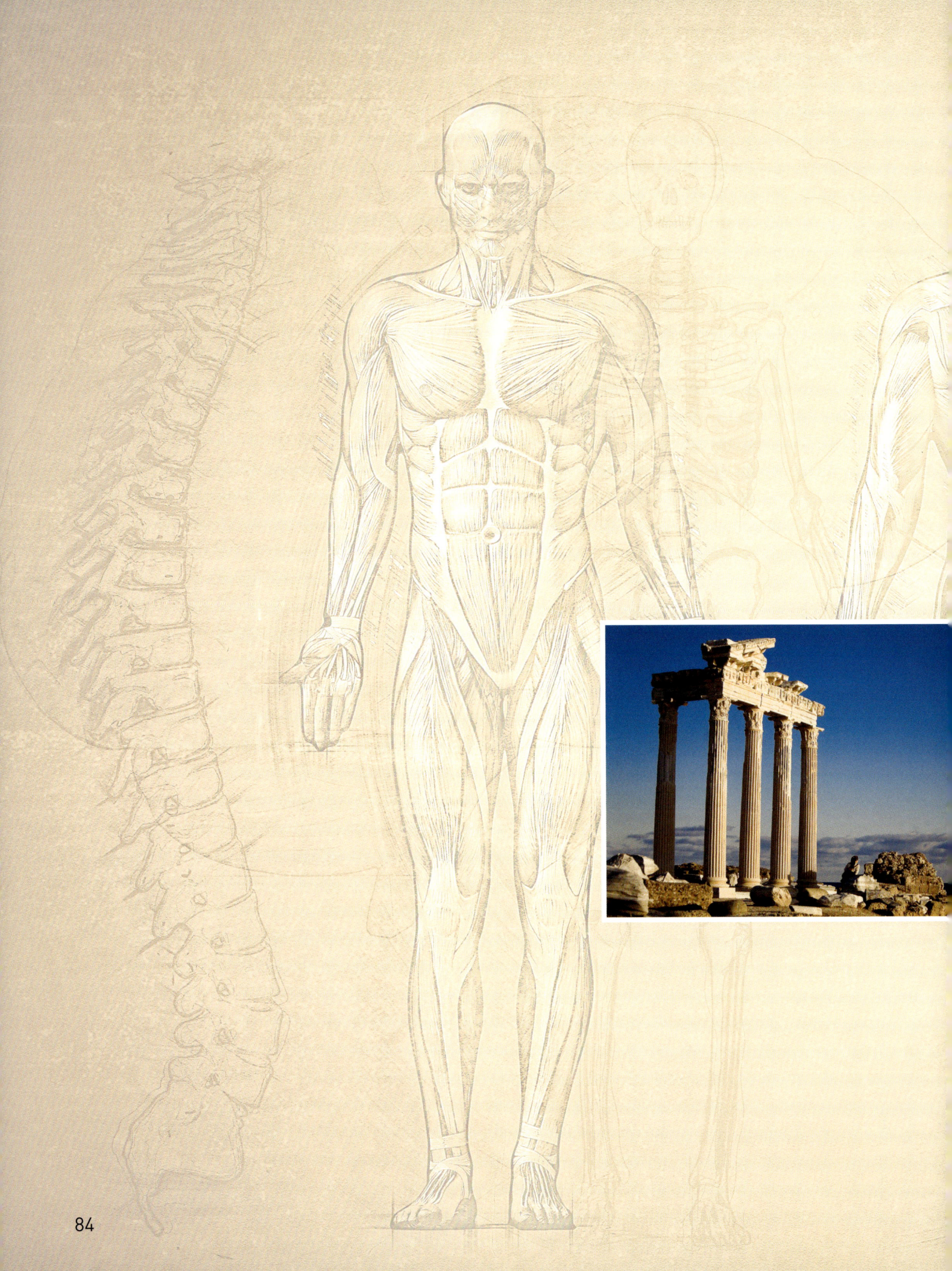

KAPITEL 3

DIE DIAGNOSE

Über Tausende von Jahren untersuchten Ärzte ihre Patienten, ohne zu hoffen, so zu einer sinnvollen Diagnose oder Behandlung zu gelangen. Lange Zeit konnten sie nicht mehr tun, als festzustellen, ob jemand noch lange zu leben hatte oder sterben würde. Denn selbst wenn sie die Krankheit richtig erkannten, war dagegen doch kein Kraut gewachsen. Manche Behandlungen schadeten dem Patienten sogar mehr als sie nützten.

Doch mit der Zeit verbesserten sich Diagnosetechniken und -instrumente erheblich. Anfangs mussten Ärzte noch drücken und gucken, schnüffeln und tasten, mit der Zeit aber entwickelten sie Instrumente, die ihnen halfen zu horchen, zu messen und die Ergebnisse aufzuzeichnen. Heute können Ärzte mühelos in unseren Körper hineinschauen. Sie können unsere Knochen untersuchen, unser Gehirn und unsere Organe, ohne uns aufzuschneiden. Mit ihren Mikroskopen kommen sie den winzigsten Bausteinen unseres Körpers auf die Spur und entdecken jeden noch so kleinen Erreger. Die diagnostischen Instrumente und Techniken haben sich mit unserem Bild vom Körper und von der Krankheit gewandelt. Ohne dieses grundlegende Verständnis ist jede Messung, jede Beobachtung nutzlos. Und doch zeigen jüngere Forschungen, dass das Instrumentarium des Arztes nicht nur aus Wissen und Laborwerten besteht, sondern dass auch Mitgefühl und Fürsorge dazu beitragen, dass der Patient wieder gesundet.

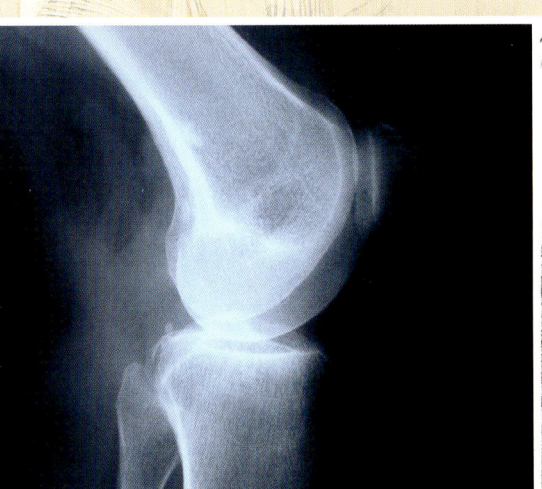
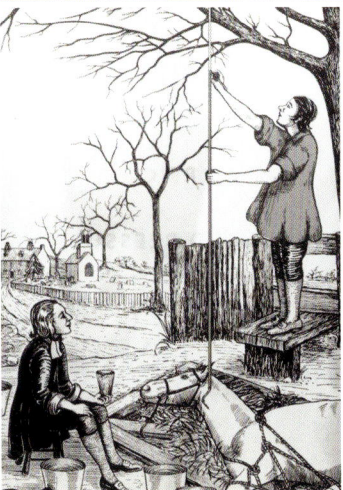
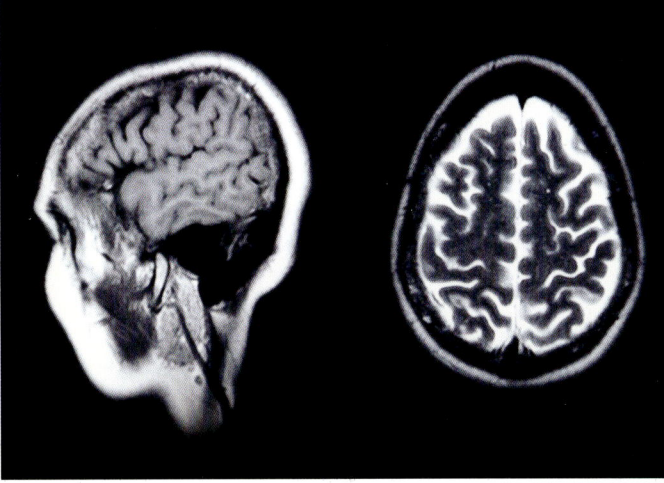

DIE DIAGNOSE

WO LIEGT DAS PROBLEM?

Wenn ein Patient zum Arzt kommt, weil ihm ein Finger fehlt, er eine klaffende Wunde hat oder einen scheußlichen Abszess, liegt die Natur des Problems auf der Hand. Innere Verletzungen und Erkrankungen aber stellten die Ärzte unserer Vorfahren vor ungeahnte Schwierigkeiten. Ein Patient konnte schließlich aus tausend verschiedenen Gründen Fieber haben, sich erbrechen oder Schmerzen leiden. Dass wir die Ursache dieser Leiden feststellen können, ist eine noch vergleichsweise junge Errungenschaft.

Doch die Ärzte früherer Zeit wussten sich zu helfen: Sie hielten die subjektiven Symptome fest (die der Patient empfindet) und suchten nach objektiven Hinweisen (klinischen Anzeichen, die sich objektiv messen oder feststellen lassen) und erstellten so ein Krankheitsbild, das zwar die Ursachen nicht erklärte, aber immerhin eine Behandlung und eine Prognose (bei der dem Kranken erklärt wird, was ihn erwartet) ermöglichte. Viele antike Ärzte erstellten so erstaunlich detaillierte Krankheitsbilder. Ihre Beobachtungen waren so akkurat, dass wir oft heute noch die Krankheit mühelos identifizieren können. Der *Papyrus Edwin Smith* etwa, entstanden ca. 1550 v. Chr., schildert zum Beispiel die Tetraplegie, die Lähmung aller vier Gliedmaßen. Er benennt die begleitende Inkontinenz und die Dauererektion, die durch die Rückenmarksschädigung ausgelöst wird. In altindischen Texten finden wir Beschreibungen von Diabetes, Tuberkulose und Pocken. Prokop hingegen schildert die Beulenpest, sodass sie auch heute noch mühelos als solche erkennbar ist. Da die frühen Ärzte jedoch wenig Ahnung von den zugrunde liegenden Prozessen

BESCHREIBUNG DER POCKEN (BLATTERN)

Der arabische Alchemist und Arzt Muhammad ibn Zakariya ar-Razi oder Rhazes (865–925) lieferte eine klinische Beschreibung der Pocken und der Masern. So konnten die Ärzte zwischen beiden Erkrankungen unterscheiden.

Dem Ausbruch der Pocken geht ein lang andauerndes Fieber voran, das von Rückenschmerzen, Nasenjucken und Albträumen begleitet ist. Dies sind die akuten Symptome des bevorstehenden Ausbruchs, zusammen mit einem starken Rückenschmerz, Fieber und einem Jucken am ganzen Körper. Dann erscheint zuerst eine Schwellung im Gesicht, die kommt und geht. Man stellt Entzündungszeichen fest wie zum Beispiel stark gerötete Wangen und ebensolche Augen. Der Patient empfindet eine starke Schwere im Körper und eine gewisse Ruhelosigkeit. Er gähnt häufig und streckt sich so oft er kann. Hinzu kommen alsbald Schmerzen in Hals und Brust. Der Patient kann nicht mehr ungehindert atmen oder gar husten. Dazu kommen: die Trockenheit des Atems, eingedickter Speichel, Heiserkeit, Schmerzen und Schwere im Kopf, Ruhelosigkeit, Übelkeit und Ängste. (Achtung: Ruhelosigkeit, Übelkeit und Ängste treten bei „Masern"

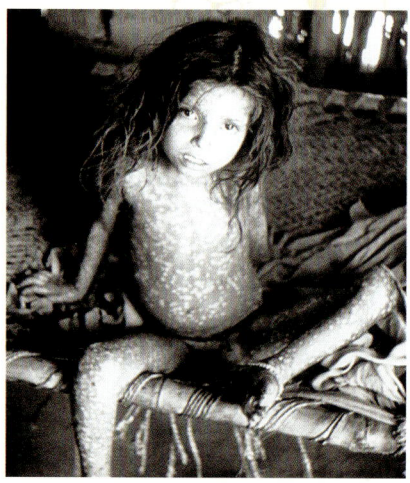

Pockenpusteln sehen aus wie Reiskörner unter der Haut und bedecken den ganzen Körper.

häufiger auf als bei Pocken. Andererseits haben Pockenkranke eher Rückenschmerzen als Masernkranke.) Im Allgemeinen fühlen die Krankheiten eine Hitze im ganzen Körper, manche haben einen entzündeten Darm und eine leuchtend rote Hautfarbe, wobei das Zahnfleisch besonders gerötet ist.

Das Buch von den Pocken und den Masern

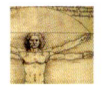

hatten, konnten sie wenig mehr tun, als die Symptome zu behandeln und auf das Beste zu hoffen. Häufig gab es zu jener Zeit auch noch keine effektiven Behandlungsmöglichkeiten.

Der Edwin Smith Papyrus liefert uns detaillierte Aufzeichnungen der frühen ägyptischen Medizin.

IN DEN HÄNDEN DER GÖTTER

Durch die Jahrhunderte kamen verschiedene Methoden der Diagnosestellung zur Anwendung – einige eher vom Glauben an die Magie getragen, andere mehr oder weniger wissenschaftlich fundiert. Solange die Menschen glaubten, Krankheiten seien von den Göttern gesandt worden, war es nur natürlich anzunehmen, dass auch die Heilung nur durch göttliche Hilfe erfolgen konnte. Also musste man die negativen Kräfte entweder besänftigen oder vertreiben. Außerdem griff man auf Magie zurück, um die bestmögliche Behandlung zu finden.

Die alten Ägypter und Griechen setzten dabei auf die *Enkoimesis* oder den „Tempelschlaf". Die Patienten wurden in Trance versetzt und schliefen dann in einem bestimmten Tempel in der

Hoffnung, ihre Träume würden ihnen die Natur ihrer Krankheit offenbaren und Heilung verschaffen. In Ägypten suchte man zu diesem Zweck den Tempel des göttlichen Heilers Imhotep auf, im alten Griechenland waren es die Asklepios-Heiligtümer. Die Trance konnte bis zu drei Tagen anhalten. In dieser Zeit riefen die Tempelpriester die Götter an und vollführten magische Riten, um den Heilungsprozess zu unterstützen. Die Priester waren allerdings auch wohlbewandert auf dem Gebiet der Heilkräuter und Trauminterpretation. Mit der Zeit trat die Behandlung mit Heilkräutern dann immer mehr in den Vordergrund, die magischen Praktiken nahmen ab. Zufriedene Patienten hinterließen Votivgaben, z.B. Tonmodelle des geheilten Körperteils oder Inschriften, in denen die Heilmittel gepriesen wurden. Und der Tempelschlaf schien zu wirken: Archäologische Grabungen

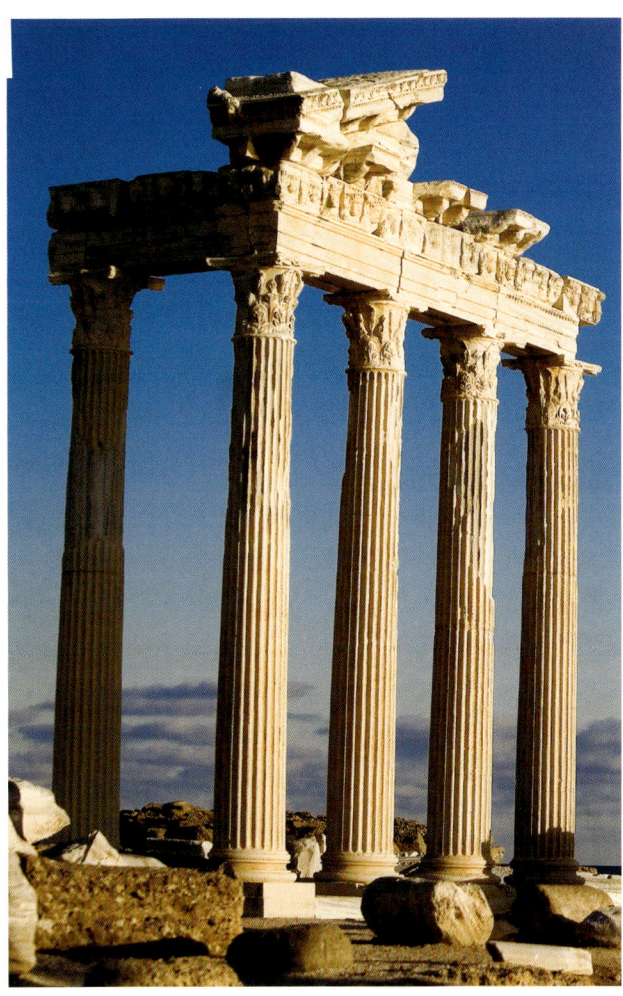

Der Apollontempel im türkischen Antalya, wo der Tempelschlaf Hoffnung auf göttliche Heilung schenkte.

beim Asklepios-Tempel in Korinth legten sage und schreibe zehn Kubikmeter solcher Votivgaben frei. Die Römer übernahmen den Tempelschlaf von den Griechen, widmeten ihre Tempel aber dem Gott Apollon. In einigen Regionen Nordafrikas und des Nahen Ostens ist die Praxis des Tempelschlafs immer noch verbreitet.

Neben den Offenbarungen, die den Patienten im Schlaf zuteil wurden, nutzten Griechen und Römer auch Orakeltechniken, um mit den Göttern zu sprechen. Dann brachte der Patient ein Opfer dar – gewöhnlich einen Vogel – und der Augur las in den Eingeweiden des Tieres, um Aufschlüsse über die Natur der Erkrankung zu erlangen.

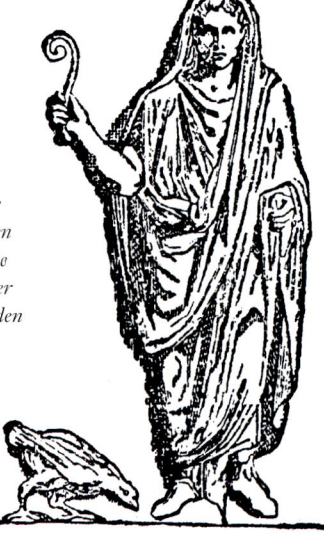

Im alten Rom befragte man die Auguren, wenn man den Willen der Götter erkunden wollte. Die Auguren lasen aus dem Flug der Vögel – oder aus den Eingeweiden der toten Tiere.

SUBJEKTIVE UND OBJEKTIVE SYMPTOME

Doch mit der Zeit schwand das Vertrauen in die Götter. Die Ärzte setzten immer mehr auf weltliche Methoden zur Feststellung der besten Behandlung. Dabei ist die subjektive Beschreibung der Beschwerden für den Arzt zwar nützlich, hat jedoch ihre Nachteile: Wenn der Patient bewusstlos ist oder ein Kleinkind der Sprache noch nicht mächtig, können die subjektiven Symptome nicht erfasst werden. Im Übrigen sind sie auch anderweitig nicht immer zuverlässig. So ist es zwar ein guter Anfang, die Beschwerden des Patienten aufzuzeichnen, doch objektive Daten sind für den Diagnostiker natürlich nützlicher.

Im alten China versuchten die Ärzte stets, das Verhältnis von Yin und Yang bei ihren Patienten zu bestimmen. Sie stellten ihnen ausführliche Fragen über die Entstehung der Krankheit und überprüften, wie gut der Patient riechen und schmecken konnte. Außerdem befragten sie ihn zu seinen Träumen. Während der Patient redete, registrierte der Arzt, welchen Ton seine Stimme hatte, wie sein Gesicht aussah und seine Zunge. Außerdem fühlte der Arzt an verschiedenen Körperstellen mit verschiedenen Techniken den Puls. Manchmal wurde der Puls auch mehrmals gefühlt. Das Buch *Maijing* (der Klassiker über den Puls) wurde im 3. Jahrhundert von Wang Shu Ho, einem berühmten Arzt, verfasst. Darin beschreibt er, wie ein Arzt die Natur der Erkrankung feststellen kann, welchen Verlauf die Krankheit nehmen wird und zu welcher Zeit der Patient sich entweder erholt hat oder stirbt – alles abgeleitet aus dem Pulsschlag.

DAS VOKABULAR DER MEDIZIN

Die Liege, auf der der Patient sich zum Tempelschlaf bettete, nannte man *kline*. Daher stammt unser moderner Begriff „Klinik", die Zeit der Behandlung war die „Inkubation", die wir heute kennen als Zeit, die eine Krankheit zum Ausbruch benötigt. Asklepios hatte zwei Töchter: Hygieia (Göttin der Gesundheit) und Panakeia (Göttin der Medizin). Von den beiden leiten sich unsere Begriffe „Hygiene" und „Panazee" (medizinisches Allheilmittel) ab.

Im alten Indien untersuchte der Arzt den Patienten sehr gründlich. Er tastete ihn ab und horchte Herz, Lungen und Bauch ab. Wenn ein Knochen gebrochen war, lauschte er auf das Knirschen der Bruchstelle (was für den Betroffenen nicht angenehm gewesen sein kann). Darüber hinaus untersuchte er gründlich die Zunge und die Haut seines

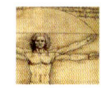
Patienten. Im alten Ägypten hatten die Ärzte eine Einteilung entwickelt, die der heute verwendeten „Triage" gleichkam: Sie schätzten zuallererst ein, ob ein Patient Heilung finden konnte, ob sein Zustand sich verbessern würde oder ob er höchstwahrscheinlich sterben musste.

Die alten Griechen nutzten ebenfalls die sinnliche Wahrnehmung, um den Zustand ihrer Patienten einzuschätzen. Zu Zeiten des Hippokrates (ca. 460–375 v. Chr.) legte man allerdings mehr Wert auf die Prognose (Abschätzung des Resultats) als auf die Diagnose (Feststellung der Natur der Krankheit). Das war durchaus sinnvoll, denn zu wissen, ob der Patient überleben oder sterben würde, war von größerem Nutzen als herauszufinden, worunter er litt, denn es gab ja noch keine Behandlung, die eine Heilung sicherstellen konnte. Hippokrates hielt große Stücke auf die Untersuchung des Urins, leitete daraus aber nur seine Prognose ab. Galen (129–216) tat es ihm in dieser Hinsicht nach. Mehr als 1000 Jahre nach Hippokrates begann Theophilus (7. Jahrhundert), Urin diagnostisch zu verwenden. Seine Abhandlung *De urinis* prägte die diagnostische Praxis im Mittelalter, sodass die Untersuchung des Urins bis ins 18. Jahrhundert zu den wesentlichen Diagnoseinstrumenten gehörte. Der Arzt überprüfte zuerst die Farbe, bevor er daran roch. Dann nahm er einen Schluck, um den Geschmack einzuschätzen. Am Ende wurden mit einigen einfachen Tests Ablagerungen untersucht.

Das Urinrad des Mittelalters zeigt Urin in den verschiedensten Farben und die zugehörigen Krankheiten.

Fast 2000 Jahre lang aber ging es in Europa bei der Diagnose nur um das Gleichgewicht der vier Säfte, da dessen Störung als Wurzel jeglicher Erkrankung galt. Hatte man das Verhältnis der Säfte ermittelt, lieferte dies den Schlüssel zur Behandlung.

Die Aufzeichnungen des englischen Arztes John Symcotts (1592–1662) zeigen, wie die Diagnose damals aussah. So schrieb er an einen Patienten:

» *Ihr stark gefärbter Urin lässt auf eine Entzündung des Blutes schließen und auf einen Überschuß an cholerischen Säften, die … nach oben wandern und sich rund ums Gehirn ablagern. Dort verursachen sie den Schmerz und die Geräusche, über die Sie klagen.* »

Aussehen	Diagnose	Behandlung
Patient ist fiebrig, trocken.	Überschuss an gelber Galle	Kalte Bäder
Patient ist fiebrig, rot und sondert Schweiß ab.	Überschuss an Blut	Aderlass
Patient ist kalt, trocken, lethargisch.	Überschuss an schwarzer Galle	Blutbildende Maßnahmen. Der Patient soll rotes Fleisch und Rotwein erhalten.
Patient ist kalt, nass und lustlos.	Überschuss an Schleim	Man bringe den Patienten zum Niesen und führe ihm Wärme zu, z. B. durch heißes Essen.

Die Behandlung sollte die Säfteverteilung ändern. Die Behandlung für eine Erkrankung mit den Merkmalen „feucht und kalt" wäre die Zufuhr trockener Wärme. So schlug Symcotts einem anderen Patienten vor:

 … Zunächst müssen die serösen und wässrigen Säfte ausgetrieben werden … dann würde ich Ihnen einen Aderlass verschreiben … um des hitzigeren Temperaments Ihrer Leber willen, das die Quelle für die cholerischen Säfte ist, die in die Adern eindringen und das Blut und die Säfte schärfer machen und so die Entzündung an Ihren Lidern bewirken und die beißende Schärfe Ihres Urins … Danach würde ich eher auf trockene, denn auf adstringierende Mittel zurückgreifen …

Heute hört sich das nach Kauderwelsch an, aber zu jener Zeit schien die Behandlung durchaus Sinn zu machen. Mithilfe der Vier-Säfte-Lehre diagnostizierte man auch seelische Störungen. So beschreibt einer von Symcotts Zeitgenossen einen Patienten als …

 … sehr melancholisch. Er zieht die Einsamkeit vor und denkt, dass alles, was er sagt, nur Narretei und vergebens ist. Er bildet sich ein, er sei schwach und seine Beine und sein Körper ausgezehrt.

In einem anderen Fall hielt er eine Patientin ganz eindeutig für verrückt, denn er malte neben ihren Namen das Zeichen für den Mond, und der englische Begriff *lunatic* bedeutet „wahnsinnig". Zu jener Zeit nahm man an, dass diese Störung von den Mondphasen (lat. *augmenta lunae*) beeinflusst wurde. Daher versuchte der Arzt stets, die Zustände des Patienten auf die Mondphasen zurückzuführen.

DIE INSTRUMENTE

Die moderne Medizin hat eine ganze Reihe von Instrumenten zur Verfügung, vom einfachsten Thermometer bzw. Stethoskop bis hin zum Magnetresonanztomografen und zum flexiblen Endoskop. Bis zum 19. Jahrhundert allerdings mussten die Ärzte ohne solche Hilfsmittel auskommen. Die frühesten Diagnoseinstrumente waren einfache Sonden und Specula (die den Mund, das Rektum oder die Vagina offen halten, während der Arzt sie untersucht).

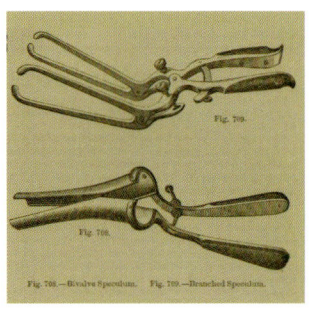

Frühe Specula halfen dem Arzt, in den Körper zu blicken.

Jahrhundertelang waren die Ärzte auf die eigene Beobachtungsgabe angewiesen und auf die Empfindsamkeit ihrer Hände. Sie legten den Patienten die Hand auf die Stirn, um das Fieber zu messen, und fühlten den Puls mit den Fingerspitzen. Bis zum späten 17. Jahrhundert hatten die Uhren keine Minuten- oder Sekundenzeiger, daher war selbst eine akkurate Pulsmessung schwierig. Vom 14. Jahrhundert an nutzte man dazu eine mit zermahlenen Eierschalen gefüllte Sanduhr. Vorher blieb dem Arzt nur der Vergleich mit dem eigenen Puls oder die subjektive Einteilung in schnell, langsam oder unregelmäßig.

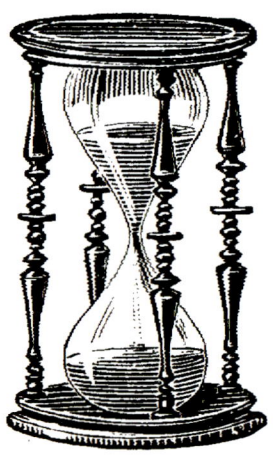

Eine Sanduhr machte es möglich, den Puls in einem genau bemessenen Zeitrahmen zu fühlen.

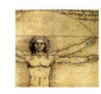

DIE GEHEIME KLANGWELT DES KÖRPERS

Schon die Ärzte der Frühzeit lauschten den Klängen im Körperinneren, doch war dies jahrtausendelang nur möglich, indem sie ihr Ohr an Brust oder Bauch des Patienten hielten. Und damit war nicht jeder einverstanden. René Théophile Hyacinthe Laënnec stieß 1816 mehr oder weniger durch Zufall auf das Prinzip des Stethoskops. Er wollte sein Ohr nicht an die Brust einer jungen Patientin legen, daher benutzte er ein zusammengerolltes Stück Papier und stellte fest, dass er die Geräusche in der Brust so viel deutlicher hörte als vorher. Und so begann er, mit einem Holzrohr zu experimentieren. Nach verschiedenen Verbesserungen kam dann ein Stethoskop mit zwei Ohrstücken auf. 1850 stellte George Camman einen Vorläufer des modernen Stethoskops her: zwei Ohrbügel und ein flexibler Gummischlauch ersetzen die steife Röhre. Das Stethoskop versetzte

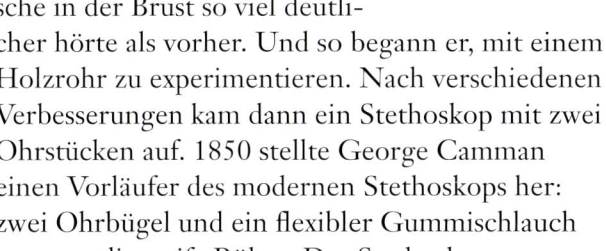

René Théophile Hyacinthe Laënnec erfand 1816 das Stethoskop.

Ärzte in die Lage, Herz und Lungen gründlich abzuhören und ungewohnte Geräusche festzustellen. Das Stethoskop machte die Einschätzung von regelmäßigem und unregelmäßigem Herzschlag sowie der Fließgeräusche des Blutes möglich. Denn erst, wenn man das Normale vom Anormalen unterscheiden kann, lässt sich eine sinnvolle Diagnose stellen.

DIE BLUT-PUMPE

Heute wird das Stethoskop gewöhnlich zusammen mit einem Sphygmomanometer genutzt, um den Blutdruck zu messen. Auch das war früher keine Kleinigkeit. William Harvey (1578–1657) bemerkte als Erster, dass Blut aus einer verletzten Arterie in einem bestimmten Rhythmus strömte. Der erste Mensch, der versuchte, diesen Rhythmus zu messen, war der englische Physiologe Stephen Hales. Um 1706 steckte er ein Messingrohr in die aufgeschnittene Ader eines Tieres und verband dieses mit einem Glaszylinder. Dabei nutzte er die Luftröhre einer Gans als verbindendes Element. Den

DAS ERSTE STETHOSKOP

Laënnec erinnert sich, wie er auf die Idee kam, ein Instrument zu benutzen, um die Brust eines Patienten abzuhorchen:

Ich erinnerte mich an ein wohlbekanntes akustisches Phänomen: Wenn Sie nämlich Ihr Ohr in einem Zimmer gegen einen Holzbalken pressen

und jemand im angrenzenden Raum mit einer Tannennadel am Holz des Balkens kratzt, hören Sie dies an Ihrem Ende ganz genau. Und plötzlich kam mir die Idee, dass ich mir dieses Prinzip bei dem mir vorliegenden Fall zunutze machen könnte. Ich nahm also ein Blatt Papier, rollte es zu einer dünnen Rolle auf und setzte das eine Ende auf die Herzgegend [meiner Patientin], während ich mein Ohr ans andere Ende hielt. Erstaunt und erfreut bemerkte ich, dass ich den Herzschlag viel klarer und besser unterscheidbar wahrnehmen konnte, als ich es je durch Auflegen meines Ohres gekonnt hätte.

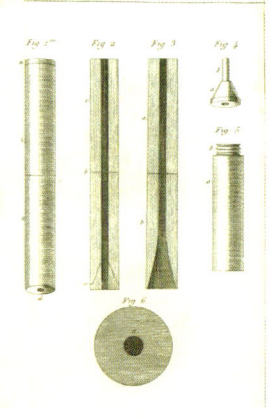

Laënnecs Stethoskop, Vorläufer der heutigen Modelle.

Blutdruck des Tieres schätzte er nach der Höhe, die die Blutsäule im Glaszylinder erreichte. Die dramatischsten Ergebnisse erzielte er, als er ein lebendes Pferd auf den Rücken legen und festbinden ließ. Er legte die Arterie frei und führte ein Metallrohr ein. Das Blut des Pferdes stieg in der vier Meter hohen Glassäule 2,90 m hoch. Natürlich war diese Methode auf den Menschen nicht anwendbar, denn die Tiere bluteten dabei aus.

1828 verwendete der französische Arzt Jean Leonard Marie Poiseuille dann ein u-förmiges, mit Quecksilber gefülltes Rohr, auf dem die Höhe der Quecksilbersäule in Millimetern abgelesen werden konnte. Doch auch dabei musste das Blutgefäß direkt angezapft

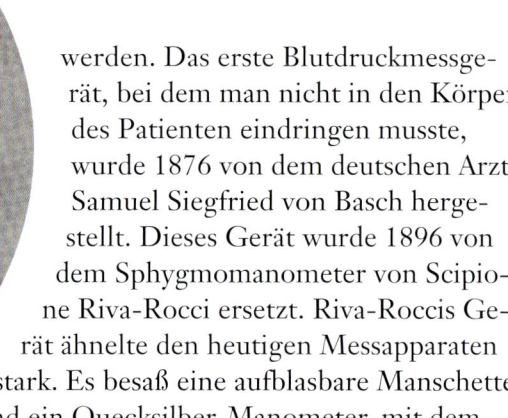

Stephen Hales, der erste Mensch, der je Blutdruckmessungen vornahm.

werden. Das erste Blutdruckmessgerät, bei dem man nicht in den Körper des Patienten eindringen musste, wurde 1876 von dem deutschen Arzt Samuel Siegfried von Basch hergestellt. Dieses Gerät wurde 1896 von dem Sphygmomanometer von Scipione Riva-Rocci ersetzt. Riva-Roccis Gerät ähnelte den heutigen Messapparaten stark. Es besaß eine aufblasbare Manschette und ein Quecksilber-Manometer, mit dem der Druck in der Oberarmarterie gemessen wurde. Nichtsdestotrotz konnte damit nur der systolische Blutdruck gemessen werden (also der Druck in der Arterie, wenn das Herz pumpt). Der Durchbruch kam 1905, als der russische Chirurg Nikolai Korotkow an der Kaiserlichen Medizinischen Akademie in St. Petersburg das Riva-Rocci-Gerät zusammen mit einem Stethoskop benutzte. So konnte er die Verwirbelungsgeräusche hören, die auftreten, sobald der Druck der Manschette genauso groß ist wie der Druck, mit dem das Blut aus dem Herzen ausströmt (Systole). Diese Geräusche hören auf, wenn der Druck der Manschette gleich dem diastolischen Druck ist, also dem Druck, der in der Arterie herrscht, wenn das Herz sich wieder mit Blut füllt. So konnten nun sinnvolle Blutdruckwerte gemessen werden. Bald darauf stellte man fest, dass es chronisch überhöhten Blutdruck gab. Doch die Ärzte fanden immer noch keine Möglichkeit, dafür Ursachen und Behandlung anzugeben.

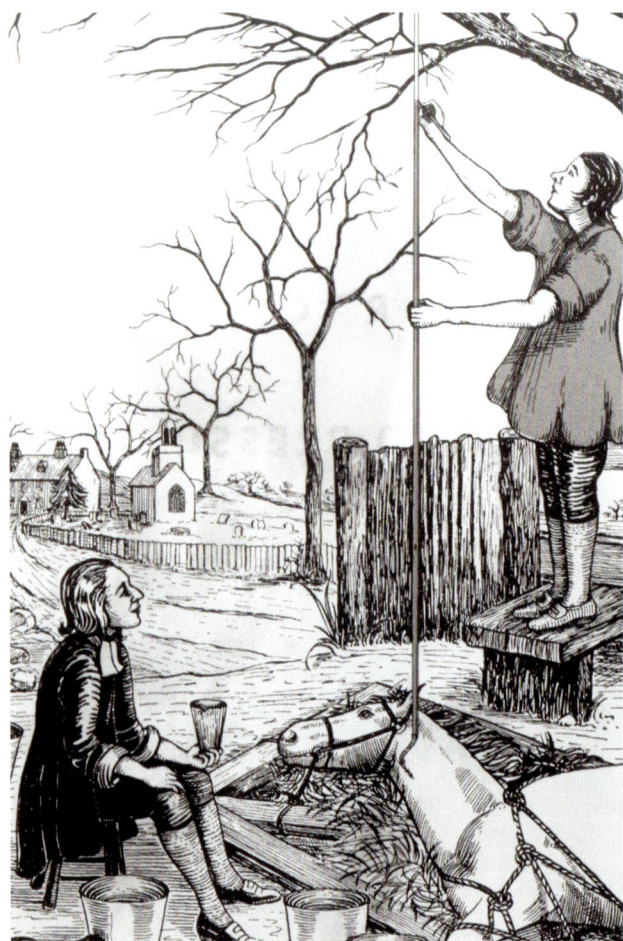

1727 misst Hales den Blutdruck eines Pferdes mithilfe einer Glasröhre.

⚕ HEISS UND KALT

Ein weiteres grundlegendes Instrument zur Diagnose ist das klinische Thermometer. Schon Galilei erfand Ende des 16. Jahrhunderts ein noch recht ungenaues Gerät zur Temperaturmessung, dessen Nachteile waren, dass es bei erhöhtem Druck keine genauen Messungen erlaubte und keine Skalierung besaß. Um 1625

Das Thermometer Galileis, das zur Wärmemessung von Flüssigkeiten unterschiedlicher Dichte benutzt wird.

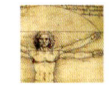

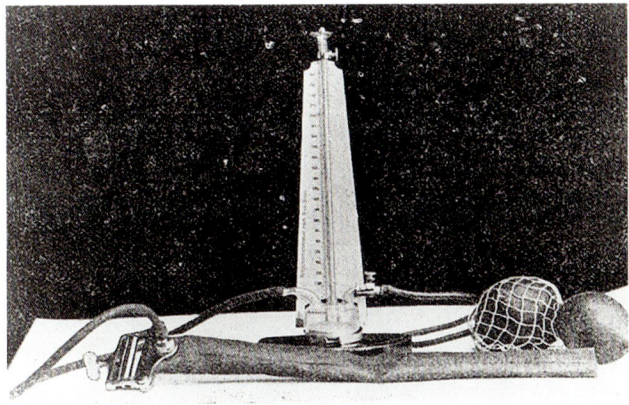

Ein Sphygmomanometer mit einer aufblasbaren Gummimanschette und einer Flüssigkeitssäule, die mittels einer Millimeterskala den Anstieg des Blutdrucks ablesbar macht.

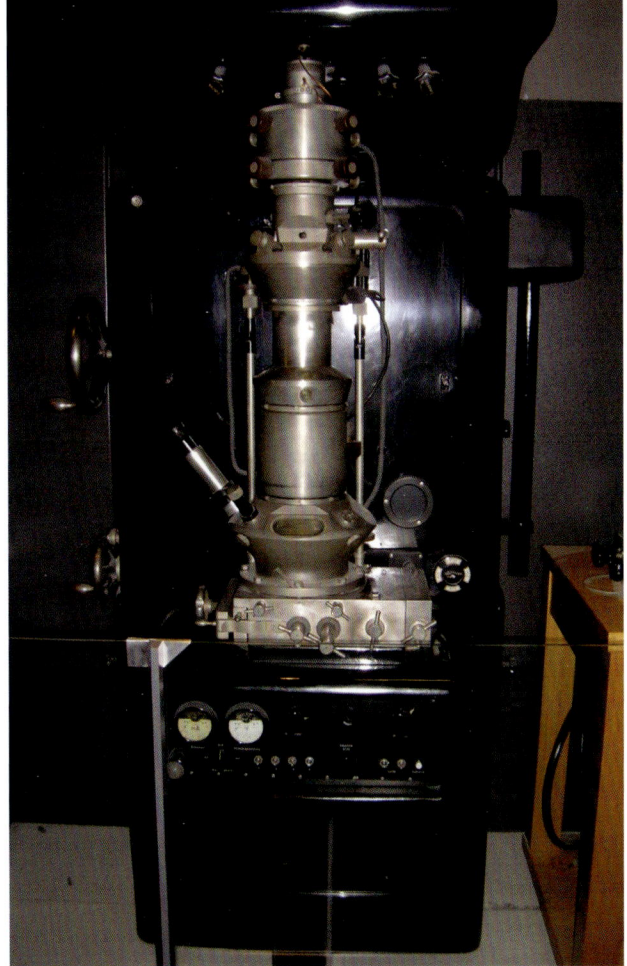

Ab den Dreißigerjahren zeigte das Elektronenmikroskop Viren, Bakterien und menschliche Zellen noch detailgetreuer und erlaubte dadurch noch präzisere Diagnosen.

erfand Santorio Santorio dann das Thermoskop, eine Frühform des heutigen Thermometers, aber selbst dies war kompliziert in der Anwendung.

Erst Anfang des 18. Jahrhunderts wurde das Thermometer zum wichtigen Instrument in der Welt der Medizin. Der österreichische Arzt Anton De Haen (1704–1776) war einer der Ersten, der es regelmäßig einsetzte. Er studierte die täglichen Temperaturschwankungen bei gesunden Menschen und die Symptome, die bei steigender Fieberkurve auftraten. So fand er heraus, dass es durchaus Sinn hatte, wenn man die Temperatur des Patienten maß. Trotz dieser Entdeckungen aber gestaltete sich der Einsatz des Thermometers zur Diagnose eher schleppend, bis Carl Wunderlich mehr als 1 Million Messungen an insgesamt 2500 Patienten vornahm und seine Ergebnisse 1868 veröffentlichte. Seine Messungen legten nahe, dass die Normaltemperatur des Menschen zwischen 36,3 bis 37,5 Grad Celsius lag und dass Temperaturen darüber oder darunter auf Erkrankungen hinwiesen. Seine Messungen wurden mit einem ca. 30 Zentimeter langen Thermometer vorgenommen, das die Patienten gut 20 Minuten lang in der

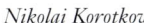

Nikolai Korotkow

Achselhöhle behalten mussten. Das war zunächst wenig praktisch. Erst Sir Thomas Clifford Albutt präsentierte 1866 ein 152 mm langes Thermometer, das man in der Tasche mit sich führen konnte. Und Albutt brauchte für seine Messungen nicht mehr als fünf Minuten. So wurde das Thermometer um 1880 herum zum Standardinstrument im Ärztekoffer.

Eines der wichtigsten diagnostischen Instrumente aber wird nicht direkt am Patienten eingesetzt. Das Mikroskop hat sich zu einem wesentlichen Stützpfeiler jeglicher Diagnose entwickelt. Ob es nun um Bakterien, Protozoen oder Parasiten geht, sie alle sind unter dem Mikroskop sichtbar. So lassen sich auch entartete Zellen und Gewebeschäden mühelos diagnostizieren. In der zweiten Hälfte des 19. Jahrhunderts erledigte dies manchmal sogar noch der Hausarzt.

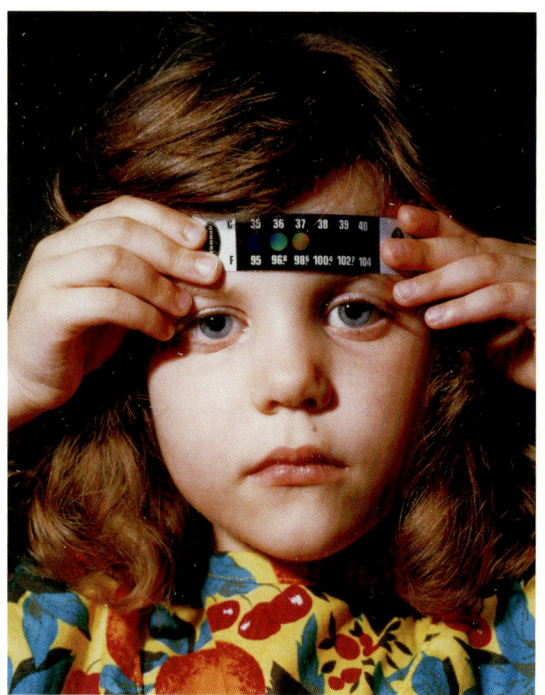

JENSEITS VON QUECKSILBER

Obwohl das klassische Thermometer mit seiner Quecksilbersäule immer noch sehr akkurate Messwerte liefert, ist es in Krankenhäusern aus der Mode gekommen. Heute nutzt man digitale Thermometer, die im Ohr mit Infrarotstrahlung messen, oder Phasen-Thermometer. Bei Letzteren handelt es sich um Plastikstreifen, in denen Thermochromfarbstoffe eingebettet sind. Wenn diese Zellen nun eine bestimmte Temperatur erreichen, wechseln sie die Farbe. Der Fieberwert lässt sich durch Vergleich mit einer Farbskala bestimmen. In Deutschland sind Fieber-Schnelltest-Streifen verbreitet, die nach dem gleichen Prinzip funktionieren. Wenn der Patient Fieber hat, erscheint ein F auf dem Plastikstreifen.

Phasen-Thermometer lassen sich gut als Schnelltest verwenden.

Ein einfaches klinisches Thermometer erlaubt den Patienten, ihre Temperatur selbst zu kontrollieren.

DER BLICK NACH INNEN

Der Arzt besah sich die roten Blutkörperchen, um eventuelle Anämien festzustellen, oder er hielt nach Eiweiß im Urin Ausschau, das auf einen Infekt des Harntrakts schließen ließ. Ein amerikanischer Arzt schrieb dazu:

« Es [das Mikroskop] wird zwar Ihre diagnostischen Fähigkeiten nicht verbessern, doch können Sie sich auf diese Weise die Mitarbeit Ihrer Patienten besser sichern, weil sie mehr Vertrauen zu Ihnen entwickeln. »

In Krankenhäusern und Laboren hingegen wird viel mit dem Mikroskop gearbeitet, denn dort müssen Gewebeproben geprüft und Abstriche untersucht werden. Im Operationssaal unterstützt das Mikroskop den Chirurgen bei der Einschätzung von Gewebe an Ort und Stelle.

Mit dem Aufkommen der Anästhesie wurde es nun theoretisch machbar, einen Blick in den Körper lebender Patienten zu werfen. Doch das Risiko von Infektionen blieb hoch, sodass man Operationen nicht leichtfertig unternahm. Im 20. Jahrhundert aber verbesserte sich allmählich die Hygiene und die Entwicklung von Antibiotika dämmte das Infektionsrisiko weiter ein. Nun wagten es Ärzte schon eher, ihre Patienten aufzuschneiden – ohne die leiseste Ahnung, was sie im Körper vorfinden würden. Trotzdem blieben Operationen gefährlich, daher wurden bald bessere Methoden der internistischen Untersuchung ersonnen.

1910 führte der schwedische Chirurg Hans Christian Jacobaeus die erste laparoskopische Untersuchung durch. Er machte einen kleinen Schnitt in die Bauchdecke, blies dann das Körperinnere mit Luft auf und untersuchte die Bauchhöhle mittels eines Zystoskops. Ein modernes Endoskop besteht aus einem langen, biegsamen Schlauch, der innen

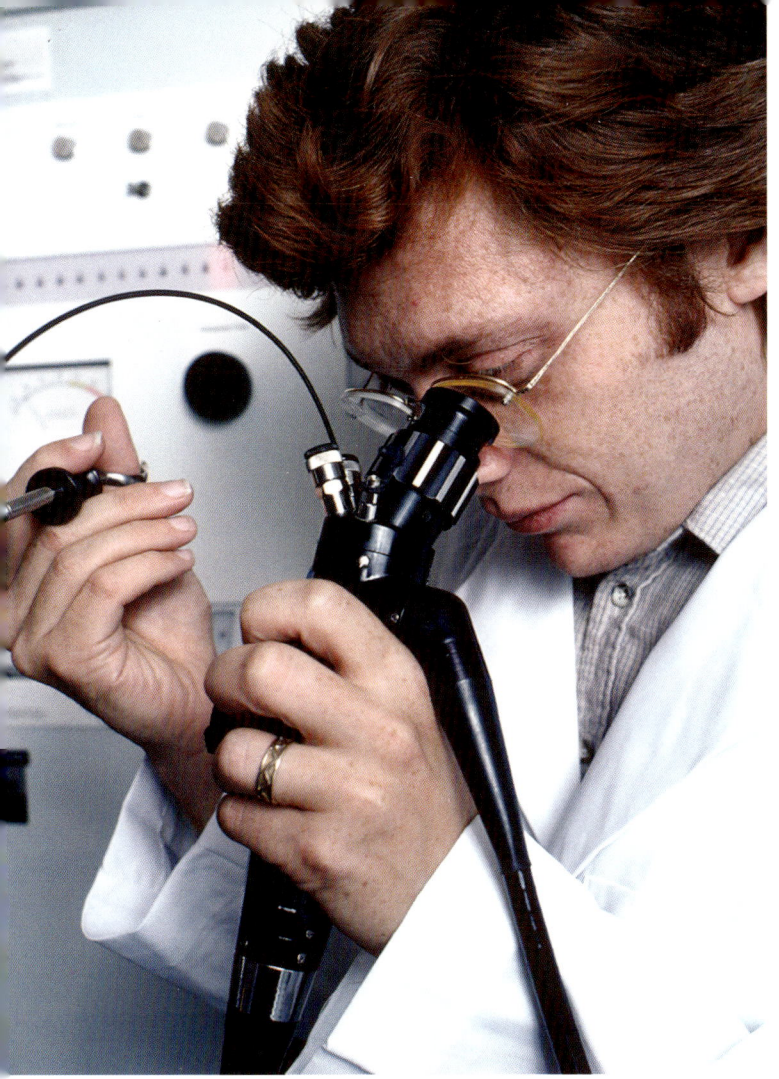

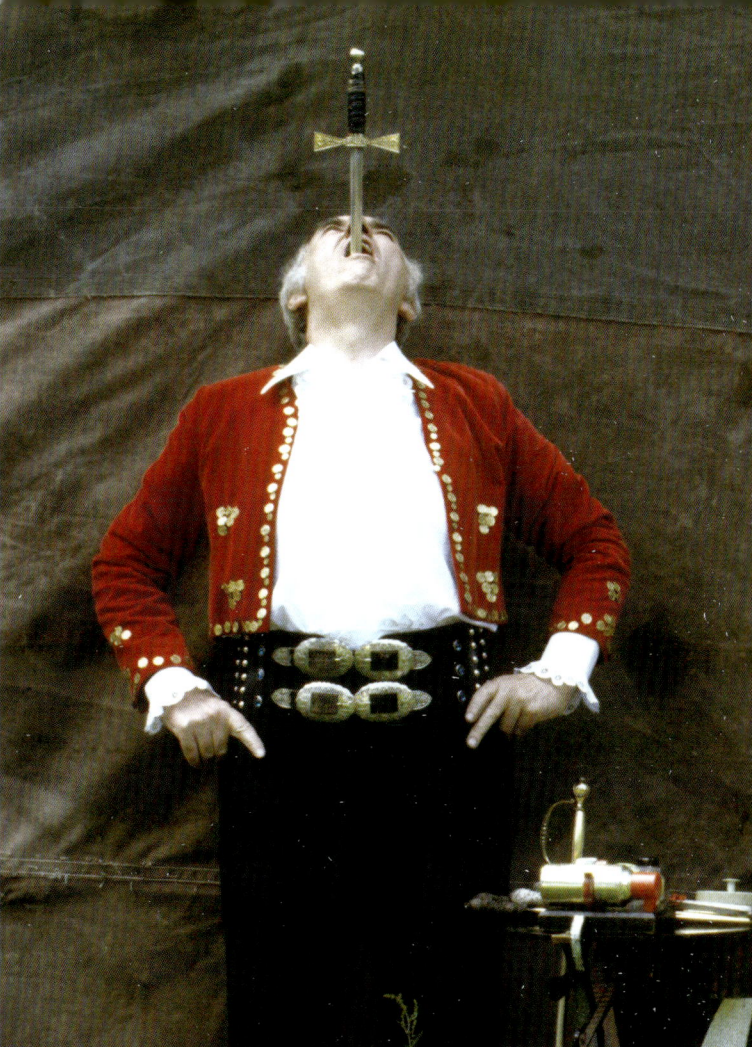

Ein Arzt bedient ein Endoskop, das ihm den direkten Blick ins Innenleben seines Patienten ermöglicht.

Ein Schwertschlucker, der durch sein Training das ideale Versuchskaninchen für die ersten endoskopischen Untersuchungen ist.

ein Glasfaserbündel und eine Kamera am unteren Ende besitzt. Man führt es durch eine natürliche Öffnung (häufig der Mund) oder einen kleinen Schnitt ins Körperinnere ein. Die ersten Endoskope wurden benutzt, um natürliche Körperöffnungen zu untersuchen. Ein frühes Endoskop wurde in den Ruinen Pompejis entdeckt, das 79 n. Chr. vom Ausbruch des Vesuvs verschüttet wurde. Auch im alten Griechenland schien es Endoskope zu geben, zumindest lassen dies Texte aus dem hippokratischen Korpus vermuten.

Der erste moderne Versuch der Endoskopie geht auf Philip Bozzini zurück, der 1805 einen sogenannten „Lichtleiter" benutzte, um den Harntrakt, das Rektum und den Nasen-Rachen-Raum zu untersuchen. Der Durchbruch kam 1868, als erstmals ein Arzt einen Blick in den Magen seines Patienten warf. Der deutsche Internist Adolf Kußmaul überredete einen professionellen Schwertschlucker, eine Metallröhre von 47 Zentimeter Länge und 1,3 Zentimeter Durchmesser zu schlucken, was für

ungeschulte Patienten unmöglich gewesen wäre. Der deutsche Arzt Rudolf Schindler entwickelte einen biegsamen Schlauch mit Spiegeln und einem Glühlämpchen am Ende, der ihm den Blick in den Magen erlaubte. 1949 baute dann ein japanisches Unternehmen eine Kamera ins Endoskop ein, die monochrome Bilder auf einen Film bannte. Heute werden Endoskope mit Glasfaserkabeln ausgestattet, die HD-Bilder auf den Bildschirm werfen. Außerdem gibt es sogenannte „Kapsel-Endoskope" – Einweg-Kamerakapseln, die der Patient verschluckt und die auf dem Weg durch den Verdauungstrakt Bilder abgeben. Diese sind mitunter mit Ultraschallvorrichtungen versehen, die eine Untersuchung der Gewebe unter der Oberfläche ermöglichen.

Röntgenstrahlen offenbaren innere Verletzungen an den Knochen, die anderweitig nicht festgestellt werden können.

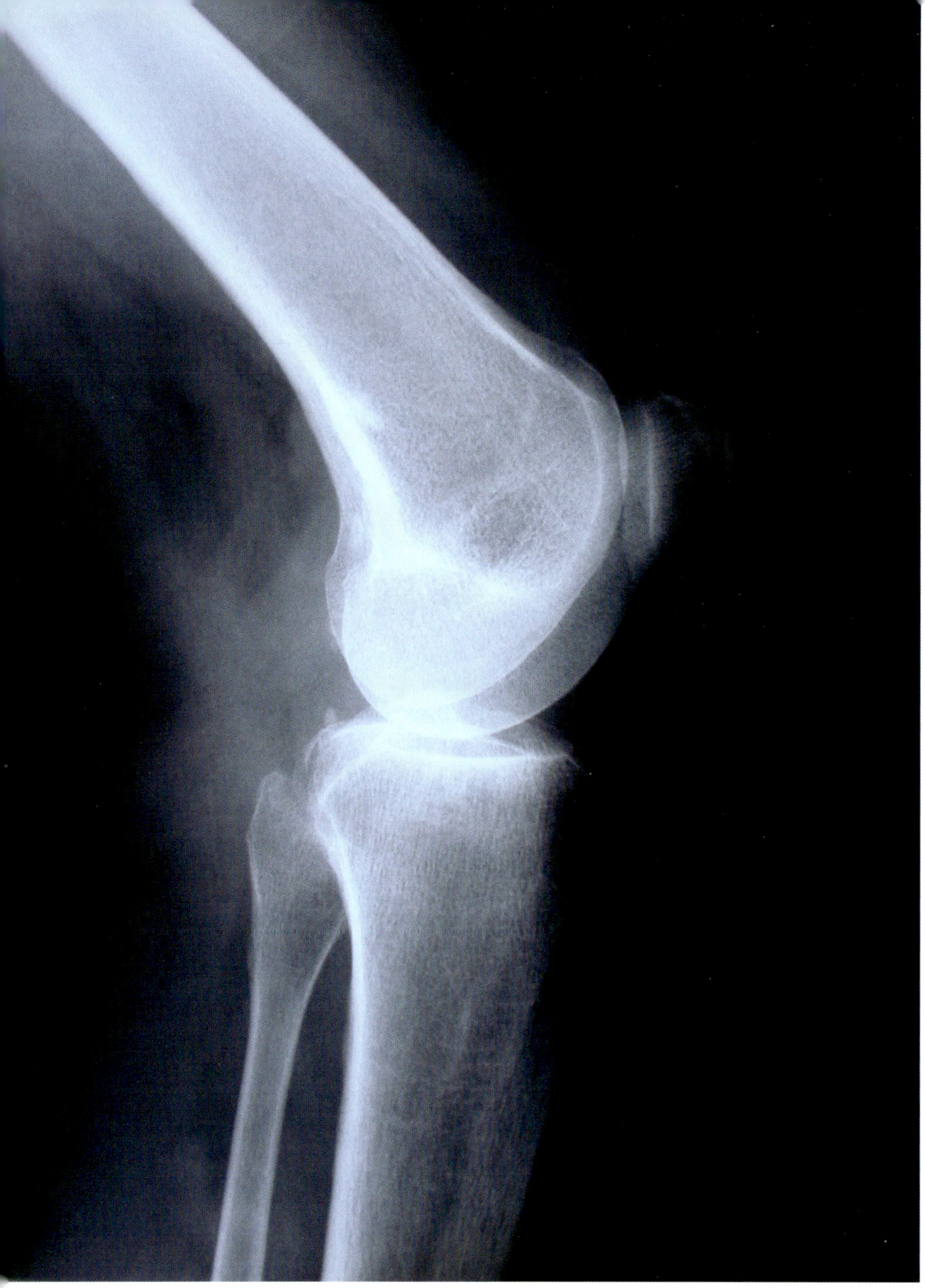

Röntgenbilder

Energiereiche Strahlung macht das Körperinnere viel deutlicher sichtbar, als jeder Eingriff dies könnte. Das erste Röntgenbild wurde 1895 von dem deutschen Physiker Wilhelm Röntgen gemacht. Es zeigt die Hand seiner Frau. Sehr bald wurde die Röntgenstrahlung auch medizinisch eingesetzt, da sie kranke oder gebrochene Knochen deutlich erkennen ließ. Eine Weile waren Röntgengeräte der letzte Schrei auf Upper-Class-Partys.

Röntgenstrahlen lassen Knochen deutlich hervortreten, bei Weichteilen allerdings ist das nicht ganz so einfach. Zu diesem Zweck mussten die Patienten zu Anfang Medikamente schlucken, die den Magen aufblähten. Dann

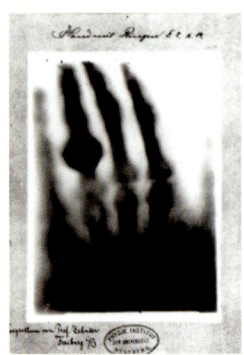

Frau Röntgens Hand mit Ehering

DIE HAND DER FRAU RÖNTGEN

Wilhelm Röntgen, Professor für Physik an der Universität Würzburg, entdeckte die Röntgenstrahlung 1895 eher zufällig. Er deckte eine Crookesche Röhre (eine frühe Kathodenstrahlröhre) mit schwarzem Papier ab, um die Strahlung darin zu untersuchen. Dabei stellte er fest, dass ein mit fluoreszierendem Material beschichteter Schirm in seinem Labor grün zu leuchten begann. Er nutzte dickere Materialien für die Abdeckung wie Aluminium und Blei. Als er dabei einmal seine Hand vor den Schirm hielt, sah er durch das Fleisch hindurch seine Knochen. Um dies für die Nachwelt festzuhalten, nutzte er eine fotografische Platte. Am 22. Dezember 1895 machte er die erste Röntgenaufnahme überhaupt – von der Hand seiner Frau, die einen Ring trug. Schon vom Januar 1896 an nutzte man Röntgenaufnahmen zur Diagnose von Knochenbrüchen. 1901 erhielt Wilhelm Röntgen für seine Entdeckung den Nobelpreis.

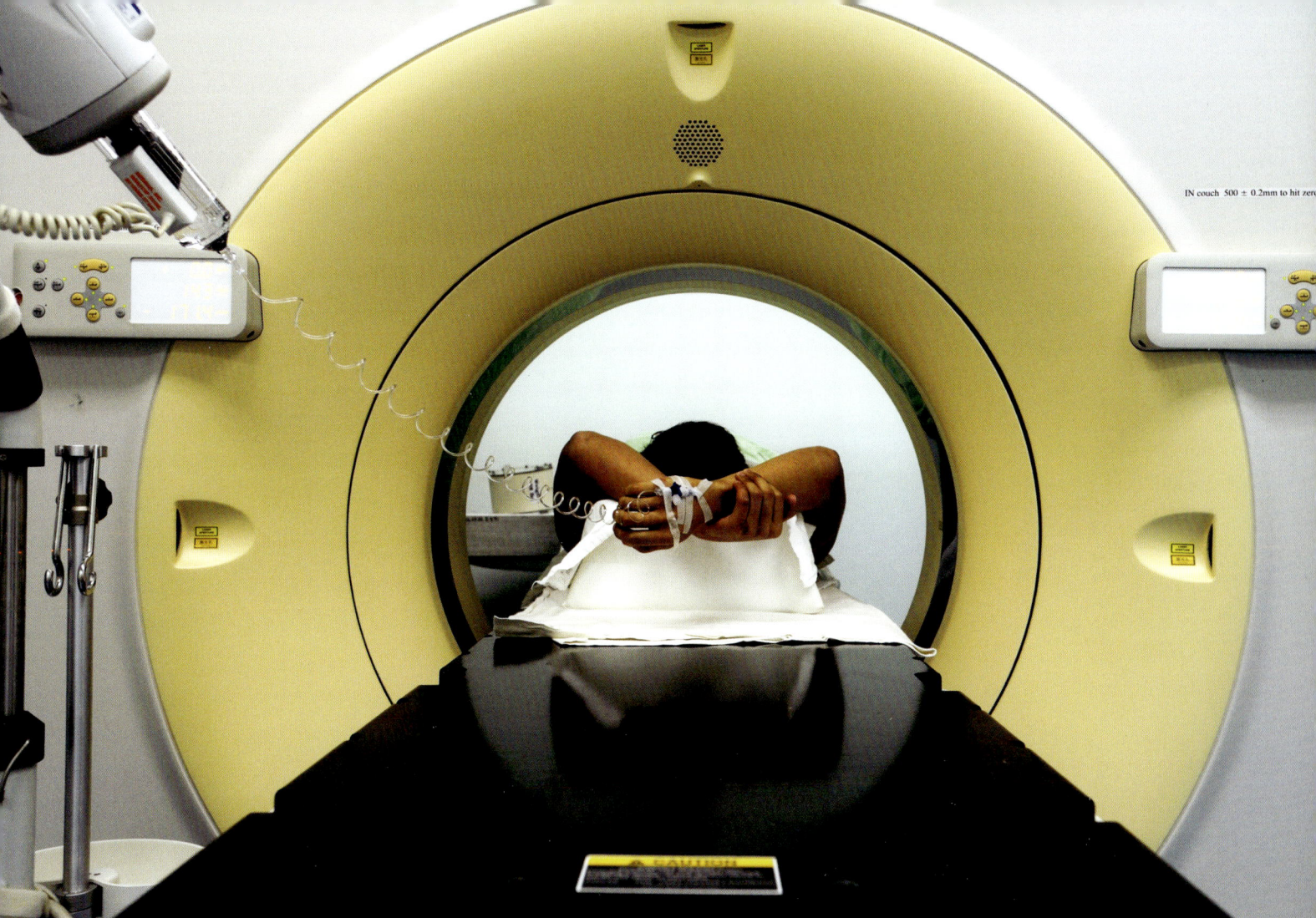

Der Computertomograf macht 3D-Aufnahmen vom Körper möglich.

bekamen sie eine wässrige Aufschlämmung mit Bariumsulfat zu trinken, das die Röntgenstrahlung nicht durchlässt. Das Bariumsulfat lagert sich an Speiseröhre und Magen ab, sodass Verletzungen oder Wucherungen der Schleimhaut sichtbar werden. Eine ähnliche Methode mit Barium-Einläufen macht den unteren Verdauungstrakt im Röntgen sichtbar. Doch diese Barium-Einläufe und -drinks wurden durch die Endoskopie bald überflüssig gemacht.

Ein durch und durch umwälzendes, auf Röntgenstrahlung basierendes Verfahren wurde im Jahr 1972 vorgestellt: Sir Godfrey Newbold Hounsfield erfand den Computertomografen. Der Computertomograf erstellt mehrere Röntgenbilder, um so ein 3D-Bild des Körperinneren zu liefern. Dieses Verfahren hat die Diagnose von Tumoren und anderen Erkrankungen der Weichteilgewebe revolutioniert. Hounsfield erhielt 1979 den Nobelpreis für Medizin zusammen mit Allan McLeod Cormack, der für die mathematische Seite des Geräts zuständig war.

Schall und Bild

Der Blick nach innen wurde weiterentwickelt durch die Magnetresonanztomografie (MRT) und die Positronen-Emissions-Tomografie (PET) sowie die Sonografie (Ultraschall). Die Österreicher Karl Theodor Dussik veröffentlichte 1942 den ersten Fachaufsatz zum diagnostischen Einsatz von Ultraschall in der Medizin, nachdem er damit erste Untersuchungen des Gehirns vorgenommen hatte. 1950 stellte der schottische Arzt Ian Donald noch mehr praktische Anwendungsmöglichkeiten vor. Ein weiterer Schotte, nämlich Stuart Campbell, hat den Ultraschall zur Pränatal-Diagnose ungeborener Kinder eingesetzt. So lässt sich die Entwicklung des Kindes vom ersten Monat an mitverfolgen.

Das erste erfolgreiche Experiment zur Kernspin-Resonanz (NMR) wurde 1946 abgeschlossen. Die medizinischen Anwendungsmöglichkeiten entwickelten sich bald weiter. Die Magnetresonanztomografie benutzt ein starkes Magnetfeld, um ein rotierendes

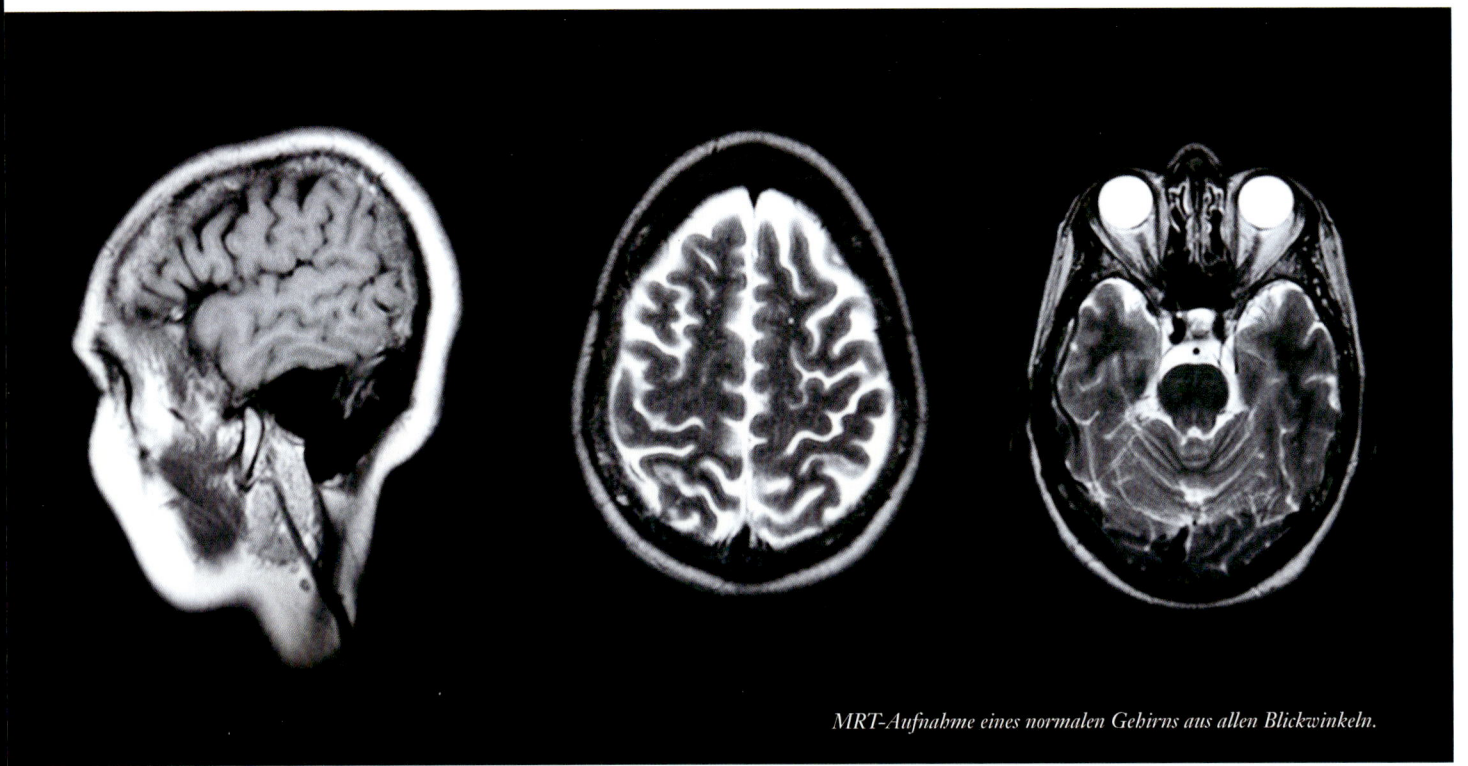

MRT-Aufnahme eines normalen Gehirns aus allen Blickwinkeln.

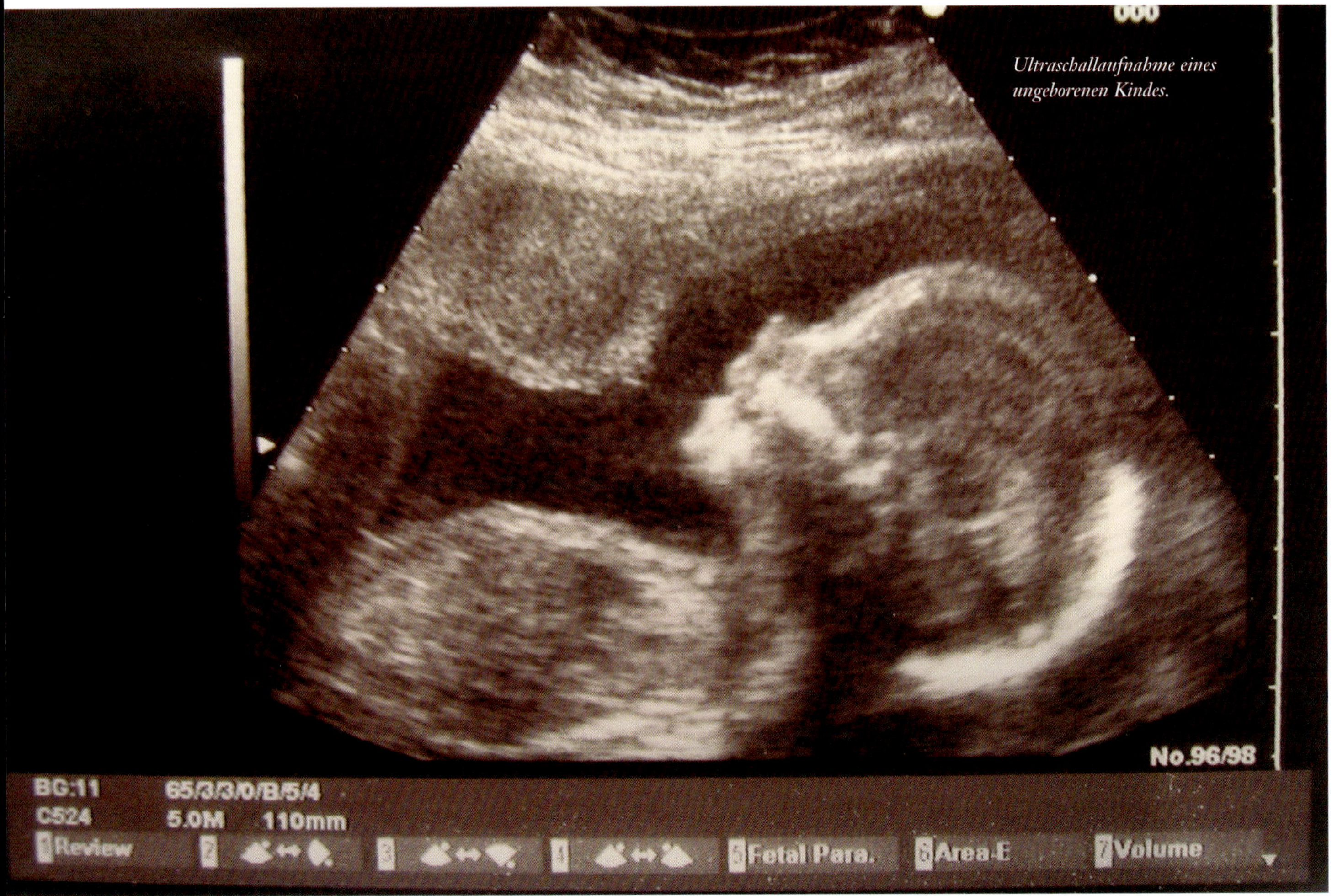

Ultraschallaufnahme eines ungeborenen Kindes.

MENSCH UND MASCHINE

Magnetfeld in den Wasserstoffatomen des Körpers zu erzeugen. 1971 konnte Raymond Damadian zeigen, dass sich mittels Magnetresonanztomografie zwischen gesundem Gewebe und Tumoren unterscheiden lässt. 1977 führte er den ersten Vollkörper-Scan mit MRT durch. Mittlerweile wird die Magnetresonanztomografie zur Diagnose unterschiedlichster Erkrankungen, vor allem des Gehirns, genutzt.

Die Positronen-Emissions-Tomografie (PET) entwickelte sich in den Fünfzigerjahren, wurde jedoch erst Ende der Siebziger diagnostisch genutzt. Ein Radio-Isotop mit einer kurzen Halbwertzeit wird in ein Molekül (üblicherweise Zucker) eingeschleust und injiziert. Das Isotop wird vom Körper aufgenommen und biochemisch verarbeitet. Indem man seinen Weg durch den Körper anhand der Strahlung verfolgt, lässt sich ein funktionelles Bild des Körpers erstellen. PET-Scans werden benutzt, um Hirn- oder Herzfunktion darzustellen und um Tumor- oder Gehirnerkrankungen zu diagnostizieren. Da die PET die Prozesse im Körperinneren nachzeichnet, können wir dem Gehirn bei der Arbeit zusehen. Sie hat unser Wissen darum, welche Teile des Gehirns wann aktiv sind, enorm vermehrt.

Ärzte können heute auf Computer und Datenbanken zurückgreifen, in denen Tausende Einträge zu Krankheiten und Behandlungen gespeichert sind. Nichtsdestotrotz sind die wichtigsten Elemente der Diagnose der Arzt und der Patient. Das funktionellste Stethoskop, die beste PET-Aufnahme sind nutzlos in den Händen eines Menschen ohne das entsprechende medizinische Wissen. Der berühmte kanadische Arzt Sir William Osler (1849–1919) legte großen Wert auf die eigene Untersuchung seiner Patienten und deren Schilderung ihrer Symptome. Er meinte, wenn man seinem Patienten nur aufmerksam genug zuhöre, liefere dieser selbst die Diagnose. Und das gilt auch heute noch, wo dem Arzt ein enormer medizinischer Apparat zur Verfügung steht.

Weise Worte:
Sir William Osler

PET-Aufnahme mit Radio-Isotopen, die das Gehirn bei der Arbeit zeigen (links), und Kontrollaufnahmen (rechts).

Dank der PET-Technik können heute genaue Diagnosen gestellt und Behandlungen besprochen werden.

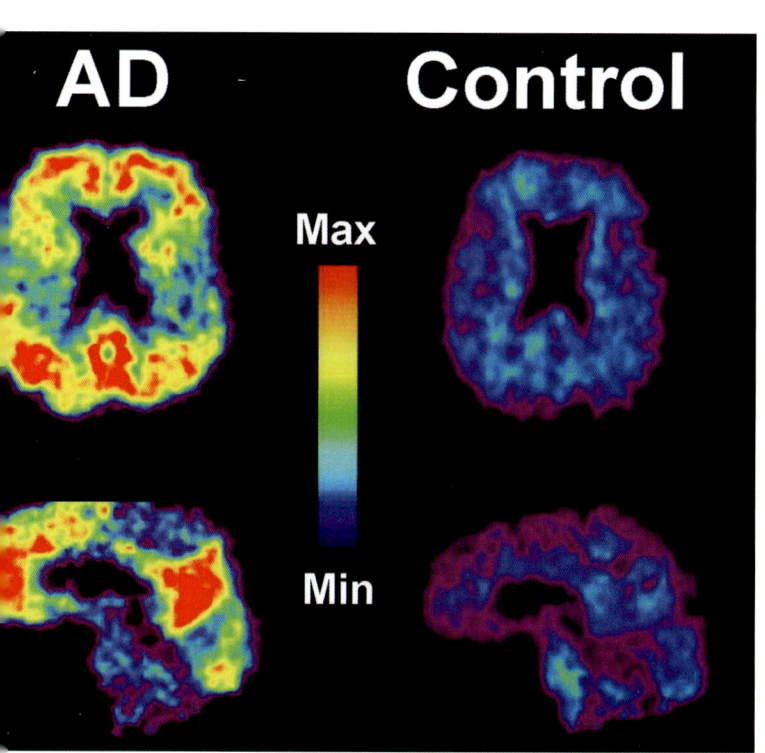

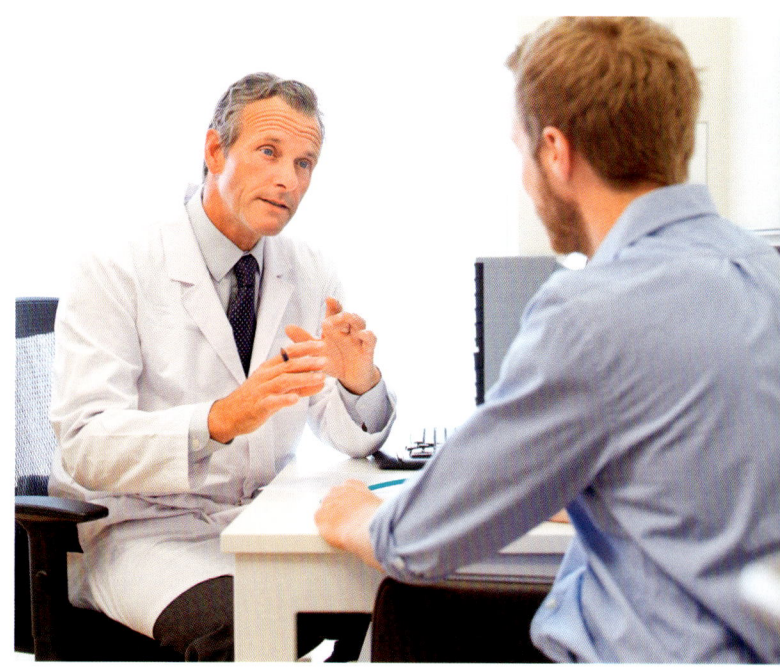

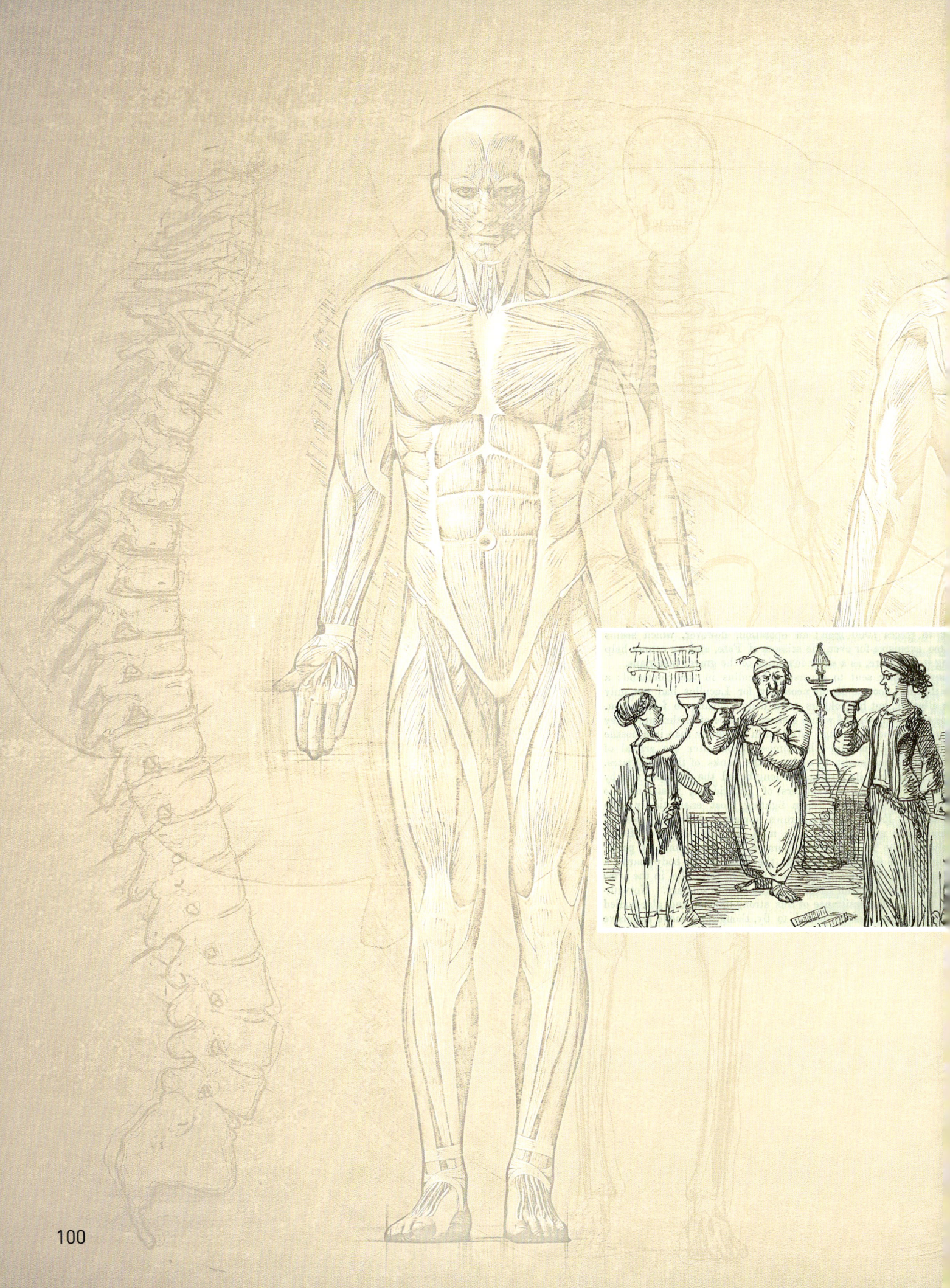

KAPITEL 4

DIE BEHANDLUNG

Unter günstigen Umständen stimmen Diagnose und Behandlung und der Patient wird wieder gesund – oder zumindest steigt seine Lebensqualität. Doch über viele Jahrhunderte war die Behandlung eine Sache von Versuch und Irrtum. Die Ärzte behandelten Symptome, nicht die Ursachen, und konnten ansonsten nur das Beste hoffen. Wenn der Patient Glück hatte, schlug die Behandlung an. Bei vielen allerdings verschlechterte sich der Zustand und sie starben. Genauso oft allerdings brachte die Behandlung schlicht keinerlei Veränderung.

Dabei reichte das Spektrum der Behandlung von Zaubersprüchen und magischen Ritualen bis hin zu Heiltränken und allerlei medizinischen Prozeduren. Die Arzneien wurden aus Pflanzen gewonnen, aus Tieren, Metallen, Mineralien und manchmal höchst bizarren, ja ekelerregenden Substanzen wie Mumien und Körperflüssigkeiten anderer Kranker. Zu den medizinischen Prozeduren gehörte es, andere Menschen zu infizieren, den Patienten enorme Mengen Blut abzunehmen oder die Krankheit auf unbelebte Objekte zu übertragen. Verzweifelte Patienten und Ärzte waren offensichtlich zu allem bereit, um Besserung herbeizuführen.

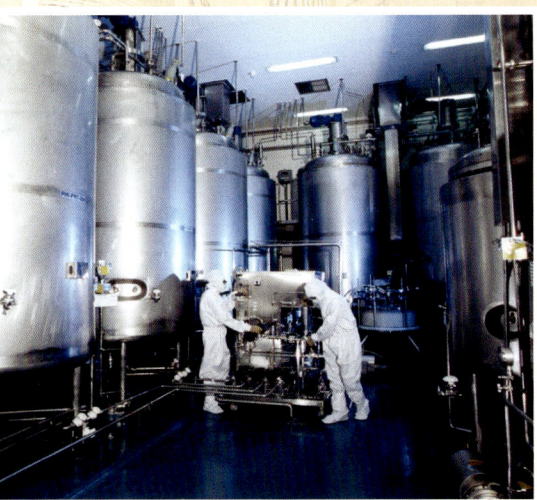
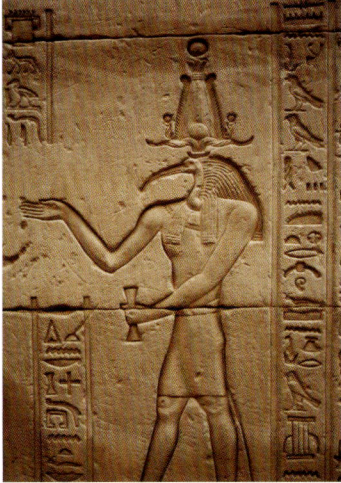
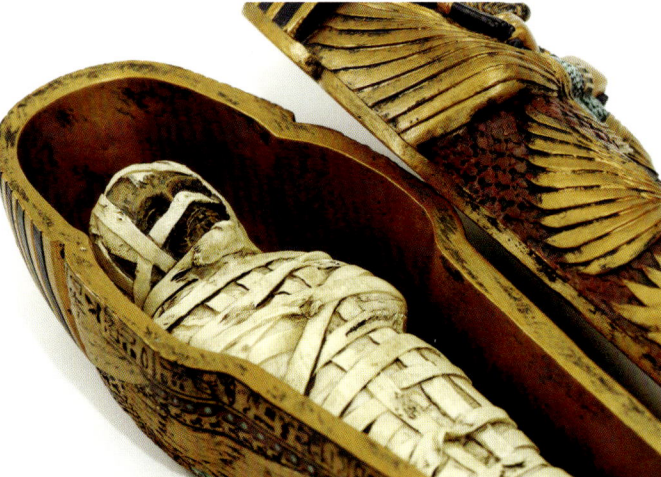

DIE BEHANDLUNG

JENSEITS MENSCH-LICHER EINFLÜSSE

Wenn Menschen glauben, dass Götter, Geister und Dämonen für ihre Krankheit verantwortlich sind, erhoffen sie sich natürlich auch die Heilung von diesen übernatürlichen Kräften. Die Kur besteht dann aus Gebeten, Zaubersprüchen oder Opferungen. Und diese Hinwendung zum Übernatürlichen geschieht keineswegs nur in Kulturen der Vorzeit oder unterentwickelten Gesellschaften. Mit Krankheit verbindet sich ein gerüttelt Maß an Verzweiflung, sodass der Mensch alles tut, um Rettung und Hoffnung zu finden.

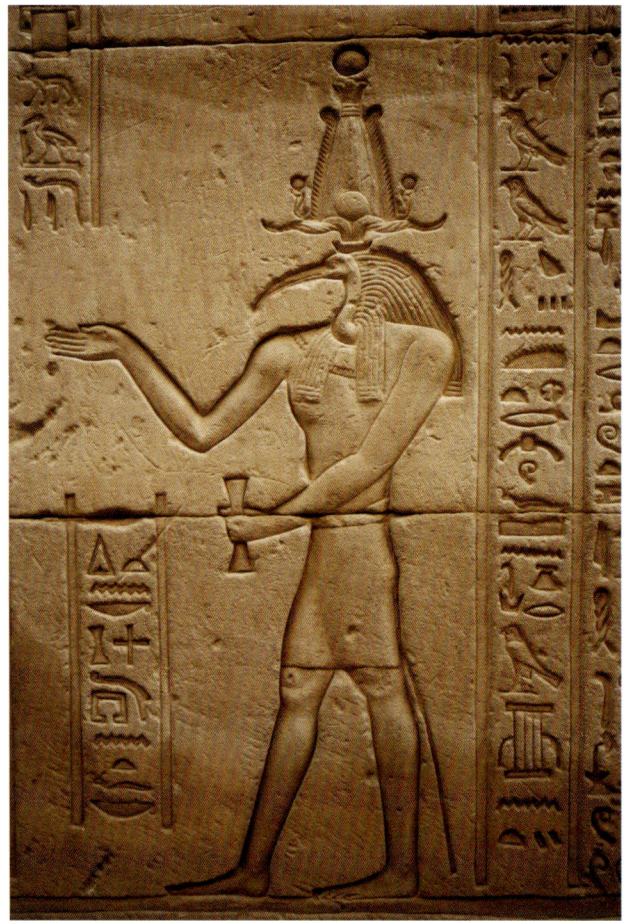

Der ägyptische Gott Thot offenbarte die Heilmittel für alle Krankheiten.

Die Götter um Hilfe anrufen

Im alten Ägypten war die Medizin eine seltsame Mischung aus Mythen, Aberglauben und geschickter praktischer Behandlung. Die ägyptischen Ärzte glaubten, der Gott Thot habe die Heilmittel für Krankheiten offenbart und sein Offenbarungswissen werde in den Heiligen Büchern der Tempel zu Sais oder Heliopolis bewahrt. Sie behandelten viele Symptome mit magischen Beschwörungs-

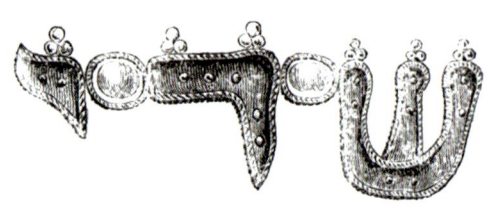

Amulette dienen seit Jahrtausenden zum Schutz vor Krankheit, wie dieses El-Shaddai-Amulett.

formeln, zumindest zu Beginn der Erkrankung. Beschwörungen sind billig und schmerzlos. Daher suchte man zuerst bei solchen Mitteln Zuflucht. Und manche Krankheiten besserten sich ja auch von selbst – was den Glauben der Patienten an die Wirkmächtigkeit der Beschworungen stärkte.

Wie wir sehen konnten, war die Praxis des „Tempelschlafs" im alten Griechenland ebenso verbreitet wie im antiken Rom. Der Patient legte sich in einem bestimmten Tempel zum Schlafen nieder in der Hoffnung, die Götter würden ihm im Traum das richtige Heilmittel offenbaren. Im Tempelschlaf enthüllte sich dem Kranken eine bestimmte Arznei, die er als direkt von den Göttern gesandt betrachtete. Für den Arzt hieß das, dass er für eine ausbleibende Genesung nicht verantwortlich gemacht werden konnte.

Selbst da, wo Krankheit als Folge unausgeglichener Säfte oder Energien galt oder die schlechte Luft dafür verantwortlich gemacht wurde, behielt man die Vorstellung bei, dass die Erkrankung eines Menschen letztlich Schicksal war, das die Götter oder Geister über ihn verhängt hatten. Auch heute beten die Menschen noch um Heilung. Muslime tragen nicht selten Koranverse am Leib, um sich vor Krankheit zu schützen. Man nennt diese Amulette *Tawiz*.

Tausende Pilger begeben sich heute zu religiösen Stätten in der Hoffnung, dort auf magische Weise Heilung zu finden. Und nicht wenige gehen davon aus, dass dies tatsächlich der Fall war, wenn die Krankheit verschwindet. In der christlichen

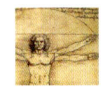

Tradition werden dafür ganz bestimmte Heilige angefleht: Der Heilige Valentin half z. B. den Epileptikern, der Heilige Rochus schützte vor der Pest. Menschen pilgerten zu deren Heiligtümern, um Linderung zu erbitten. In Lourdes, wo ein Mädchen eine Marienerscheinung hatte, soll das Wasser einer wundertätigen Quelle Kranke gesund machen.

Pure Magie

Unter den schwarzen Sklaven Amerikas verbreitete sich der Hoodoo-Glaube, eine religiöse Lehre mit magischen Ritualen, die angeblich Menschen krank, aber auch gesund machen kann.

Im späten 19. Jahrhundert gab eine Frau an, vom Wahnsinn geheilt worden zu sein, als der Hexendoktor ihrem Vater half, einen Verwünschungs-Talisman zu finden, der unter ihrem Haus verborgen lag. Es handelte sich dabei um eine Puppe von der Frau, die aus schwarzem Stoff geschneidert und mit zahllosen Nadeln gespickt war. Sie war in einem Fass in der Erde vergraben worden. Als die Puppe beseitigt wurde, erlangte die Frau ihre geistige Gesundheit wieder. Der Zauberer offenbarte ihr auch die Identität der Person, die die Verwünschung erwirkt hatte. Er befal dem Vater, mit einem nicht näher identifizierten weißen Pulver einen Kreis um das Haus zu ziehen. Innerhalb einer halben Stunde kam eine bestimmte Person zu Besuch, konnte jedoch keinen Schritt in den weißen Kreis tun. Für einen kleinen Aufpreis lenkte der Hexendoktor die Verwünschung zurück zum Verursacher. Dann hatte die Patientin nicht nur Heilung gefunden, auch ihre Rachegelüste waren befriedigt. Die Hexendoktoren verkauften magische Tränke und Amulette, die vor Krankheit schützen sollten – und vor dem Auspeitschen bzw. vor Schlägen. Nur musste der Sklave dann eine Möglichkeit finden, den Trank seinem Herrn zu verabreichen.

Magische Praktiken waren auf der ganzen Welt verbreitet. Im mittelalterlichen Transsylvanien musste die gerade entbundene Mutter einen Gockel oder eine Henne entzweischneiden (je nach Geschlecht des Kindes) und die beiden Hälften an die Türpfosten nageln. Dann würde die Kraft des Tieres auf Mutter und Kind übergehen und die Mutter würde sich von der Geburt schneller erholen.

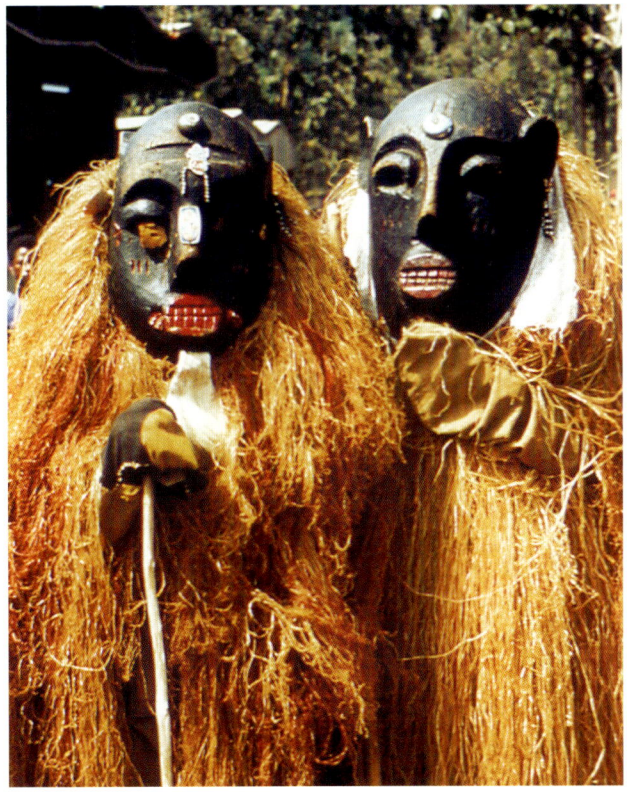

Hilfe nötig? Zwei Hexendoktoren in Lassa, Togo.

Selbst jene, denen ausgebildete Ärzte zur Verfügung stehen, lassen sich manchmal auf magische Praktiken ein. Arme und Menschen auf dem Land gingen in Europa häufig zu sogenannten „Kräuterweiblein", die ihr durchaus fundiertes Wissen über die Heilkräfte der Pflanzen mit obskuren Ritualen und Zaubersprüchen an den Mann brachten. Im 16. Jahrhundert klagt der Landpfarrer George Gifford, dass die „weisen Frauen" zwar den Körper heilten, dabei aber die Seele der Patienten in Gefahr brächten:

 Ein Mann ist krank und seine Krankheit will nicht vergehen. Da setzt ihm jemand in den Kopf, dass er verhext ist. Man schickt ihn zu einer weisen Frau und die sagt ihm dann, dass er tatsächlich verwünscht wurde. Sie verschreibt ihre Mittelchen, dann kommen noch ein paar Zaubersprüche dazu. Und schon findet der Mann Ruhe, er ist zufrieden ... Und doch kann er nun nicht mehr sagen, dass der Herr sein Heil und seine Zuflucht ist, denn sein Arzt ist der Teufel. »

DEAL MIT DEM VAMPIR

1883 starb Mary Brown aus Exeter in den USA an einer mysteriösen Krankheit (vermutlich Tuberkulose). Sechs Monate später folgte ihre 20-jährige Tochter Mary Olive, neun Jahre später Mary Olives 19-jährige Schwester Mercy. Bald darauf wurde ihr Bruder Edwin sehr krank und schwach.

Edwins Familie war überzeugt davon, dass ein Vampir dafür verantwortlich war. Daher ließ man die Leichen von Mary, Mary Olive und Mercy exhumieren. Von den ersten beiden war nur noch das Skelett vorhanden, Mercys Leichnam aber war noch intakt. Ihre Haare und Zähne waren gewachsen und sie hatte sich im Sarg halb umgedreht. Einer der Beteiligten setzte einen Schnitt, der ihr Herz öffnete, und schwor, es sei in großen Mengen rotes Blut ausgetreten. Dies bewies ihrer Ansicht nach, dass Mercy der Vampir war. Um Edwin vor weiteren Attacken zu schützen, schnitt man Mercys Herz heraus und verbrannte es. Dann mischte man die Asche mit Wein und gab sie Edwin zu trinken. Wie zu erwarten war, half die „Impfung" nicht. Edwin starb zwei Monate später.

Eines ist hier besonders auffällig: Gifford schreibt nicht, dass die Mittelchen der Frau etwa nicht gewirkt hätten. Sie seien nur einfach „gottlos".

Noch 1850 versuchte man, die Epilepsie in Wales zu heilen, indem man in einer magischen Quelle badete und sie dann, das Vaterunser betend, dreimal umrundete. Dann sollte der Patient Geld in die Quelle werfen und die Nacht unter dem Altar der Kirche verbringen, zusammen mit einem Hahn oder einer Henne. Auf diese Weise würde die Krankheit auf das Tier übergehen und der Patient wäre geheilt. Eine kuriose Mischung aus lokalem Aberglauben und religiösen Praktiken.

⬥ DIE WIEDERHERSTELLUNG DES GLEICHGEWICHTS

Sowohl im Osten wie im Westen zielte die Medizin darauf ab, das Gleichgewicht des Körpers wiederherzustellen. Im Osten strebte man jahrtausendelang nach der Balance zwischen Yin und Yang und einem gesunden Energiefluss, denn chinesische Ärzte hielten dies für die Ursache aller Krankheiten. Dieses Gleichgewicht wurde wiederhergestellt durch Kräuter, Akupunktur oder Moxibustion (Verglimmen von Heilkräutern auf bestimmten Punkten des Körpers).

Wenn der chinesische Arzt Kräuter verwendete, versuchte er, eine Yin-Erkrankung durch Kräuter zu behandeln, die die Eigenschaften kalt, feucht, salzig, sauer oder bitter besaßen. Yang-Erkrankungen hingegen sollten auf Kräuter mit heißen oder trockenen Eigenschaften reagieren, die süß oder fade schmeckten. Mit Akupunktur oder Akupressur versuchte man, den Energiefluss in den Meridianen des Körpers wieder in Gang zu bringen. So sollte der Körper in die Lage versetzt werden, sich selbst zu heilen.

Die indischen Ärzte hingegen versuchten, den Energiefluss in den Chakren, den wirbelnden Energiezentren entlang der Wirbelsäule, aufrechtzuerhalten. Man konnte diese Zentren ins Gleichgewicht bringen, indem man meditierte bzw. Öle auftrug und Kristalle auf die entscheidenden Punkte legte. Im Westen strebte man nach Hippokrates ein Gleichgewicht der vier Säfte an, die als Träger des Lebens betrachtet wurden. Die dabei angewandten Methoden waren jedoch in aller Welt verbreitet: Aderlass und Arzneien spielten die Hauptrolle im Instrumentarium des Arztes.

„Böses Blut" und andere schlechte Säfte

Hippokrates empfahl drei Stufen der Behandlung: Empfehlungen zu Ernährung und Lebensstil; Behandlung mit Arzneien, so Punkt 1 allein nicht wirken sollte; und an letzter Stelle dann chirurgische Maßnahmen. Seine Ratschläge sollten die vier Säfte ausgleichen. Eine kalte und trockene Krankheit

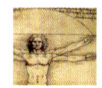

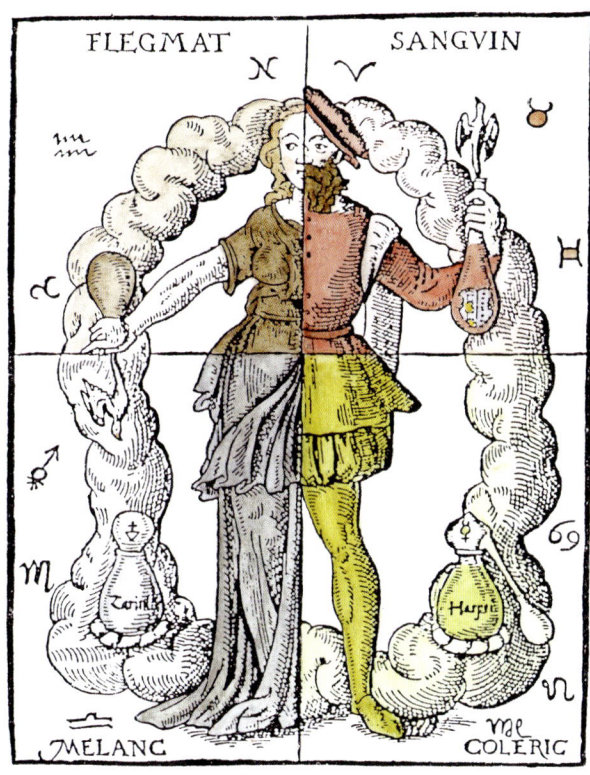

Die Eigenschaften der vier Säfte (Temperamente).

DAS BLUT MUSS RAUS!

Der Aderlass war keineswegs nur auf Kulturen beschränkt, deren Ärzte das Säftemodell propagierten. Auch im alten Mesopotamien bzw. Ägypten verordneten Ärzte den Aderlass und bei den Mayas und Azteken Südamerikas gehörte er auch zu den medizinischen Gepflogenheiten.

Hippokrates gründete sein Vertrauen in diese Maßnahme auf die Tatsache der Menstruation, die seiner Ansicht nach Frauen von den schlechten Säften befreite. Galen erklärte darauf aufbauend, dass das Blut in den Gliedmaßen gewöhnlich verbraucht würde, aber unter widrigen Umständen sich auch stauen und Krankheiten verursachen könne. Also müsse man das angestaute Blut durch Aderlässe beseitigen. Galen ging davon aus, dass das Blut unter den vier Säften derjenige war, der am meisten nach Kontrolle verlangte. Und so hinterließ er ausführliche Anweisungen, wo (Arterie oder Vene) man wie viel Blut zu entnehmen hatte, um bestimmte Krankheiten zu heilen. Krankheiten der Leber beispielsweise ließen sich heilen, wenn man die Vene der rechten Hand zur Ader ließ. Arabische und später europäische Ärzte nahmen Galens Lehren auf und setzten große Hoffnungen auf den Aderlass. Bald rankten sich um den Aderlass auch allerhand abergläubische Mythen, denn nun sollten Christen und Juden jeweils an bestimmten Tagen zur Ader gelassen werden, um die maximale Wirkung zu erzielen.

Ritzen, Schröpfen und Blutegel

Streng genommen war der Aderlass eine chirurgische Prozedur. Doch wegen seiner immensen Verbreitung führten den Aderlass Chirurgen ebenso durch wie normale Ärzte und Barbiere. Bald etablierte sich eine ganze Reihe von Techniken: das Öffnen einer Ader (das man auch „Belüften" nannte), dann die Skarifizierung (Ritzen), das Schröpfen und das Ansetzen von Blutegeln. Beim „Belüften" öffnete man eine der Hauptadern, gewöhnlich am Arm,

wurde mit heißen Getränken und stark gewürzter Nahrung behandelt. Wenn dieser noch sehr moderate Ansatz nicht funktionierte, folgten drastischere Maßnahmen. Später aber ließen die Ärzte die erste Stufe der Behandlung häufig weg, denn die Menschen erwarteten Pillen und Tränklein (und zahlten nicht, wenn man ihnen sagte, sie sollten fasten).

Das hippokratische Modell beschrieb Ausgewogenheit im Körper nicht immer mit den Säften. Manchmal setzte es die Elemente (Erde, Feuer, Luft und Wasser) an ihre Stelle, die ja die Grundbausteine von allem Existierenden waren, also auch der Säfte. Manche Ärzte sahen Krankheit als Ergebnis widerstreitender Kräfte (heiß und kalt, feucht und trocken) oder als Folge eines „Fluidums", das sich irgendwo im Körper angesiedelt hatte. Um zu viel Feuchtigkeit auszutreiben, empfahl der Arzt dann eine Schwitzkur. Um überschüssige Galle loszuwerden, reinigte man den Körper mit Einläufen und Brechmitteln. Zu viel Schleim musste durch vom Arzt herbeigeführtes Niesen ausgeleitet werden. Und ein Patient, der zu viel Blut aufwies, wurde zur Ader gelassen.

105

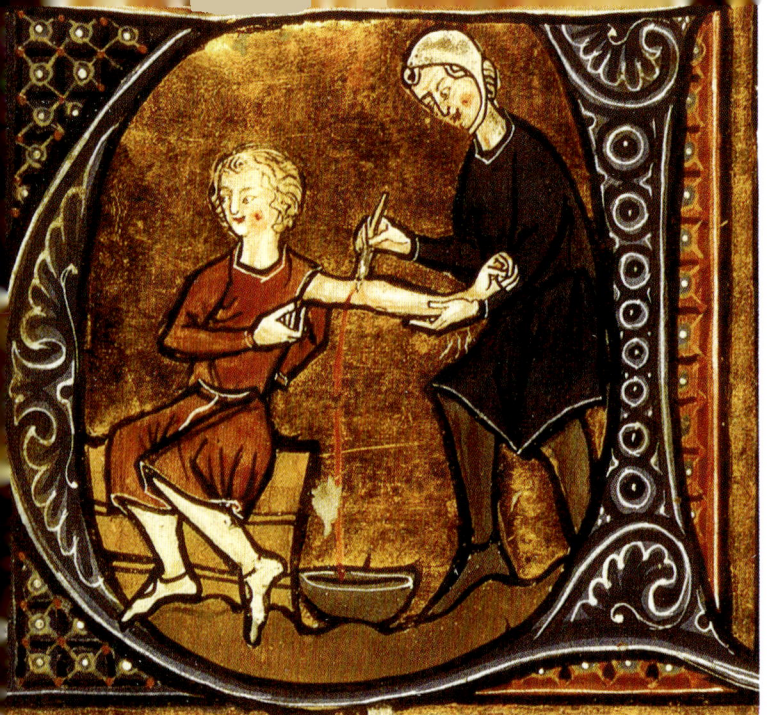

Der Aderlass mit dem Skalpell war eine in aller Welt verbreitete medizinische Technik.

bei der Skarifizierung hingegen beschränkte man sich auf kleine Blutgefäße. Die Skarifizierung war ebenfalls weltweit verbreitet. So stellten die Karaya in Brasilien das entsprechende Werkzeug her, indem sie scharfe Fischzähne mit Wachs an Muschelschalen befestigten. Die Skarifizierungswerkzeuge im Europa des 19. Jahrhunderts waren so ausgefeilt, dass sich darin das ganze mechanische Können einer Epoche zeigt. Eine Reihe scharfer Klingen, deren Eindringen in die Tiefe genau kontrolliert wird, um die Narbenbildung unter Kontrolle zu halten. Beim Schröpfen hingegen werden kleine Schnitte angebracht und dann ein Glas aufgesetzt, in dem vorher die Luft erhitzt wurde. Wenn die Luft sich abkühlt, entsteht Unterdruck, der das Blut aus der Haut saugt.

Blutegel wurden schon von Hippokrates, Galen, Avicenna und den Ärzten in Indien, China und Ägypten eingesetzt. Im Europa des 19. Jahrhunderts waren diese natürlichen Blutsauger ausgesprochen populär. Um 1830 importierte man in Frankreich gut 40 Millionen Blutegel pro Jahr. Die im Speichel des Egels enthaltenen gerinnungshemmenden Substanzen verhindern, dass das Blut gerinnt, sodass sich das Tier vollsaugen kann. Dann fällt es von selbst ab. Der Speichel enthält darüber hinaus ein Antibiotikum und eine gefäßerweiternde Substanz, was sich bei Entzündungen positiv auswirken kann. Trotzdem wäre der Patient in den meisten Fällen wohl ohne Aderlass besser dran gewesen. Bei einigen Krankheiten allerdings finden Blutegel

noch heute Verwendung, z. B. Arthrose, Rheuma, Krampfadern und alle Formen von Thrombose. Moderne Krankenhäuser setzen Blutegel unter sterilen Bedingungen einmalig ein, um Übertragungen von Infektionskrankheiten zu verhindern.

In der Vergangenheit aber wurde der Aderlass bei allen möglichen Krankheiten empfohlen. So versuchte man blutende Verletzungen zu stillen, indem man den Patienten noch zusätzlich zur Ader ließ. Die Logik dahinter entzieht sich jedem Verständnis. Und natürlich gab es zahlreiche Todesfälle.

1799 starb George Washington, der erste Präsident der USA, nachdem seine Ärzte ihm an einem Tag zweieinhalb Liter Blut entnommen hatten. Washington litt an einer Kehlkopfentzündung. Man ist sich bis heute nicht sicher, ob es der Aderlass war, der ihn tötete, aber ganz sicher entfaltete dieser keine heilsame Wirkung. Der britische Arzt John Symcotts erinnert sich, dass sein Vater einen so starken Gichtanfall hatte, „dass innerhalb von drei Tagen das Fleisch am Fuß abfiel und der Knochen litt." Symcotts verordnete „Aderlass und Purgieren, etwa 40 Mal in sieben Wochen", obwohl sein Vater damals schon 77 Jahre alt war. Häufig praktizierte man den Aderlass vorbeugend, denn häufiger Aderlass sollte die Gesundheit fördern und wurde selbst von Barbieren durchgeführt. Mönche wurden dazu verpflichtet, sich regelmäßigen Aderlässen zu unterziehen. Die Barbiere, die das Glück hatten, von Klöstern bestellt zu werden, durften sich also über ein regelmäßiges Einkommen freuen.

In China verwendete man für den Aderlass Schröpfgläser. Das Schröpfen sollte eine ganze Reihe von Krankheiten heilen.

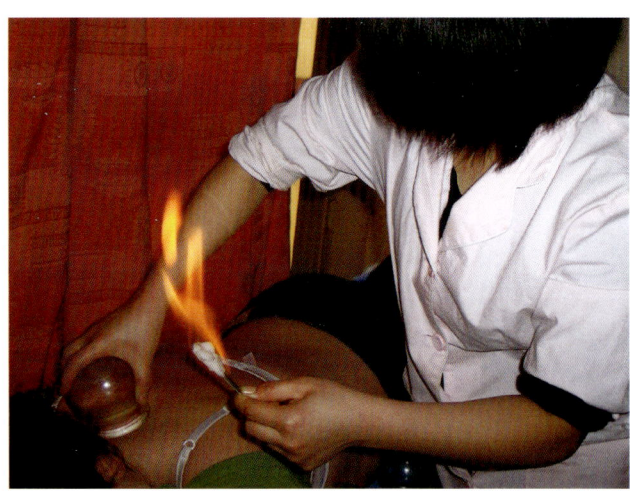

DAS PURGIEREN

„Purgieren" kommt von lateinisch *purgare*, „reinigen". Darunter verstand der mittelalterliche Arzt das Herbeiführen von Erbrechen, Urin- oder Fäkalausscheidung zum Zwecke der Reinigung des Körpers. Wie beim Aderlass gab es dafür nicht immer vernünftige Gründe, aber bei solch einer Ausleitung kam es schon vor, dass der Arzt die Krankheitsursache mit austrieb. So war die Standardbehandlung bei Syphilis Purgieren und sexuelle Abstinenz. Letzteres ist in diesem Fall natürlich geraten, da dadurch die Verbreitung der Krankheit verhindert wird, doch die Ärzte des 15. und 16. Jahrhunderts rieten zur Abstinenz nur, weil sexuelle Betätigung den Körper seiner Energien beraubte. Das Purgieren wurde im Fall der Syphilis mit heißen Bädern und der Verabreichung von Quecksilber vorgenommen. 1502 empfahl der Arzt Jacob Carpensic zum

Hier wird Quecksilber verdampft, um einen Syphiliskranken (im Fass) zu behandeln.

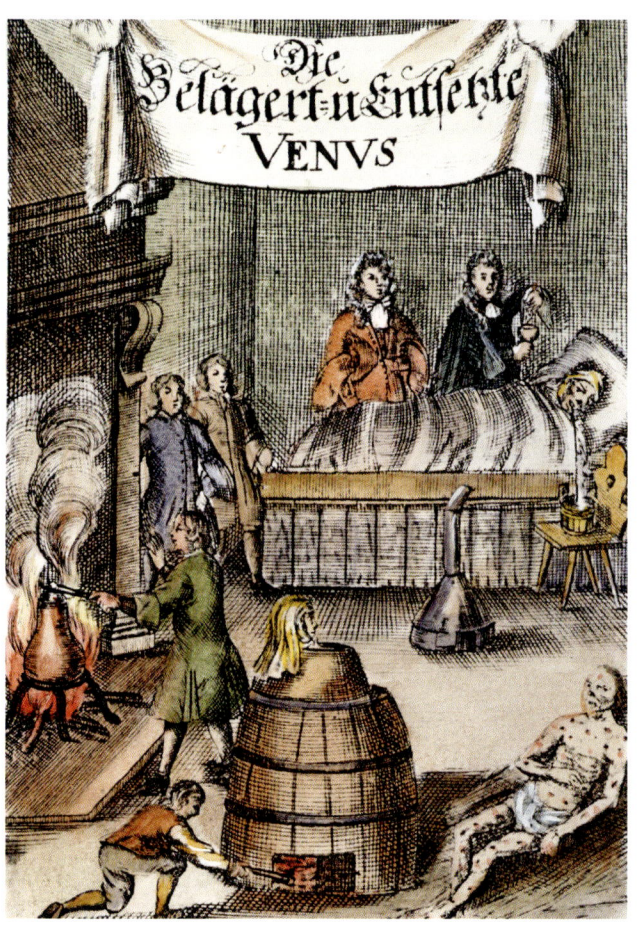

SYPHILIS

Die Syphilis traf Europa, als um 1490 die spanischen Eroberer aus Südamerika zurückkamen und die Krankheit einschleppten. 1497 war sie in ganz Frankreich verbreitet und innerhalb eines Jahrzehnts in ganz Europa. Die Krankheit verläuft in drei Stadien: An der Stelle der Infektion entsteht zuerst ein Schanker (ein knötchenförmiges Geschwür mit hartem Rand), etwa 2 bis 4 Wochen nach der Infektion. Unbehandelt heilt dieses nach 3 bis 8 Wochen ab. Nach weiteren 6 bis 8 Wochen folgt das zweite Stadium. Der Patient wird müde, hat Kopfschmerzen, Fieber, geschwollene Lymphknoten und einen wunden Hals. Dazu kommen Gewichtsverlust, Verlust der Körperbehaarung und Hautausschlag. Diese Symptome halten 3 bis 6 Monate an und flackern immer wieder auf. Danach geht die Krankheit ins latente Stadium über, in dem keine Symptome auftreten. Dieses Stadium kann sehr lange dauern, manchmal sogar bis zum Ende des Lebens. Etwa 50 bis 70 Prozent der Syphilitiker erreichen nie das Endstadium, was ein Glück ist, denn dieses ist wirklich fürchterlich. Die Erreger befallen sämtliche Organe und Gewebe und bilden dort Knötchen. Sämtliche Gewebearten werden von der Krankheit langsam zerstört. Wenn die Syphilis auf das Gehirn übergreift, wird der Patient dement und es kommt zur Lähmung der Atemmuskulatur.

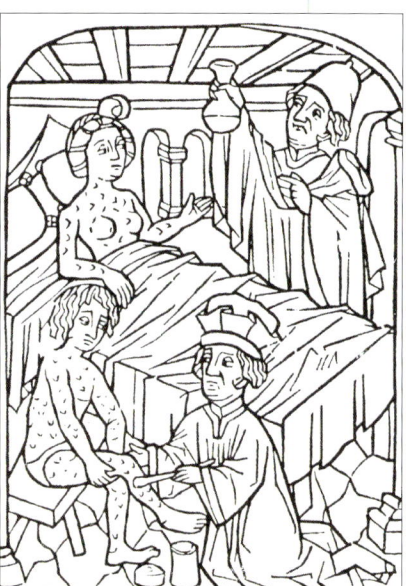

Man trug Quecksilberlösung auf die syphilitischen Knötchen auf. Das Quecksilber aber ist hochgiftig.

ersten Mal Quecksilber gegen die Krankheit. Die Behandlung wurde später auch von Paracelsus empfohlen (was diese Behandlungsform erst bekannt machte). Das Quecksilber wurde oral oder durch Räuchern verabreicht, auf die Wunden gepinselt oder mit Pflastern appliziert. Beim Räuchern saß der Patient in einer geschlossenen Kammer, während man das Quecksilber so lange erhitzte, bis es verdampfte. Quecksilber ließ den Patienten schwitzen. Bei oraler Einnahme erbrach er sich. Das hatte zwar einen positiven Effekt, aber dieser hatte wenig mit der Reinigung zu tun. Das Quecksilber tötete einfach das Bakterium ab, das für die Syphilis verantwortlich war. Die medizinische Welt hatte also einfach Glück. Wurde das Quecksilber jedoch erst im letzten Stadium verabreicht, gelang es nicht, ausreichend Erreger abzutöten. Dazu war nämlich so viel Quecksilber nötig, dass der Patient gewöhnlich an einer Quecksilbervergiftung starb.

DIE APOTHEKE DER NATUR

Das Purgieren wurde meist mit Kräutern oder anderen Heilmitteln durchgeführt, die Erbrechen oder Durchfall hervorriefen. Nahezu alle Kulturen haben Hinweise auf wichtige Heilpflanzen hinterlassen, die dem Menschen schon seit Urzeiten nützlich sind. Der indische Gelehrte Sushruta zum Beispiel führt 760 Heilpflanzen auf, die im alten Indien verwendet wurden, darunter Cannabis und Tollkirsche. Die alten Ägypter brauten ihre Heiltränke aus Pflanzen und tierischen Bestandteilen, die uns in den Papyri überliefert sind. Sie verwendeten Opium und Schierling, aber auch gebratene Maus und Nilpferdfett. Auf 4000 Jahre alten sumerischen Tontafeln finden sich Hinweise auf Kräutermedikamente und den medizinischen Einsatz von Tierteilen und -exkrementen sowie verschiedenen Mineralstoffen. Auch die Traditionelle Chinesische Medizin setzte auf Kräuter und Öle. Eine Handschrift mit dem Titel *Rezepte für 52 verschiedene Beschwerden* wurde in einem Grab gefunden, das 168 n. Chr. versiegelt

DER DURCHSICHTIGE ARZT

Kaiser Shennong, der das erste chinesische Arzneibuch verfasst haben soll, wird heute noch als Patron der chinesischen Apotheker verehrt. Er soll all die 365 Heilmittel, die in der Handschrift aufgeführt sind, am eigenen Leib ausprobiert haben. Und auch wenn dies die Glaubwürdigkeit des Werkes nicht erhöht: Shennong soll durchsichtig gewesen sein, daher konnte er die Wirkung der von ihm getesteten Arzneimittel besser überprüfen.

worden war. Das Manuskript *Des Göttlichen Landmannes Klassiker der Kräuter und Wurzeln* behauptet gar, vom legendären Kaiser Shennong verfasst worden zu sein, der vor gut 5000 Jahren lebte. Es ist das älteste Arzneibuch Chinas, denn die ältesten Abschriften stammen aus der Westlichen Han-Dynastie (206 v. Chr.–9 n. Chr.) Darin aufgelistet sind 365 Arzneimittel aus Pflanzen, tierischen Bestandteilen und Mineralien. Auch im Westen trugen die alten Griechen und Römer allerlei Wissen über Arzneimittel zusammen, das später von den arabischen Gelehrten übernommen und verfeinert wurde.

Natürlich beruhte die Verwendung pflanzlicher Arzneimittel zunächst auf Versuch und Irrtum, doch einige der verwendeten Kräuter erwiesen sich als höchst wirksam und wurden in den Kanon der Arzneipflanzen aufgenommen, die dann jahrhundertelang Verwendung fanden. Selbst moderne Arzneimittel basieren auf alten Volkstraditionen. Hippokrates z. B. empfahl seinen Patienten, bei Schmerzen Blätter der Weide zu kauen, die Chinesen verwendeten deren Rinde, um Fieber zu senken.

Auch im 18. Jahrhundert in Europa wurde Weidenrinde gegen Fieber, Entzündungen und Schmerzen empfohlen. Die moderne Medizin hat ihren Wirkstoff isoliert: Acetylsalicylsäure. Diese wurde von dem französischen Chemiker Charles Frédéric Gerhardt 1853 zum ersten Mal synthetisch gewonnen. Nachdem Friedrich Bayer & Cie. den Herstellungsprozess verbessert hatten, wurde das Arzneimittel unter dem Namen *Aspirin* verkauft und erwies sich während der Spanischen-Grippe-Epidemie von 1918 als höchst nützlich.

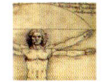
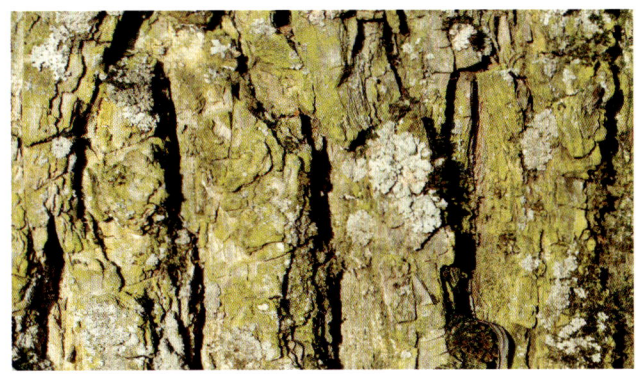

Die Weidenrinde als Arzneimittel mutet heute primitiv an, doch war sie die Urform des so weit verbreiteten Aspirins.

Hier im Lande Loxa wächst ein Baum, den sie den „Fieberbaum" nennen. Seine zimtfarbene Rinde vermag, wenn sie vermahlen und eine Menge vom Gewicht zweier Silbermünzen mit Wasser vermischt wird, Fieber und Tertianfieber [Malaria] zu heilen. In Lima jedenfalls hat sie Wunder gewirkt. »

Eine der bedeutendsten Entdeckungen in der Pflanzenmedizin ist das Chinin, das gegen Malaria wirkt. Chinin wird aus der Rinde des Chinarindenbaumes gewonnen, der in den Anden wächst. Es wurde von den spanischen Eroberern entdeckt – eben jenen Menschen, die die Malaria überhaupt erst nach Südamerika brachten. 1630 schrieb der Mönch Antonio de la Calancha:

Wir wissen nicht, ob dies den Inkas bekannt war, bevor die Spanier dort ankamen, denn der Chinarindenbaum findet in den Arzneimittelbüchern der Inka keine Erwähnung. Doch natürlich könnten die Ureinwohner seine heilende Wirkung erkannt haben, nachdem die Spanier die Malaria eingeschleppt und bevor diese den Chinarindenbaum entdeckt hatten. Die Spanier jedenfalls griffen gerne auf die Heilpflanzen der Inkas zurück: Francisco Pizarros Soldaten ließen sich lieber von deren Heilern behandeln als von den eigenen Ärzten.

BRUDER LORENZOS KRÄUTERGÄRTLEIN

In Shakespeares Stück *Romeo und Julia* erklärt uns Bruder Lorenzo, dass die Natur uns allerlei Pflanzen und Steine zum Zwecke der Heilung geschenkt habe. Doch sie müssten, so Bruder Lorenzo, mit Sorgfalt angewandt werden, denn Pflanzen heilen nicht nur, sie töten auch.

Und Kinder mannigfalt, so all ihr Schoß empfangen,
Sehn wir, gesäugt von ihr [der Natur], an ihren Brüsten hangen.
An vielen Tugenden sind viele drunter reich,
Ganz ohne Wert nicht eins, doch keins dem anderen gleich.
Ob, große Kräfte sind's, weiß man sie recht zu pflegen,
Die Pflanzen, Kräuter, Stein' in ihrem Innern hegen.
Was nur auf Erden lebt, da ist auch nichts so schlecht,
Dass es der Erde nicht besondern Nutzen bräct.
Doch ist auch nichts so gut, das, diesem Ziel entwendet,
Abtrünnig seiner Art, sich nicht durch Missbrauch schändet.
In Laster wandelt sich selbst Tugend, falsch geübt,
Wie Ausführung auch wohl dem Laster Würde gibt.
Die kleine Blume hier beherbergt gift'ge Säfte
In ihrer zarten Hüll' und milde Heilungskräfte!
Sie labet den Geruch und dadurch jeden Sinn;
Gekostet, dringt sie gleich zum Herzen tötend hin.

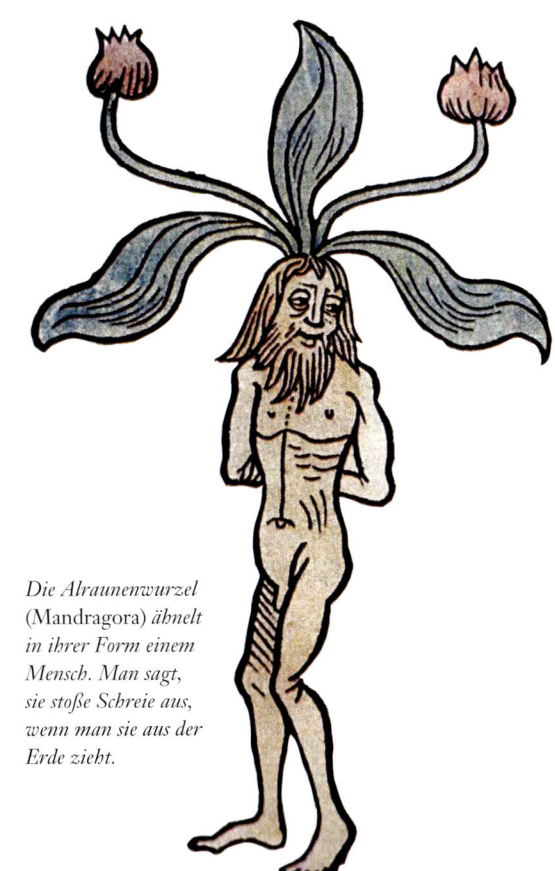

Die Alraunenwurzel (Mandragora) ähnelt in ihrer Form einem Mensch. Man sagt, sie stoße Schreie aus, wenn man sie aus der Erde zieht.

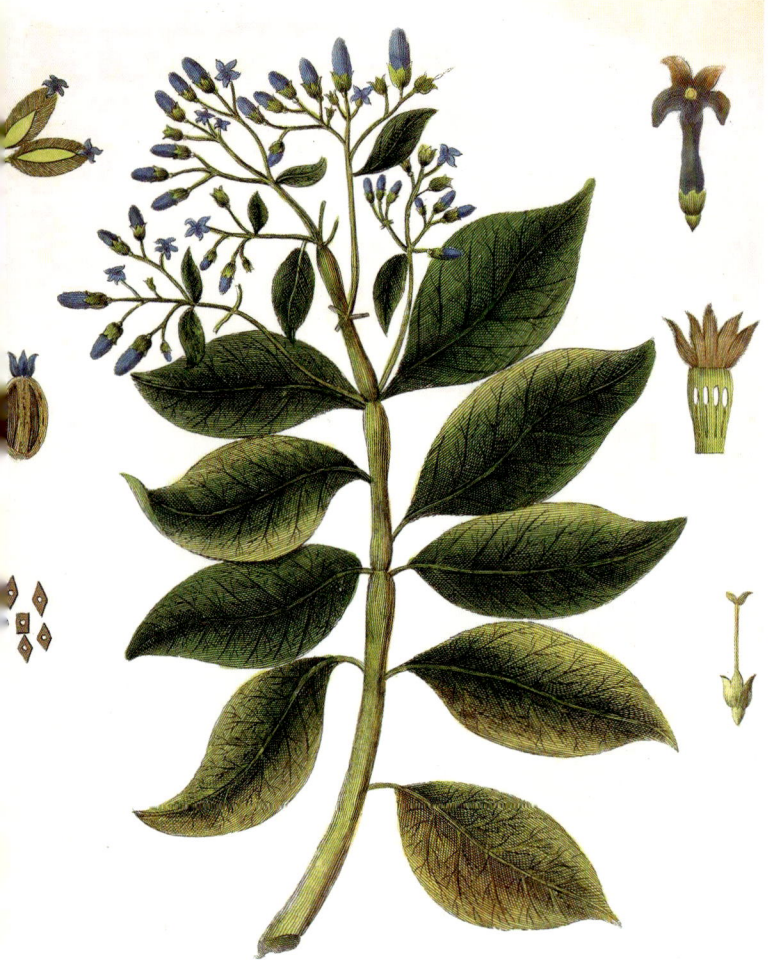

Mit Chinin, dem Wirkstoff des Chinarindenbaums, ließ sich Malaria behandeln.

EIN GEHEIMNISVOLLER SCHWINDEL

Im späten 17. Jahrhundert behauptete der Engländer Robert Talbor, selbst ein Medikament gegen Malaria entdeckt zu haben, dessen Rezept geheim bleiben müsse. Er warnte die Menschen auch ausdrücklich vor der Jesuitenrinde. Da England ein protestantisches Land war, lehnte man das Chinin dort rundweg ab. Talbor heilte Charles II. von der Malaria und wurde dann nach Frankreich gesandt, um die Königsfamilie zu behandeln. Ludwig XIV. kaufte Talbor das Rezept ab, musste jedoch schwören, es erst nach seinem Tod zu lesen. Als Talbor starb, öffnete man den geheimnisvollen Umschlag und entdeckte: Die geheime Medizin war nichts anderes als Chinin.

In Europa waren es die Jesuiten, die die Chinarinde verwendeten, daher hieß sie auch bald „Jesuitenrinde". Doch einer weiten Verbreitung stand vor allem eines im Wege: Die katholische Kirche hatte dem Chinin ihr Plazet gegeben, daher verweigerten sich nicht-katholische Länder einer Arznei, die vom Vatikan empfohlen wurde. Nichtsdestotrotz setzte das Chinin sich bei der Behandlung von Malaria durch. Ohne das Medikament hätten die britischen und holländischen Truppen Indien wohl nicht so schnell kolonialisiert.

Viele Arzneipflanzen mussten zu einer bestimmten Tageszeit gesammelt werden, meist am Morgen oder am Abend. Galen selbst hatte empfohlen, bestimmte Pflanzen vor Sonnenaufgang zu pflücken. Das wirkt auf den ersten Blick wie reiner Aberglaube, doch mittlerweile weiß man, dass die pflanzlichen Alkaloide tatsächlich einen Tag-und-Nacht-Rhythmus haben. Die Empfehlungen diesbezüglich dürfen also als gesichert gelten.

Aberglaube bzw. religiöse Überzeugungen spielten bei der Auswahl von Arzneipflanzen meist eine gewichtige Rolle. Die Christen im europäischen Mittelalter gingen davon aus, dass Gott alle Tiere und Pflanzen auf der Erde geschaffen hatte, damit sie dem Menschen dienten. Und dass gegen jede Krankheit ein Kraut gewachsen war, man musste es nur finden. Dabei ging man häufig von Ähnlichkeiten in der äußeren Form aus. Walnüsse, die aussehen wie das Gehirn, sollten gut für dieses Organ sein. Von da bis zur Verordnung von Walnuss-Mitteln für jede Art von Kopfschmerzen war es nicht mehr weit. Auch in der chinesischen Medizin gilt übrigens die Walnuss als Gehirnnahrung.

TIERISCH, PFLANZLICH ODER MINERALISCH?

Doch nicht alle Medikamente wurden aus Pflanzen gewonnen. Häufig griffen die Pharmakologen auch auf tierische Bestandteile zurück. So rät Plinius der Ältere, man solle einen roten Gockel kochen und essen, um vor wilden Tieren geschützt zu sein. Im

„SCHLUMMERSÄFTE DER NATUR"

Mohnsaft nicht, noch Mandragora
Noch alle Schlummersäfte der Natur
Verhelfen je dir zu dem süßen Schlaf,
Den du noch gestern hattest.
William Shakespeare, Othello, III, 3

Schlaftränke waren auch schon im Mittelalter beliebt. Einige der verwendeten Ingredienzen finden wir heute noch. Mohnsaft mit dem Wirkstoff Opium wird seit der Steinzeit als Schmerzmittel und Narkotikum verwendet. Zumindest wird es im *Papyrus Ebers* (1500 v. Chr.) erwähnt und war auch den Sumerern, Ägyptern, Minoern, Griechen, Römern und Persern bekannt. Die Ärzte der Antike wie Dioskorides, Galen und Avicenna kannten es. Selbst im Amerikanischen Bürgerkrieg wurde es zur Schmerzstillung verwendet. Morphium, das diese Rolle übernommen hat, ist ein Derivat des Opiums.

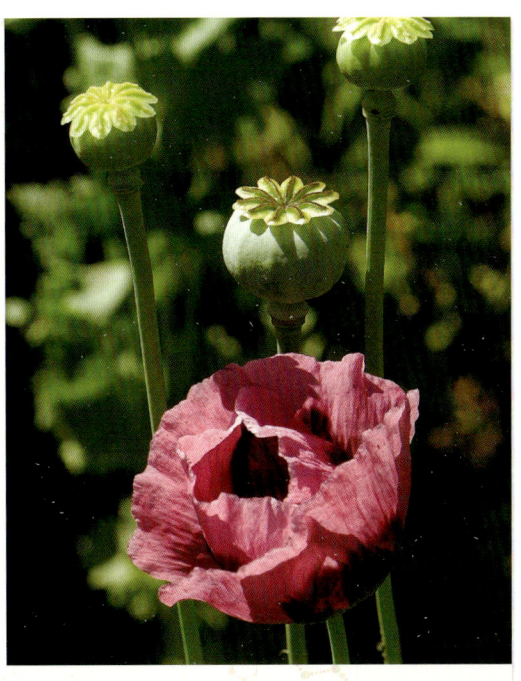

Opium gewinnt man aus den Kapseln des Schlafmohns.

mittelalterlichen England trank man „Cock-Ale", eine Art gewürztes Bier mit Hühnerfleisch, wenn man sich von Krankheiten erholen wollte. Honig wurde jahrhundertelang zur Wundheilung verwendet und auch innerlich eingenommen wegen seiner antibakteriellen Wirkung. Auch mit Milch und Fleisch behandelte man offene Wunden. Über einen Krokodilbiss legten die altägyptischen Ärzte eine Scheibe rohes Fleisch. Gerade die tierischen Arzneimittel scheinen zwar auf den ersten Blick auf reinem Aberglauben zu fußen, dennoch waren manche wirksam. So empfahl Shennong im alten China, Kindern, die unter Kretinismus leiden, die Schilddrüse von Schafen zu essen zu geben. Da der Kretinismus eine Folge unbehandelter Schilddrüsenunterfunktion ist, hat die Behandlung vermutlich geholfen. Die sumerischen Ärzte wiederum verordneten rohe Leber gegen Nachtblindheit. Da Leber reich an Vitamin A ist, dessen

Der Walnusskern ähnelt in seiner Faltung dem menschlichen Gehirn, daher galten Walnüsse als gut fürs Gehirn.

Mangel unter anderem Nachtblindheit verursacht, war die Kur vermutlich sinnvoll.

Natürlich setzte der Arzt in der Frühzeit auch Mineralien und andere chemische Stoffe ein. So verwendeten die alten Ägypter in manchen Rezepten gemahlenen Lapislazuli. Gold und Perlen sollten nach der Meinung altchinesischer Ärzte das Leben verlängern.

DEN SCHWARZEN PETER WEITERGEBEN

Nicht alle Tiere mussten zerhackt werden, um sie medizinisch verwerten zu können, aber meist war es für die betroffene Kreatur keine positive Erfahrung, Bestandteil einer Arznei zu werden. Mitunter sollte eine Krankheit auf das Tier übertragen werden oder die Stärke des Tieres sollte auf den Menschen übergehen. Ein Rezept gegen Warzen, das wohl um 1250 aufgezeichnet wurde, empfahl, einem Aal den Kopf abzuschneiden und mit diesem die Warzen einzureiben. Danach sollte man den Kopf vergraben. War der Kopf verrottet, würden die Warzen abfallen. Im alten Ägypten behandelte man Blindheit mit einer Mischung aus zerdrückten Schweineaugen, Honig und rotem Ocker. Diese Mischung goss man ins Ohr des Patienten. Dadurch sollte die Sehkraft des Schweines auf ihn übergehen.

PARACELSUS (1493–1541)

Theophrastus Bombastus von Hohenheim, wie Paracelsus mit bürgerlichem Namen hieß, war der Sohn eines Arztes und kam in Einsiedeln, in der Schweiz, zur Welt. Als er neun war, zog seine Familie nach Tirol. Dort lernte der junge Mann dann einiges über Mineralien und studierte die Geheimnisse der Alchemie und Astrologie. Er machte sich als Wanderarzt einen Namen und arbeitete für die Holländer und die Venezianer als Wundarzt in der Armee. 1526 heilte er zwei berühmte Patienten: den Drucker Frobenius und den Philosophen Erasmus von Rotterdam. Bald darauf bot man ihm einen Lehrstuhl in Basel an. Obwohl sein Wissen umfassend war und seine Praxis erfolgreich, machte Paracelsus sich bei den akademischen Autoritäten nicht gerade beliebt. Er bestand darauf, seinen Unterricht auf Deutsch, nicht auf Latein zu halten. Und er begann seine Lehrtätigkeit damit, dass er die Werke von Galen verbrannte, die zu jener Zeit als Nonplusultra medizinischen Wissens galten. Außer für Hippokrates hegte Paracelsus für keine der medizinischen Autoritäten Respekt und beschimpfte seine Kollegen als ignorante Verbreiter von Irrtümern. Nach zwei Jahren musste er die Universität verlassen und fing wieder an, als Wanderarzt zu arbeiten. Er schrieb unglaublich viele Bücher und machte wichtige Behandlungsmethoden allseits bekannt. Seine Begeisterung für die Chemie hinderte ihn jedoch am letzten Durchbruch: Die Vier-Säfte-Lehre ersetzte er nur durch ein anderes Gleichgewichtsmodell. Seiner Ansicht nach bestand der menschliche Körper aus drei Prinzipien – dem der Verbrennung (Sulphur), dem der Flüssigkeit (Quecksilber) und dem der Festigkeit (Salz). Ursache von Krankheit sei ein Ungleichgewicht zwischen diesen drei Prinzipien, das wieder in die Balance gebracht werden müsse.

Paracelsus galt schon bald als hochmütig.

Der Schweizer Arzt Paracelsus, der im 16. Jahrhundert lebte, leistete Pionierarbeit, was die Verwendung von Metallen und Mineralien als Arzneimittel anging. Da Paracelsus ursprünglich Alchemist war, wusste er genügend über Chemie, um sie für seine ärztliche Praxis nutzbar zu machen. Das Metall, das zunächst am häufigsten angewendet wurde, war Quecksilber, denn dieses erwies sich als Mittel der Wahl gegen Syphilis. Paracelsus war nicht der Erste, der Quecksilber benutzte, aber er verglich es in Versuchen mit dem Guajakharz, das damals ebenfalls häufig verschrieben wurde. Und siehe da: Das Harz erwies sich als wirkungslos.

Gold wurde im alten Ägypten, in Indien und China verabreicht. Die Chinesen sahen darin ein Mittel gegen Pocken und Masern, was aufgrund seiner antibakteriellen Wirkung durchaus Sinn ergibt. Doch auch heute noch findet Gold medizinische Verwendung. Da es als Edelmetall nicht mit Sauerstoff reagiert, wird es für Zahnfüllungen benutzt. Goldverbindungen werden seit 1929 gegen Rheuma gegeben. Selbst gegen unvollständigen Lidschluss (Lagophthalmus) wirkt Gold: Man verpflanzt winzige Goldkörnchen ins Lid, um es schwerer zu machen. In Indien wird Gold häufig in ayurvedischen Medikamenten verwendet. Mit Kräuterasche vermischt soll es die Jugend bewahren. Auf diese Weise werden jährlich mehrere Tonnen Gold verbraucht.

Perlen werden ebenfalls zur Heilung eingesetzt. Sie sind bekannt aus den Arzneibüchern des alten China, aus Indien, Tibet und Europa. In China trank man vermahlene Perlen, um den Körper zu entgiften, die Leber zu reinigen, Stress abzubauen und Halsentzündungen zu heilen. Auch auf Schnitte, Verbrennungen und andere Wunden trug man Lösungen mit vermahlenen Perlen auf. Im Europa des Mittelalters und der Renaissance empfahl man Perlen gegen Melancholie, Herzrasen, Epilepsie, Geschwüre, Krebs und gegen Alterserscheinungen, Vergiftungen und die Pest. Anselmus de Boot, der Leibarzt von Rudolf II. im 17. Jahrhundert, meinte gar, *aqua perlata* (Perlwasser) sei „ganz ausgezeichnet für die Wiederherstellung der Gesundheit, ja es kann beinahe von den Toten erwecken.“

Verquerer und verquerer

Je bizarrer, ausgefallener und haarsträubender die Bestandteile eines Medikaments waren, desto mehr waren die Menschen bereit, daran zu glauben, vor allem, wenn es dazu noch ausgesprochen teuer war, wie die Kuren mit Gold oder Perlen. Fantastische Gebräue, die so viele Inhaltsstoffe wie nur möglich enthielten, waren schon immer beliebt. Im 17. Jahrhundert verschrieben die Ärzte „Gelee von Vipernfleisch, gemahlener Koralle, Süßmandeln und den frischen Blüten von Brennnesseln" als Heilmittel gegen Diabetes. Andere Rezepte enthielten noch viel abstrusere Ingredienzen wie Späne von den Eisenstäben verurteilter Gefangener oder Steine aus dem Magen von sagenhaften Tieren – die ja noch schwerer zu bekommen waren. Die Bedeutung tierischer Bestandteile für bestimmte Arzneimittel der chinesischen Medizin hat manche Tiere an den Rand der Ausrottung gebracht.

Das gesuchteste Heilmittel für die Pest war der berühmte Theriak. Der Legende zufolge wurde er im 1. Jahrhundert n. Chr. zuerst von König Mithridates VI. von Pontus (nördliche Türkei) hergestellt. Er soll mit Giften und Gegengiften experimentiert und seine Gefangenen dabei als Versuchskaninchen missbraucht haben. So habe er Gegengifte für alle bekannten Gifte gefunden. Diese habe er dann zusammengerührt und mit Honig vermengt, um den Geschmack zu verbessern. Das Resultat war ein Allheilmittel, das zunächst Mithridatum hieß und etwa 50 verschiedene Bestandteile enthielt. Mithridates soll es jeden Tag genommen haben, weil er Angst hatte, vergiftet zu werden. Und anscheinend hat es gewirkt, denn der Mann wurde sehr alt. Als er vom römischen General Pompeius besiegt worden war und mit Gift in den Freitod gehen wollte, gelang ihm dies nicht. Er hatte eine zu starke Immunität aufgebaut.

Die Römer sollen das Rezept übernommen und verbessert haben. Nun enthielt das Gebräu schon 64 Ingredienzen, u. a. geröstetes und fermentiertes Vipernfleisch, sicher ein beliebtes Mittel. Dann gelangte der Theriak nach China und Indien und wurde dort mit großer Begeisterung genommen. In Europa wurde das Mittel als italienische Spezialität bekannt, die Engländer nannten es gar „Venezianische Melasse". Man vermischte die Zutaten, vor allem das unvermeidliche Vipernfleisch, mit Opium, ließ das Ganze gären und versetzte es mit Honig.

Dann musste der Theriak mindestens ein Jahr lang reifen, möglichst noch länger. Seine Herstellung war gesetzlich geregelt und mit geheimnisvollen Ritualen verbunden. Bevor die Arbeit an einer neuen Charge begann, wurden die Zutaten behördlich überprüft. Die Herstellung wurde zur Zeremonie, die nur von bestimmten Manufakturen ausgeführt werden durfte. Das machte das Endprodukt natürlich entsprechend teuer. Leisten konnten sich das nur die Reichen. Man konnte Theriak als Sirup kaufen, als Pulver oder stückweise. Aber er sollte in

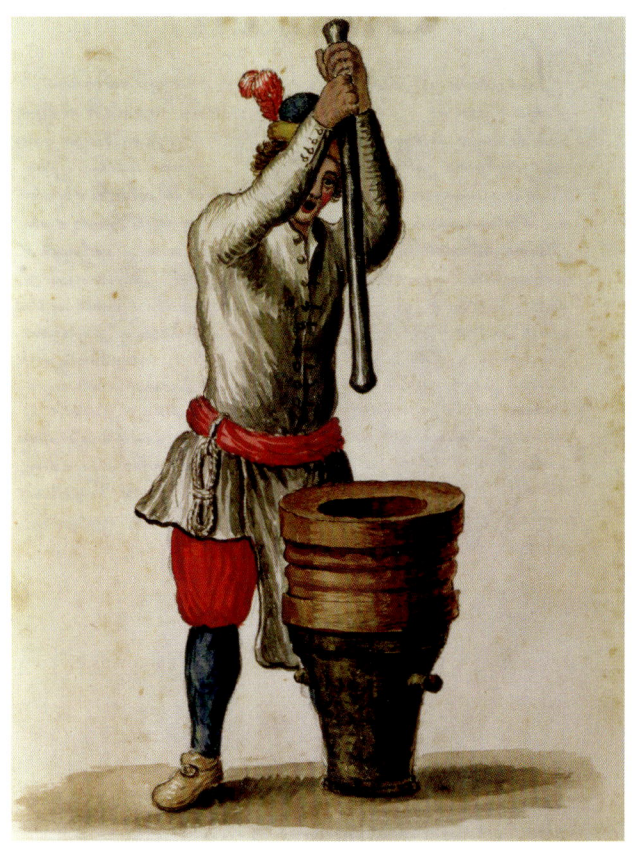

Das Zerstampfen von Arzneipflanzen im Mörser: Jahrhundertelang brauchte es Muskelkraft, um Medikamente herzustellen.

jedem Fall sämtliche Krankheiten heilen, auch die Beulenpest. 1668 veröffentlichte der französische Apotheker Moyshe Charas das Rezept und brach damit das Monopol der venezianischen Manufakturen.

Dass Galen den Theriak so lobte, hatte sicher positiven Einfluss auf seine Verbreitung. 1745 allerdings schrieb der Londoner Arzt William Heberden, der Theriak bringe keine Vorteile bis aufs Schwitzen. Bald nahm ihn in England niemand mehr, in

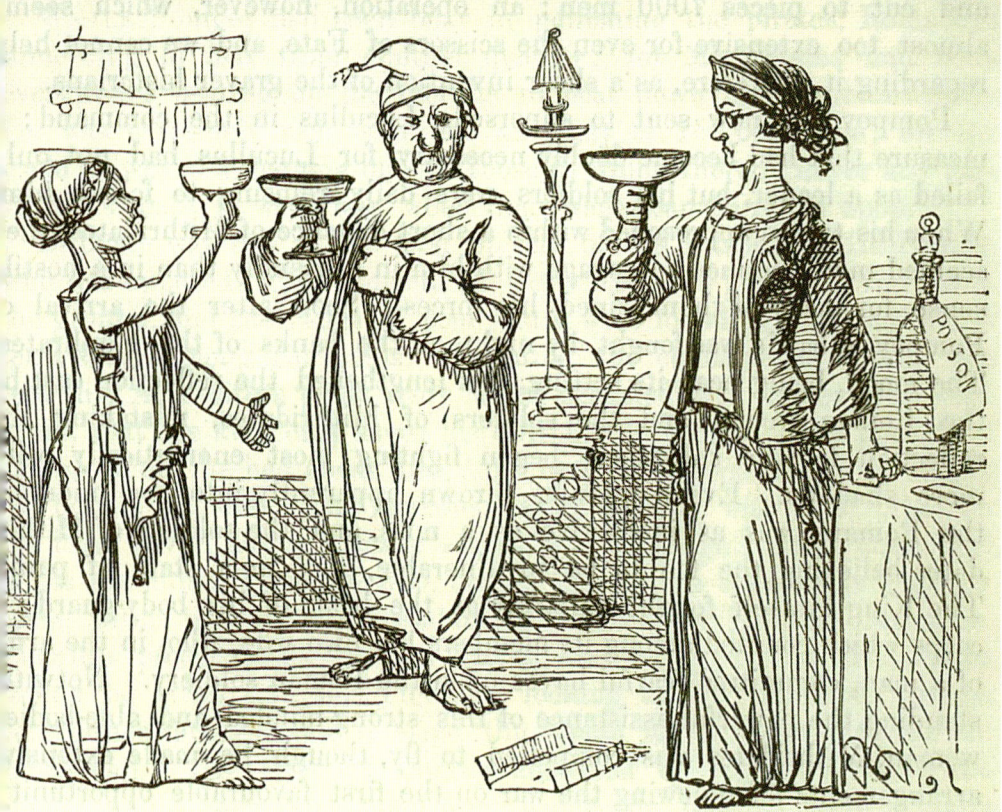

Mithridatum – ein Allheilmittel aus 60 bis 70 Zutaten – war fast 2000 Jahre lang im Gebrauch.

Leichen, füllten sie mit Erdpech, wickelten sie in Bandagen ein und ließen sie in der Sonne trocknen. 1564 erklärte ein jüdischer Händler aus Alexandria Guy de la Fontaine die Prozedur und fügte hinzu, ihm sei es egal, ob die verwendeten Körper an gefährlichen Krankheiten wie Pocken oder Pest verstorben seien.

Schädelmoos war eine Zutat, für die man nicht extra nach Ägypten reisen musste. Damit war eine Art Moos gemeint, das auf menschlichen Knochen wuchs und angeblich die Lebenskraft des Verstorbenen in sich trug. Besonders wirksam war das Schädelmoos vom Kopf Hingerichteter, denn es hieß, der Geist bleibe dann sieben Jahre im Schädel gefangen. Aber natürlich durfte der Schädel nicht bestattet worden sein, damit das Moos darauf wachsen konnte. Irland galt als beste Quelle für Schädelmoos, denn dort ließ man die Gehenkten noch lange am Galgen baumeln.

Doch die Leichenmedizin beschränkte sich keineswegs auf Mumien und Schädelmoos. Schon im alten Ägypten gewann man Arzneimittel aus toten Körpern. Im *Papyrus Ebers* (ca. 1500 v. Chr.) heißt es beispielsweise, dass man aus Menschengehirn eine Arznei für verletzte Augen gewann. Eine Hälfte

Frankreich aber war die Medizin noch bis 1884 erhältlich. Die moderne pharmakologische Forschung hält positive Wirkungen der Mixtur durchaus für möglich, da sie starke anti-entzündliche Wirkstoffe enthalten habe. Das Opium linderte Schmerzen, senkte das Fieber und selbst die Durchfälle und den Husten, die mit der Pest einhergingen.

Die Tage der Toten

Eine der kostbarsten Arzneien in Europa wurde aus den Überresten menschlicher Leichen gewonnen, genauer gesagt aus Mumien. Der Extrakt aus mumifizierten, in Ägypten ausgegrabenen Körpern galt als wirkmächtiges Heilmittel für eine ganze Reihe von Krankheiten. Paracelsus empfahl ihn, der französische Chirurg Ambroise Paré (1510–1590) machte sich öffentlich darüber lustig. Nichtsdestotrotz wurde der Extrakt vom 12. bis zum 18. Jahrhundert in Europa hoch gehandelt und war so gesucht, dass gewissenlose Subjekte anfingen, mit falschen Mumien zu handeln. Sie sammelten

des Gehirns wurde mit Honig vermischt und die daraus entstehende Salbe sollte am Morgen aufgetragen werden. Die andere Hälfte hingegen wurde getrocknet und zu Pulver vermahlen, um es abends aufzutragen. Im 1. Jahrhundert n. Chr. merkt der römische Medizinschriftsteller Celsus an, man habe Epilepsie früher geheilt,

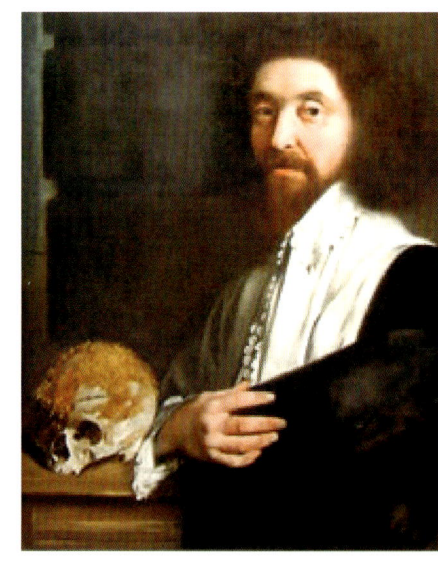

Ein Schädel mit reichlich „Schädelmoos"

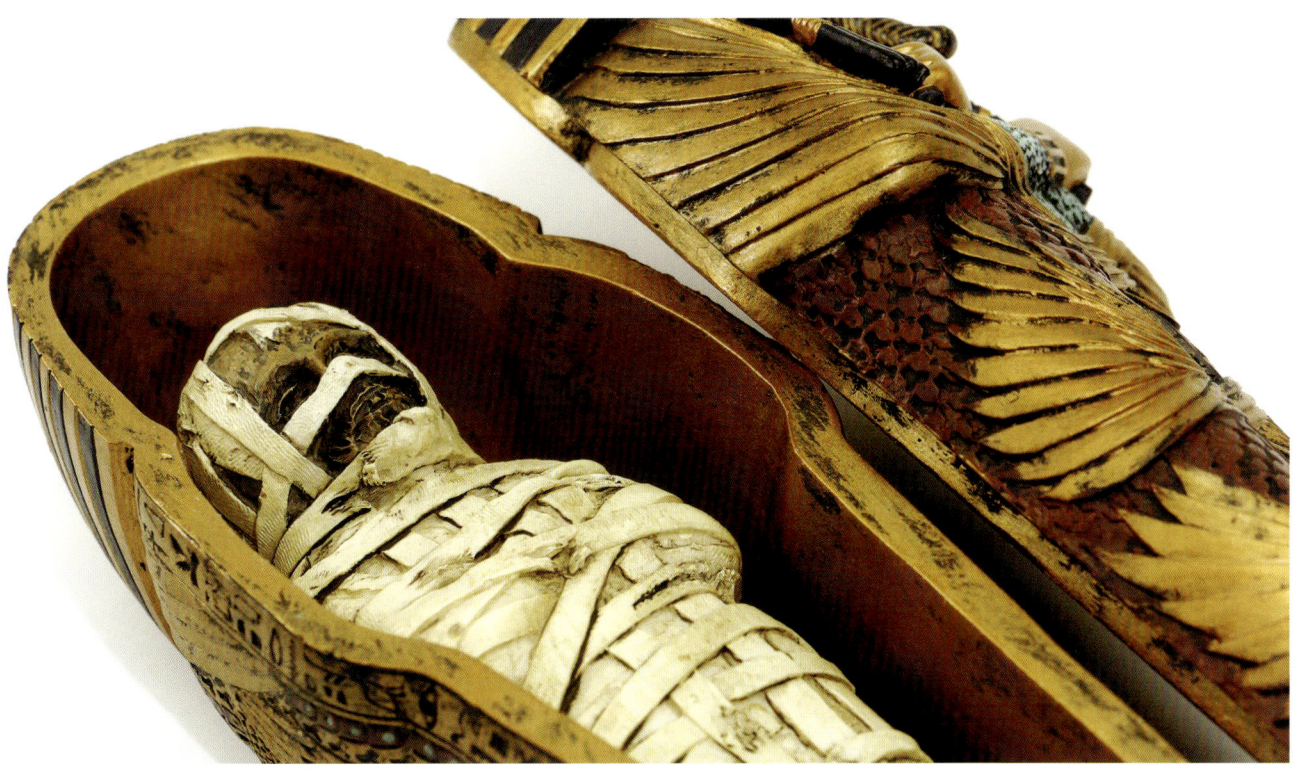

Ägyptische Mumien galten vom 12. bis zum 18. Jahrhundert als wertvolle Zutat zu allen möglichen medizinischen Mixturen.

indem man dem Betroffenen das frische Blut eines soeben hingeschlachteten Gladiators zu trinken gegeben habe. Selbst im 16. Jahrhundert wies Paracelsus auf die medizinischen Qualitäten von Blut hin. Das Blut eines rothaarigen jungen Mannes, der eines gewaltsamen Todes gestorben war, erweise sich als stärkstes Mittel. Paracelsus hinterließ uns auch ein Rezept, in dem man drei menschliche Schädel mit Muskat, Bibergeil (Drüsensekret des Bibers) und Honig destilliert. Manchmal gab man noch Perlensud hinzu oder Vitriol (Salz der Schwefelsäure).

Andere folgten Paracelsus' Theorie, derzufolge Medikamente aus soeben – und möglichst gewaltsam – zu Tode gekommenen Leibern die stärkste Wirkung entfalteten. Wer jedoch verblutet sei, habe seine Lebensgeister eingebüßt. Seine Körperteile seien, so hieß es, von keinerlei Nutzen. Im Frankreich des 18. Jahrhunderts war Menschenfett ein beliebtes Ingrediens für alle möglichen Arzneien, zum Beispiel gegen Rheumatismus. Pierre Pomets *Histoire générale des drogues* von 1712 gibt an, dass man Menschenfett beim Scharfrichter kaufen könne, der es auf dem Markt von Paris an Ärzte und Apotheker abgebe. Bis ins 19. Jahrhundert hinein stellten Epileptiker sich bei den Schafotten auf den dänischen

GODDARDS TROPFEN ODER SCHÄDELGEIST

Im 17. Jahrhundert bereitete ein gewisser Doktor Goddard einen Trank aus menschlichen Knochen und Schädeln, den er Goddards Tropfen nannte. Er trocknete die Gebeine, destillierte sie in der Retorte und ließ das Destillat drei Monate ruhen, bevor er es erneut 14 Tage lang erhitzte. Sodann schied er die Ölschicht ab und fügte Salpetersäure hinzu. Damit hatte er dann nach eigenem Bekunden „eine unvergleichliche Arznei geschaffen, die alle anderen in Wirksamkeit und Wert um das Zehnfache übertrifft". Die Tropfen wurden gegen Epilepsie genommen. Goddard verkaufte das Rezept an König Charles II. für 6000 Pfund Sterling. Der König ließ die Tropfen dann in seinem eigenen Labor fertigen.

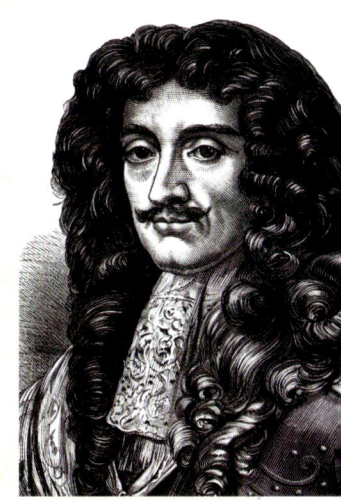

König Charles II. war ein Anhänger der Goddardschen Tropfen.

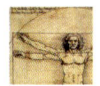
Inseln Amak und Mön an, um das Blut der Geköpften in mitgebrachten Gefäßen aufzufangen.

Bevor wir uns nun über die „barbarische Unsitte" aufregen, *homo*, wie menschliche Ingredienzen damals genannt wurden, zur medizinischen Behandlung zu verwenden, sollten wir uns klar machen, dass wir heute Übertragungen von Blut und Knochenmark von lebenden Spendern bekommen, von Hirntoten Organtransplantationen und von Ungeborenen Stammzellen.

Spare in der Zeit, dann hast du in der Not

Ebenso abstoßend wie die Leichenmedizin waren die zahlreichen Zubereitungen, bei denen Gewebe von lebenden Menschen verarbeitet wurde. Dazu zählten beispielsweise Nagelschnipsel (die – wenig überraschend – als Brechmittel wirkten, wenn man sie in Wein reichte), Ohrenschmalz (das man auf Skorpionstiche auftrug), Schweiß (gegen Tuberkulose), getrocknetes Monatsblut (gegen Epilepsie und Nieren- oder Gallensteine), Urin (gegen die Gicht und viele andere Krankheiten), menschliche Exkremente (oral einzunehmen bei Epilepsie und Halsentzündung, ansonsten auf frische Wunden aufzutragen),

Eine Exekution war nicht nur ein aufregendes Spektakel, sondern auch Gelegenheit, sich einige kostbare Zutaten für medizinische Tränklein zu sichern.

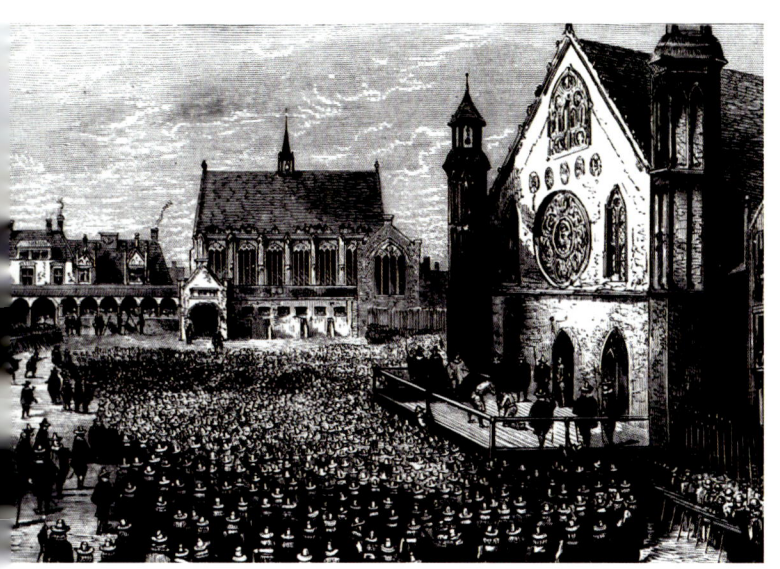

frisches Blut (das man jungen Menschen aussaugte, um Greisen die Frische der Jugend zurückzugeben) und Nabelschnur und Placenta (gegen Epilepsie und – Robert James' *Pharmacopoeia universale* von 1747 zufolge – gegen schädliches Gift).

EIN NÜTZLICHES REZEPT

Giambattista della Porta veröffentlichte 1558 seine Abhandlung *Magia naturalis* und gab dabei das Rezept einer Salbe an, die Paracelsus Kaiser Maximilian empfohlen habe. Diese Salbe sollte Schusswunden heilen. Dabei sollte die Waffe, welche die Wunde verursacht hatte, mit Salbe bestrichen werden – nicht die Wunde selbst.

Zwei Unzen Schädelmoos, zwei Unzen Menschenfleisch, eine halbe Unze Mumienstaub, eine halbe Unze Menschenblut, je eine Unze Leinöl, Terpentin und Bolus Armenicus (Heilerde); alle Zutaten zusammen in einem Mörser zerkleinern.

Magia naturalis, Buch VIII, Kap. XII.

VOM APOTHEKER ZUM PHARMAZEUTEN

Die frühe Pharmakologie stützte sich im Westen vor allem auf das Werk des griechischen Arztes Dioskurides (ca. 40–90 n. Chr.), der unter Nero einer der berühmtesten Wundärzte beim Militär gewesen war. In seinem Hauptwerk *De materia medica* versammelte er das ganze pharmakologische Wissen seiner Zeit. In fünf Bänden geht er ein auf die konkrete Anwendung von Kräutern, Salben und Ölen, von Wurzeln und Beeren ebenso wie von Wein oder tierischen Produkten bzw. Mineralien. Das Werk blieb bis in die Renaissance hinein das wichtigste Lehrwerk der Arzneimittelkunde.

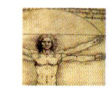

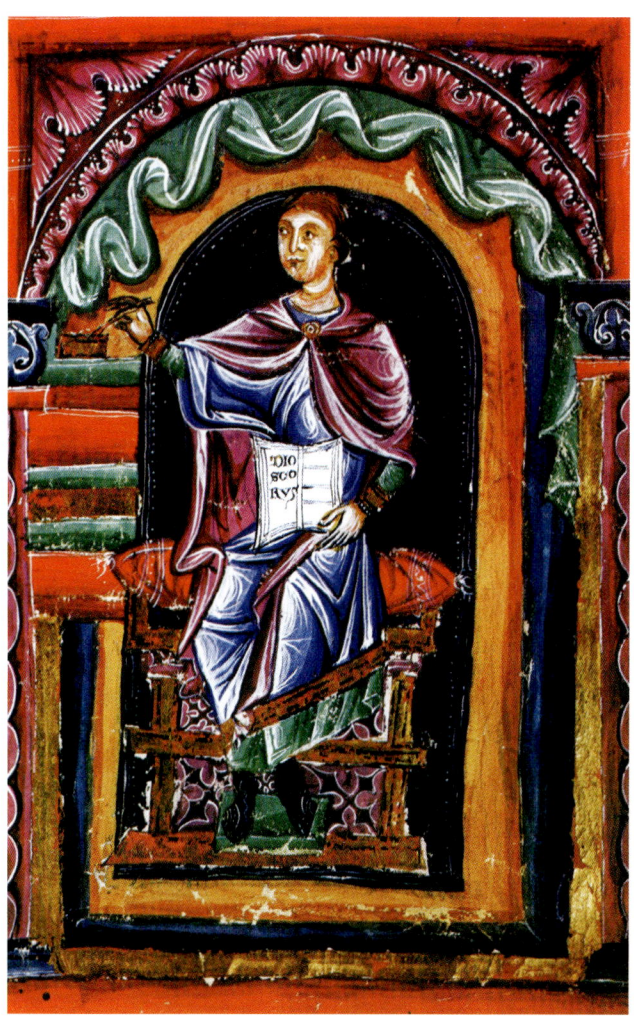

Dioskurides schuf mit seinem Werk De materia medica *die erste Arzneimittellehre im Westen.*

Anfangs verabreichten die Ärzte Pflanzen noch im Ganzen oder machten daraus Pulver, Aufgüsse oder Pasten. Die entsprechenden Medikamente wurden entweder eingenommen, inhaliert oder äußerlich aufgetragen. Die arabischen Gelehrten, die gründliche alchemistische Kenntnisse hatten, waren die Ersten, die die Wirkstoffe selbst zu extrahieren versuchten. Avicenna gewann solche Arzneimittel durch Destillation oder Sublimation. Die ersten Apotheken eröffneten 754 in Bagdad, während sie in Europa erst im 12. Jahrhundert Einzug hielten. Im mittelalterlichen Europa verkauften und verteilten Apotheker Arzneimittel an Patienten und Ärzte gleichermaßen, denn es war den Ärzten standesrechtlich verboten, die Arzneien selbst herzustellen. Erst das Aufkommen der modernen Chemie im 19. Jahrhundert aber konnte eine gleichbleibende Qualität bei der Extraktion der wirksamen Bestandteile garantieren. Die in *De materia medica* genannten Heilmittel wurden mit Alkohol oder Wasser behandelt, um die Wirkstoffe zu extrahieren. Diese wiederum mussten in einer ganz bestimmten Dosis verabreicht werden. Bald wurden kontrollierte klinische Versuche zur Grundlage aller weiteren Arzneimittelforschung. In den letzten 150 Jahren hat uns die Biochemie Medikamente zur Verfügung gestellt, die auf die menschlichen Stoffwechselprozesse abgestimmt sind. Diese Medikamente müssen teilweise nicht mehr von Pflanzen extrahiert, sondern können synthetisch hergestellt werden.

PENICILLIN

Penicillin ist ein Antibiotikum, das aus dem Schimmelpilz *Penicillium chrysogenum* gewonnen wird. Der Wirkstoff wurde 1928 von dem schottischen Arzt Alexander Fleming entdeckt, der im Londoner St. Mary's Hospital Bakterien auf einer Agarplatte kultivierte. Als die Kultur versehentlich mit *Penicillium chrysogenum* verunreinigt wurde, starben die Staphylokokken rund um die kontaminierten Stellen ab. Howard Florey und Ernst Chain setzten Flemings Arbeit in Oxford fort. Sie konnten 1940 das Penicillin isolieren. Bald wurde es in großer Menge in den USA produziert und half den Alliierten während des 2. Weltkriegs bei der Bekämpfung von Wundinfektionen. Fleming, Florey und Chain erhielten 1945 für ihre Arbeit an den Antibiotika gemeinsam den Nobelpreis für Medizin.

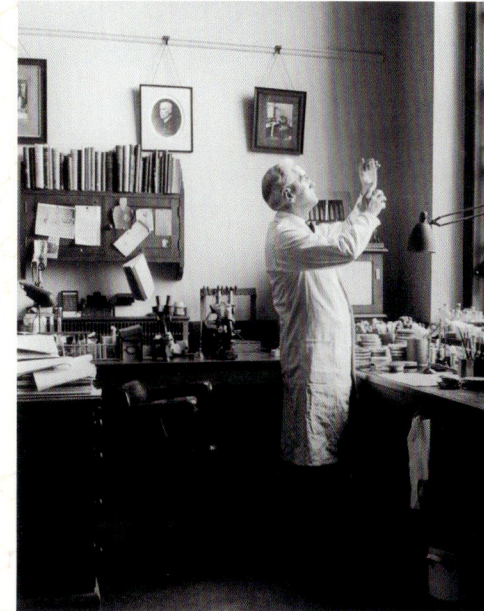

Nobelpreisgewinner Alexander Fleming in seinem Labor

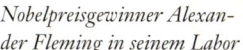

Im 20. Jahrhundert haben sich Bodenlebewesen und Pilze als wichtige Arzneimittelquelle erwiesen. Sie haben uns die Stoffgruppe der Antibiotika geschenkt. Antibiotika und retrovirale Medikamente behandeln nämlich nicht nur Symptome wie die

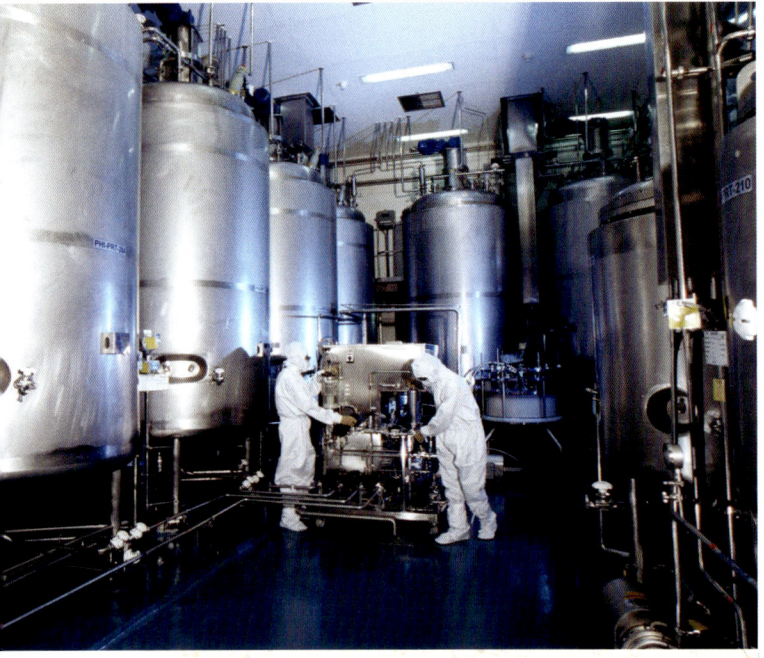

WIE MAN MIKROBEN FÜR SICH ARBEITEN LÄSST

Menschen, die an Diabetes leiden, können das Hormon Insulin nicht auf natürliche Weise in ausreichender Menge produzieren. Früher verabreichte man ihnen Insulin von Schweinen, 1977 aber wurde das Insulin das erste Hormon, das mittels Bakterien hergestellt wurde. Man isolierte das Gen für Insulin aus menschlichen Zellen und baute es in Bakterien ein. Diese werden in Nährlösung lebendig gehalten, reproduzieren sich und stellen Unmengen von menschlichem Insulin her – ohne jeden Umweg über Schweine oder Hunde.

Arzneien früherer Zeit. Sie zerstören die Krankheitserreger selbst. Alexander Fleming entdeckte 1928 das Penicillin, fand aber keine kostengünstige Methode der Herstellung, sodass das Medikament erst in den Vierzigerjahren in die Massenproduktion ging. Die ersten Antibiotika, die in großer Menge

genutzt wurden, waren Sulphonamide, beginnend mit Prontosil, einem Azo-Farbstoff, der früher in der Färbeindustrie Verwendung fand. Dass es antibakteriell wirkt, entdeckte 1935 der deutsche Chemiker Gerhard Domagk, der dafür 1939 den Nobelpreis für Chemie erhielt. Domagk konnte diesen aber nicht in Empfang nehmen, weil Hitler sich mit dem Nobelpreiskomitee überworfen hatte.

Bald wurden neue Klassen von Antibiotika entdeckt und eine ganze Zeit lang sah es so aus, als hätte die Menschheit die bakteriellen Infektionskrankheiten besiegt. Doch bald stellte sich heraus, dass Bakterien unglaublich anpassungsfähige Lebensformen sind, die Resistenzen entwickeln und für bestimmte Antibiotika dann nicht mehr anfällig sind. Die amerikanische Gesundheitsbehörde schreibt dazu:

> *In den letzten Jahren des 20. Jahrhunderts verstärkte sich das unangenehme Gefühl, dass die Mikroorganismen uns wieder um mehrere Nasenlängen voraus sind und unsere therapeutischen Optionen immer weniger werden.*

Heute sind Krankheiten, denen wir früher mit Antibiotika Herr wurden, vollkommen resistent. Andere müssen mit einem starken Cocktail aus zwei oder mehr Antibiotika behandelt werden. Neue Bakterienstämme wie der MRSA (Methicillin-resistenter Staphylococcus aureus), der 1961 zum ersten Mal auftrat, sind schwierig zu behandeln.

In der zweiten Hälfte des 20. Jahrhunderts vermehrte sich unser biochemisches Wissen im Eiltempo und so ließen sich manche Medikamente nach Anforderung „zusammenbauen". Man weiß über den chemischen Mechanismus Bescheid, der zur Behandlung einer Krankheit erforderlich ist, und die Bio-Ingenieure können ein Molekül schaffen, das diese Funktion erfüllt, ob es nun um die Unterbindung einer Reaktion geht oder um das Andocken an der Oberfläche eines anderen Moleküls. Das Schlüssel-Schloss-Prinzip, das Emil Fischer und Paul Ehrlich für die Enzyme entdeckten, führt dazu, dass ein Molekül genau an jener Stelle andockt, die für ein anderes Molekül gedacht war. Dann kann es entweder die Funktion

CHEMOTHERAPIE GEGEN KREBS

Das früheste Zeugnis für einen Tumor findet sich im *Papyrus Ebers* (ca. 1500 v. Chr.), wo der Brustkrebs beschrieben wird. Dort heißt es, die Krankheit sei unheilbar. Das blieb auch die nächsten Jahrtausende so. Selbst heute hat die Wissenschaft mit dem Krebs noch zu kämpfen. Lange Jahre konnte man die Tumoren nur chirurgisch entfernen, doch mit dem Aufkommen der Röntgenstrahlung zu Beginn des 20. Jahrhunderts stand dem Menschen die Strahlentherapie zur Verfügung.

Die erste chemische Krebstherapie wurde während des 2. Weltkriegs ausprobiert, als die US-Armee an chemischen Waffen forschte. Die Forscher entdeckten mehr oder weniger durch Zufall, dass das „Senfgas" gegen Lymphome (Tumoren in den Lymphknoten) wirksam war. Das Senfgas war also das erste Chemotherapeutikum, das die Tumorzellen abtötete, indem es deren DNS angriff. Bald darauf entdeckte der Amerikaner Sidney Farber, dass Aminopterin (ein der Folsäure ähnliches Molekül) bei Kindern Leukämie aufhalten konnte, weil es die DNS-Replikation der Tumorzellen störte. Daraus entwickelte man das Medikament Methotrexat. 1956 wurde es eingesetzt, um eine recht seltene Tumorart, das Chorionkarzinom, zu heilen. Damit begann die Ära der Chemotherapie.

Heute konzentriert die Forschung sich darauf, die Nebenwirkungen der Chemotherapie zu reduzieren, indem man die Medikamente möglichst zielgenau an die Stelle bringt, an denen sie wirken sollen, um so die Schädigung anderer Gewebe zu vermeiden. Man packt den Wirkstoff zum Beispiel in Liposomen (kleine Bläschen aus demselben Stoff wie die Zellmembran). So kann er selektiv in Krebszellen eingeschleust werden. Oder man nutzt monoklonale

Antikörper, die an der Oberfläche der Tumorzellen andocken und den Tod der Zelle herbeiführen. Selbst Nanoroboter und mikroskopisch kleine Magnetteilchen werden eingesetzt, um die Wirkstoffe an die richtige Stelle zu lenken.

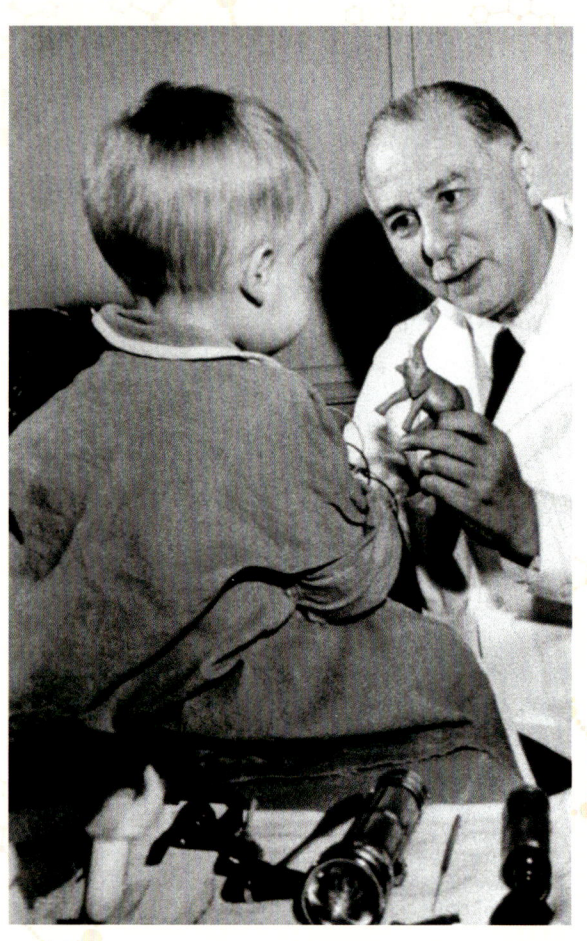

Sidney Farber mit einem kleinen Patienten. Er war der erste Arzt, der mit chemotherapeutischen Mitteln Leukämie bei Kindern bekämpfen konnte.

dieses Moleküls übernehmen oder dafür sorgen, dass dieses Molekül seine Funktion eben nicht ausführen kann. Solche Biomoleküle werden also am Computer designt und dann im Labor hergestellt. So wurde das Herceptin erfunden, mit dem sich Brustkrebs effektiv behandeln lässt. Es wurde 1998 als Arzneimittel zugelassen – als erstes künstlich designtes Medikament überhaupt.

GAR NICHTS TUN

Ärzte waren häufig einfach nur deshalb erfolgreich, weil sie den Körper in Ruhe ließen. Tatsächlich kann unser Körper gut für sich selbst sorgen. Viele Krankheiten vergehen von selbst, wenn man nicht mit schädlichen Kuren eingreift. Hippokrates soll seinen Ruf eher seinem Stillhalten als seinem

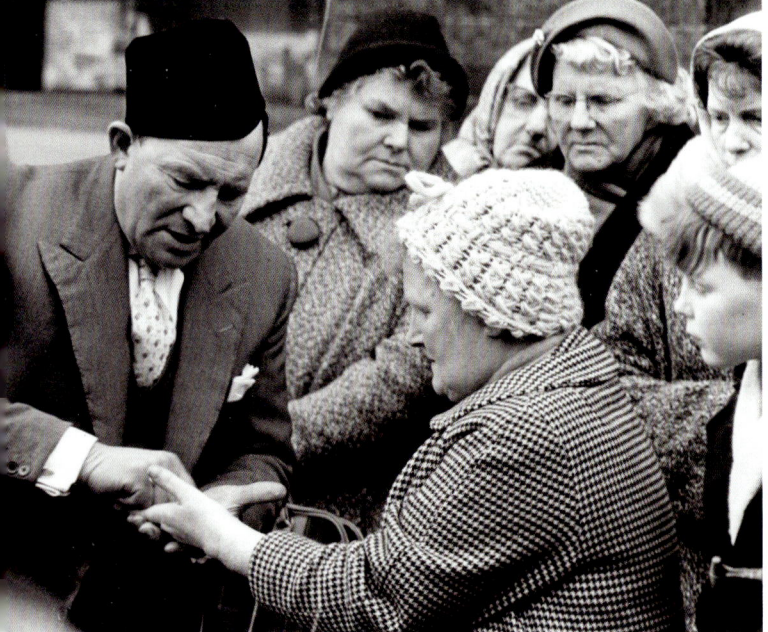

Der Placebo-Effekt? Hier ein Wunderheiler, der von sich behauptet, Gottes Hilfe auf die Patienten herabflehen zu können – umgeben von interessierten Patientinnen in Cheshire 1963.

aktiven Eingreifen verdanken. Seine erste Maßnahme war grundsätzlich, dem Patienten zu einem gesunden Lebensstil und einer sinnvollen Ernährung zu raten. Eine ausgewogene Ernährung, maßvolle körperliche Bewegung und Ruhe verschlimmern den Zustand eines Patienten nur selten. Erst wenn danach keine Besserung in Sicht war, griff Hippokrates zu anderen Mitteln. Da viele Krankheiten von selbst ausheilen, funktionierte die Methode in vielen Fällen. Denn bis eine Ernährungsumstellung wirkt, vergeht meist gerade so viel Zeit, dass die Krankheit ausgeheilt ist. Und schon lobt man den Arzt für seine Künste.

⚕ VON NICHTS KOMMT NICHTS?

Vielen Ärzten war durchaus bewusst, dass die Heilmittel, die ihnen zur Verfügung standen, wenig Besserung bringen würden. Sie wussten aber auch, dass sie ihren Ruf (und ihr Honorar) nur wahren konnten, wenn man sie etwas tun sah. Obwohl die Medikamente früherer Zeiten wenig wirksam waren, gibt es doch zahlreiche Berichte von glücklichen Patienten, die dem Arzt für ihre Heilung dankten. Davon zeugen nicht zuletzt die unzähligen Votivgaben in

den Asklepios-Heiligtümern. Tausende Menschen glaubten offensichtlich, der tranceähnliche Tempelschlaf und die von den Göttern übermittelten Arzneien hätten ihnen geholfen.

Der Placebo-Effekt ist Medizinern heute wohlbekannt. Er besagt, dass manche Krankheit heilt, einfach weil der Patient an die Kur glaubt. Das würde auch die Heilerfolge von Hexendoktoren, Voodoopriesterinnen, Gebeten und möglicherweise auch der Homöopathie erklären. Es gibt nicht viele wissenschaftliche Untersuchungen zum Placebo-Effekt, doch diese wenigen zeigen, dass Patienten Zuckertabletten nehmen, in denen mit Sicherheit keinerlei medizinisch wirksamer Stoff enthalten ist, und sich alsbald besser fühlen. Bei Depressionen z. B. ist die Heilungschance durch Placebo mit der durch Antidepressiva fast gleichzusetzen. Interessanterweise nimmt die Wirksamkeit von untersuchten Medikamenten sofort ab, wenn eine neue, bessere Arznei gefunden wurde. (Vermutlich lässt dann das Vertrauen in das alte Medikament nach.) Bei der Schmerzbehandlung sind Injektionen mit Salzwasser häufig sogar wirksamer als Zuckerkügelchen – einfach, weil der Patient der viel dramatischer wirkenden Injektion mehr vertraut.

⚕ GLEICHES MIT GLEICHEM HEILEN

Die Homöopathie beruht auf dem alten Glaubenssatz, nach dem sich Gleiches mit Gleichem heilen lässt. Die moderne Homöopathie entwickelte sich auf der Grundlage der Arbeiten des deutschen Arztes Samuel Hahnemann (1755–1843). Er begann seine Experimente 1790, weil er an den klassischen Behandlungsmethoden seiner Zeit – Aderlass, Purgieren und Quecksilbereinnahme – zu zweifeln begann.

Bald untersuchte er die Chinarinde genauer, die ein probates Heilmittel für Malaria ist, und merkte, dass man beim Verzehr einer kleinen Menge der Rinde ein malariaähnliches Fieber bekam, allerdings in deutlich abgeschwächter Form. Daraus entwickelte er die Idee, man müsse, um eine Krankheit zu heilen, nach Arzneien suchen, die eben die Symptome derselben hervorriefen.

Den Verfechtern der Homöopathie zufolge muss diese Ursubstanz (Muttertinktur) dann entsprechend verdünnt werden. Je stärker verdünnt sie ist, desto stärker ihre medizinische Wirkung. Das führt dazu, dass in manchen homöopathischen Arzneimitteln nicht ein Molekül des Wirkstoffes mehr enthalten ist. Doch den Homöopathen zufolge tut dies nichts zur Sache, denn Wasser habe ein „Gedächtnis", in dem die wirksamen Informationen der Ursubstanz gespeichert seien.

Die Homöopathie zielt wie die östliche Medizin darauf ab, den ganzen Menschen zu behandeln, daher nimmt der Homöopath auch regelmäßig die gesamte Lebensgeschichte seines Patienten auf. Ziel und Zweck der Behandlung ist es, die vitale Energie des Individuums wiederherzustellen.

Im 19. Jahrhundert gewann die Homöopathie allmählich immer mehr Einfluss. So hatte das homöopathische Krankenhaus in London eine geringere Sterblichkeitsrate als die gewöhnlichen Krankenhäuser, vor allem während der Choleraepidemie von 1854. Das ist allerdings kein Beleg für die Wirksamkeit homöopathischer Arzneien, sondern eher Zeugnis dafür, dass die zeitgenössischen Behandlungen (wie der Aderlass) schädlich waren.

2007 löste die Behauptung einiger Homöopathen, sie könnten mit ihren Kügelchen AIDS heilen und

Malaria vorbeugen, weltweit Empörung aus, versäumten es doch die homöopathisch behandelten Patienten, anderswo Hilfe zu suchen. Wenige Tage nach Ausbruch der Vogelgrippe mit dem Virus H5N1 in Mexiko 2009 erschienen im Internet zahlreiche Anzeigen, die homöopathische Medikamente anpriesen. Das ist schon deshalb gefährlich, weil es bis heute keinen wissenschaftlichen Nachweis dafür gibt, dass diese Substanzen überhaupt eine Wirkung entfalten.

MEHR SCHADEN ALS NUTZEN?

Jahrtausendelang haben wohlmeinende Ärzte mit ihren Kuren ihre Patienten vergiftet und verletzt, sodass wir uns letztlich fragen, wieso die Patienten dies immer mitgemacht haben. Dabei werden unsere heutigen Therapien unseren Nachfahren vermutlich ebenso sinnlos und barbarisch erscheinen. Wer heute an Krebs erkrankt ist, akzeptiert klaglos die Therapie, obwohl sie Übelkeit verursacht, Haarausfall oder Durchfall. Wir unterziehen unsere Kinder schmerzhaften Zahnkorrekturen mit Spangen und machen uns doch lustig über die Chinesinnen, die ihre Füße schmerzhaft zu sogenannten „Lotusfüßen" verkrüppeln ließen. Jede Kultur hat ihren Preis, den sie für Wohlbefinden und Schönheit zu zahlen bereit ist.

In manchen Fällen erweist sich dieser Preis allerdings als deutlich zu hoch, wie wir aktuell selbst zu spüren bekommen. Die Tatsache, dass Antibiotika jahrzehntelang bei jedem Schnupfen verordnet und auch vorbeugend in der Tiermast eingesetzt wurden, hat zur Folge, dass sich Bakterienstämme entwickelt haben, die sich den bekannten Antibiotika gegenüber als resistent erweisen. Heute, zu Beginn des 21. Jahrhunderts, verordnen die Ärzte Antibiotika nur noch im Notfall und lassen simpleren Infekten auch schon mal ihren Lauf. Hippokrates wäre vermutlich sehr zufrieden.

Ein einfaches homöopathisches Diagnose-Instrument, das die aktiven Faktoren einer Krankheit zeigt und auch, welche Muttertinktur sich dafür verwenden lässt.

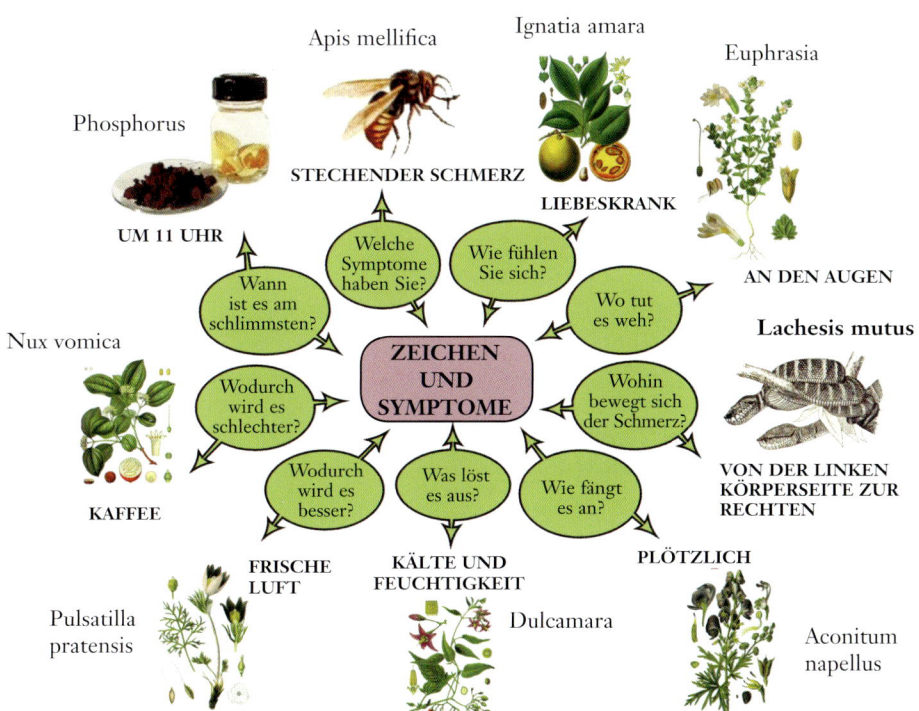

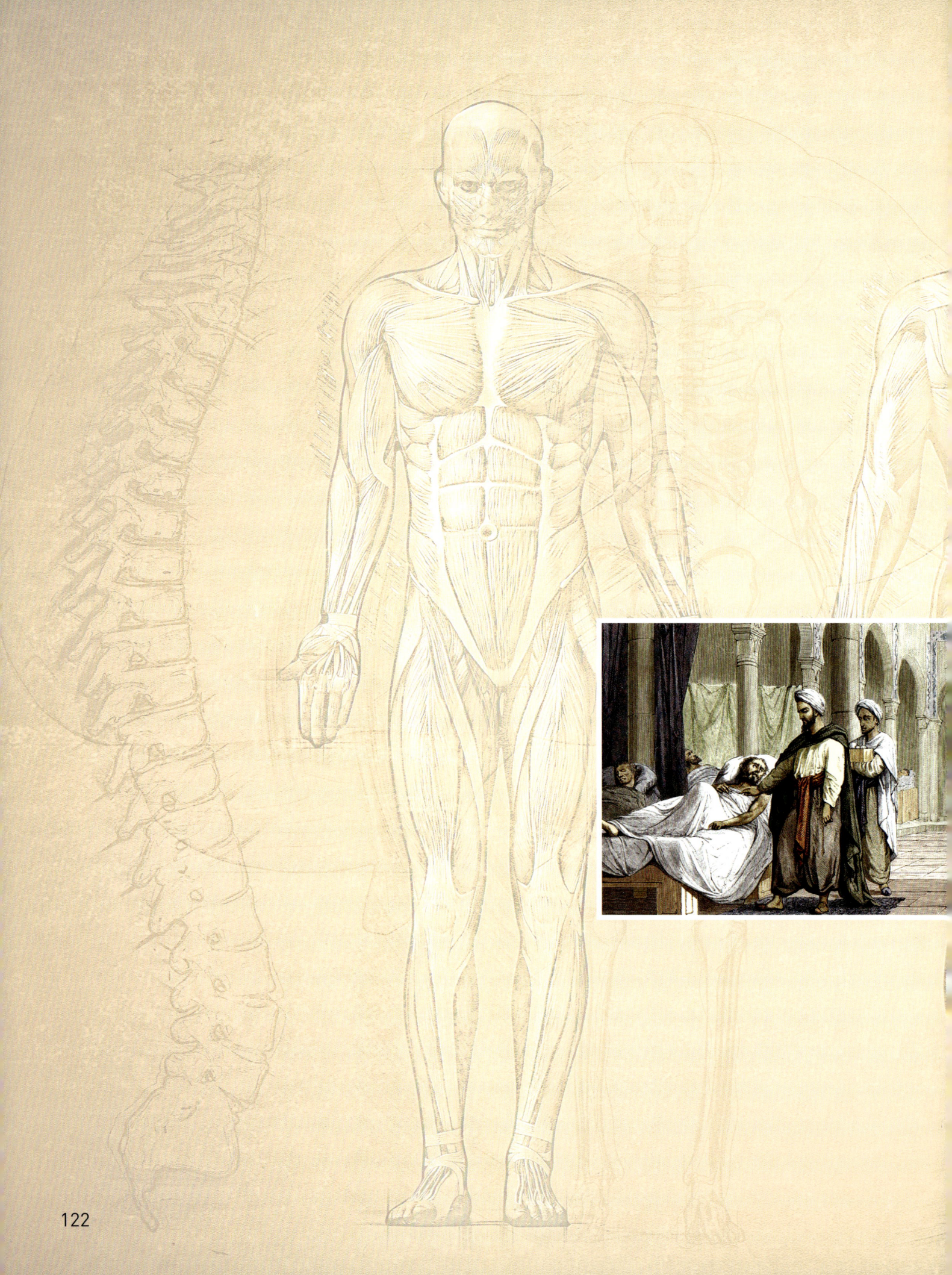

KAPITEL 5

UNTER DEM MESSER

Was die Arznei nicht heilt, das kuriert das Messer. Was das Messer nicht kuriert,
heilt das Brenneisen. Was das Brenneisen nicht heilt, ist unheilbar.

Corpus Hippocraticum

Für den weitaus größten Teil der Menschheitsgeschichte war eine Operation ein
fürchterliches, mit stärksten Schmerzen verbundenes Ereignis, das häufig tödlich
verlief. Ohne Narkose und ohne Wissen um infektiöse Prozesse griff man nur dann
zum Messer, wenn der Patient vollkommen verzweifelt war – und nur die mutigsten
Menschen wagten einen chirurgischen Eingriff. Solche Operationen fanden häufig
in Extremsituationen statt: auf dem Schlachtfeld oder auf See, wo auch die Operati-
onsbedingungen katastrophal waren und schnelles Arbeiten die einzige Rettung war.

Erst im 19. Jahrhundert, als sich allmählich die Anästhesie entwickelte und antiseptisches Arbeiten die Regel wurde, wurden Operationen erträglich und der Patient hatte gute Chancen, sie zu überleben. Die Chirurgen arbeiteten jetzt nicht mehr
nur unter Zeitdruck und konnten komplexere Eingriffe gut planen. Im 21. Jahrhundert nun entfernen Chirurgen nicht mehr nur Teile des Körpers, sie ersetzen
sie vielmehr oder reparieren sie gar. Die Patienten werden nicht mehr notdürftig
zusammengeflickt, sie werden meistens gesund wieder entlassen.

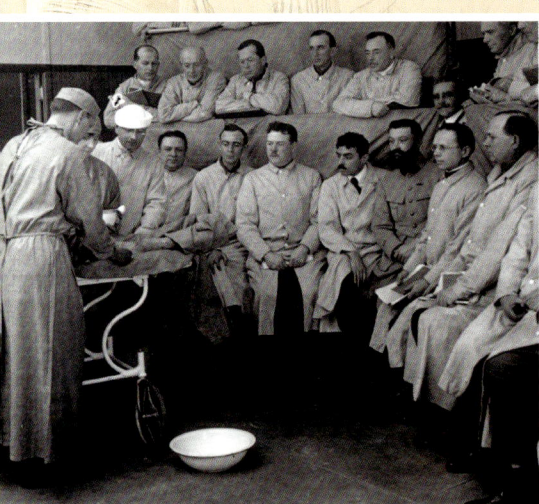
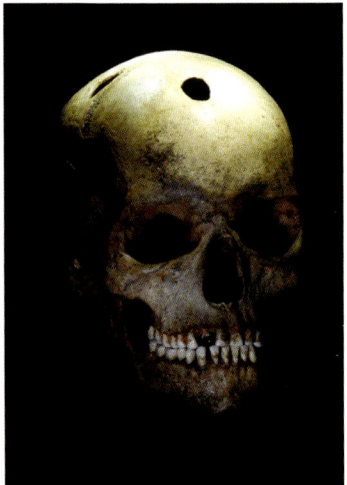
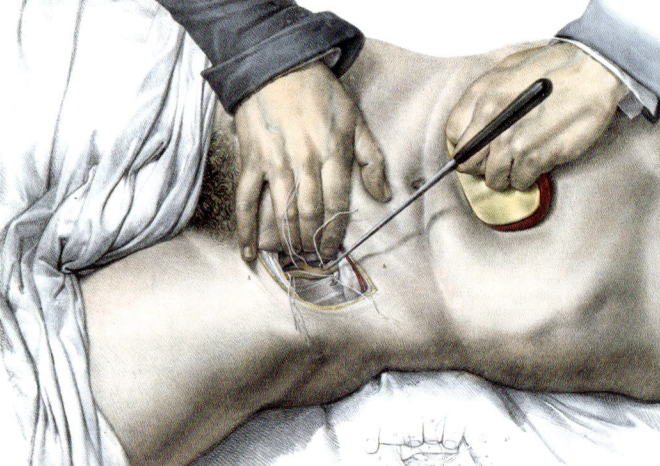

UNTER DEM MESSER

FRÜHE OPERATIONEN

Unsere frühen Vorfahren führten ein gefährliches Leben und zogen sich dabei sicher einige Verletzungen zu. Stürze, Kämpfe und Angriffe wilder Tiere führten zu gebrochenen Knochen, tiefen Wunden und abgerissenen Gliedmaßen. Vermutlich lernten die Menschen schon in der Frühzeit, Wunden zu verbinden, den Blutfluss zu stoppen und Knochen einzurichten. Schon vor 8000 bis 9000 Jahren wagten die Menschen auch kompliziertere Operationen.

Mit dem Bohrer auf Dämonenjagd

Schädel mit Bohrlöchern sind der früheste Beleg für solche Operationen. Man nennt dies Trepanation. Leider wissen wir nicht, wozu sie genau diente. Vielleicht hoffte man, Kopfschmerzen zu heilen oder Dämonen zu befreien, die für den Druck im Kopf angeblich verantwortlich waren. Der Chirurg nutzte dazu einen Bohrer aus Flintstein und machte ein Loch in den Schädel. Viele der Schädel, die aus der Zeit um 6500 v. Chr. stammen, zeigen Anzeichen von Heilung. Manche weisen mehr als ein Loch auf – und zeigen, dass der Patient sich auch ein zweites oder drittes Mal der Prozedur unterzog. Schädel mit Trepanationslöchern wurden in Europa und Südamerika gefunden. In Algerien und Melanesien wurde noch im 20. Jahrhundert trepaniert.

Ein Diagramm zur Trepanation. Auch heute öffnet man noch die Schädeldecke. Die Kraniotomie dient dazu, Druck im Schädel abzubauen, z. B. nach einem Schädel-Hirn-Trauma.

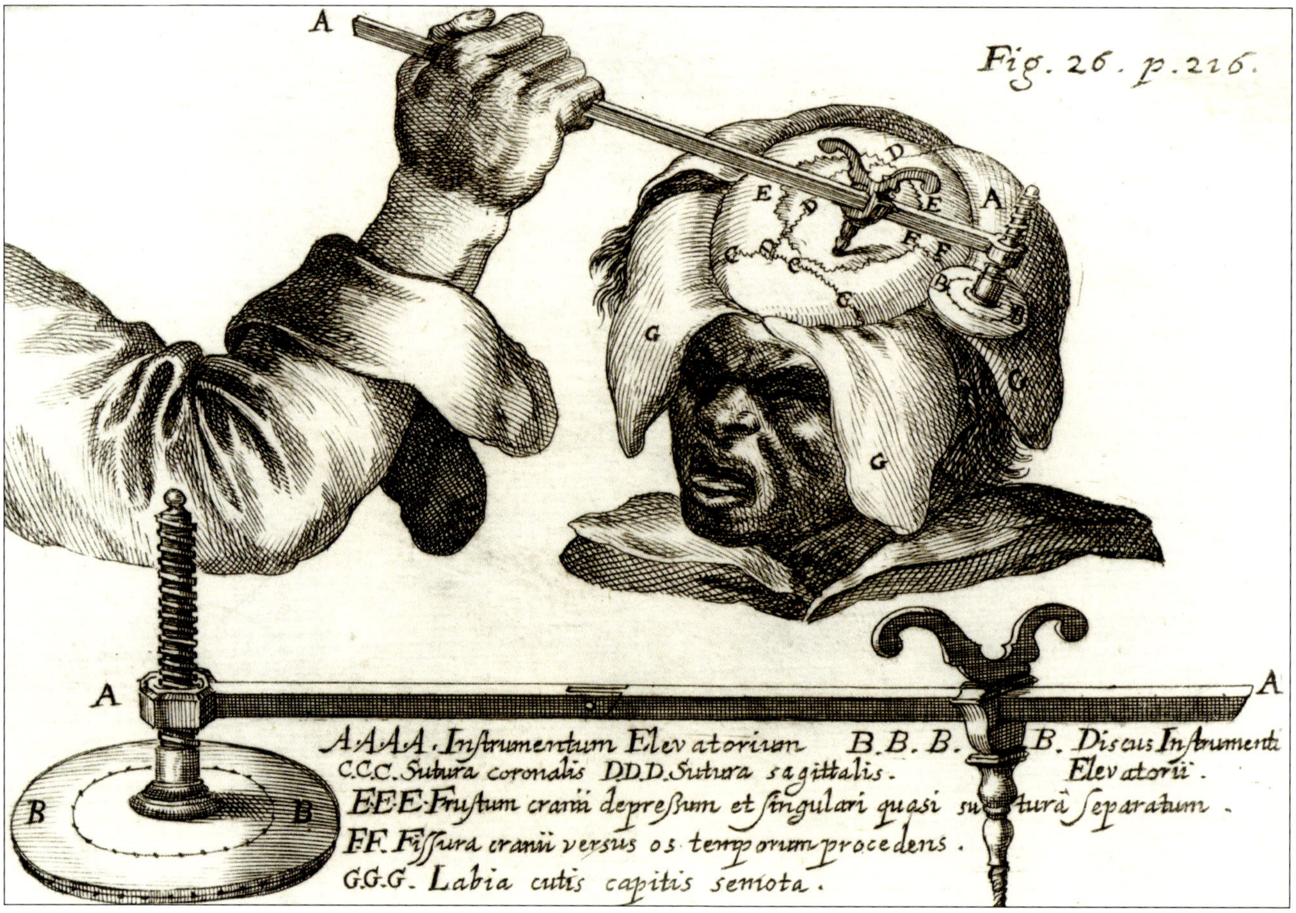

![Trepanationsdarstellung]

Fig. 26. p.216.

A.A.A.A. Instrumentum Elevatorium   B.B.B.B. Discus Instrumenti
C.C.C. Sutura coronalis D.D.D. Sutura sagittalis.   Elevatorii.
E.E.E. Frustum cranii depressum et singulari quasi suturâ separatum.
F.F. Fissura cranii versus os temporum procedens.
G.G.G. Labia cutis capitis semota.

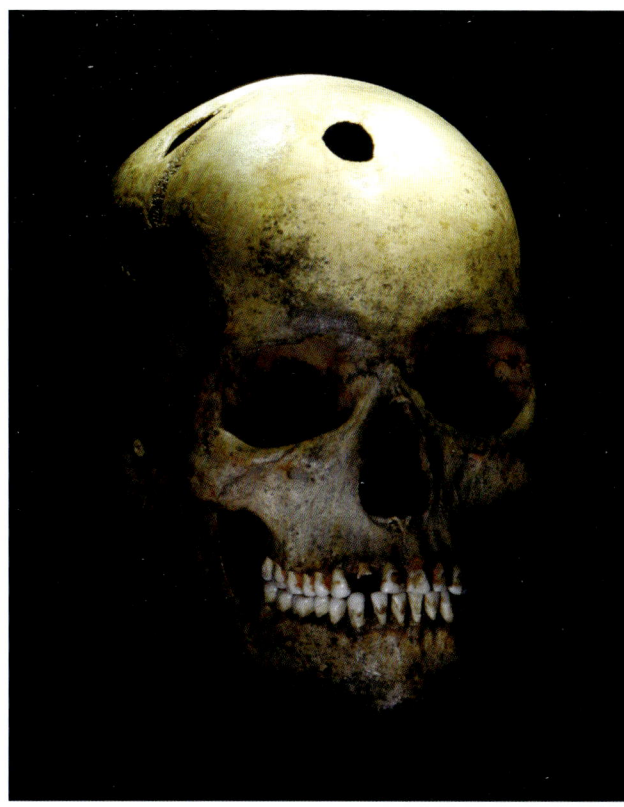

Dieser trepanierte Schädel, ca. 6500 v. Chr., zeigt uns, dass schon früh komplexe Operationen gewagt wurden.

INSTRUMENTE

Die ältesten chirurgischen Instrumente bestanden aus Knochen, Feuerstein, Horn und scharfen Muschelsplittern bzw. Haifischzähnen. Für die ersten Trepanationen in Europa wurde vermutlich scharfer Feuerstein benutzt. Im vorkolumbianischen Südamerika verwendete man Obsidianmesser und Spatel aus Walfischzähnen. Auf der Pazifikinsel Tuvalu fanden bis vor 100 Jahren Haifischzähne Verwendung. Diese wurden in einen Holzgriff eingesetzt und mit Pflanzenfasern befestigt. Das so entstandene Messer ließ sich für den Aderlass und für die Skarifikation verwenden. Splitter von Knochen und Geweihen wurden als Sonden verwendet. Die Cherokee-Indianer benutzten in Truthahnfedern gefasste Knochensplitter zum Skarifizieren. Hohle Knochen wurden als Kanülen eingesetzt. Auf den Fidschi-Inseln verwendete man den Karpaltunnelknochen eines Flughundes, um überschüssige Flüssigkeit aus dem Hodensack abzuleiten. In Papua-Neuguinea wurden die Flügelknochen von Flughunden geschärft und zum Trepanieren verwendet.

EIN LOCH IM KOPF

Eine Engländerin reiste im Jahr 2000 in die USA, um sich selbst ein Loch in den Kopf zu bohren (was in Großbritannien nicht erlaubt ist). Die Frau litt seit Jahren unter chronischer Erschöpfung. Sie ließ sich lokal betäuben, stellte sich vor einen Spiegel und bohrte ein Loch in ihren Schädel. Da sie zu tief gebohrt und die Hirnhaut verletzt hatte, musste sie notfallmäßig versorgt werden. Trotzdem behauptete sie hinterher, die Operation habe ihr geholfen. Laien-Trepanationen sind nicht selten. Viele Menschen denken, die Trepanation verschaffe dem Hirn mehr Raum und mehr Sauerstoff. Joey Mellen beschreibt in seinem Buch *Bore Hole*, wie er sich 1970 erfolgreich selbst trepaniert hat:

Nach einer gewissen Zeit machte es „schlurp" und es erklang ein Blubbern. Ich zog den Trepanierbohrer heraus und das Blubbern ging weiter. Es hörte sich an, als würde Luft unter die Schädeldecke eindringen. Ich sah mir den Trepanierbohrer genauer an und entdeckte Knochenmasse daran. Endlich!

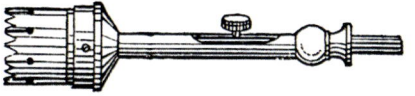

Ein Trepanierbohrer, der ein rundes Stück Knochen aus dem Schädel entfernt.

Sobald der Mensch lernte, Metalle zu bearbeiten, entstanden daraus auch chirurgische Instrumente. Im alten Ägypten verwendete man dafür Kupfer. Die arabischen Ärzte waren vor 1000 Jahren für ihre fein geschmiedeten Instrumente berühmt. Als die chirurgische Technik sich verbesserte, entstanden damit auch neue Instrumente, die heute übrigens durchweg aus rostfreiem Stahl geschmiedet werden. Mit den neuen, minimalinvasiven Methoden kamen dann auch Operationsroboter mit Mikroskopen, die vom Chirurgen bedient werden.

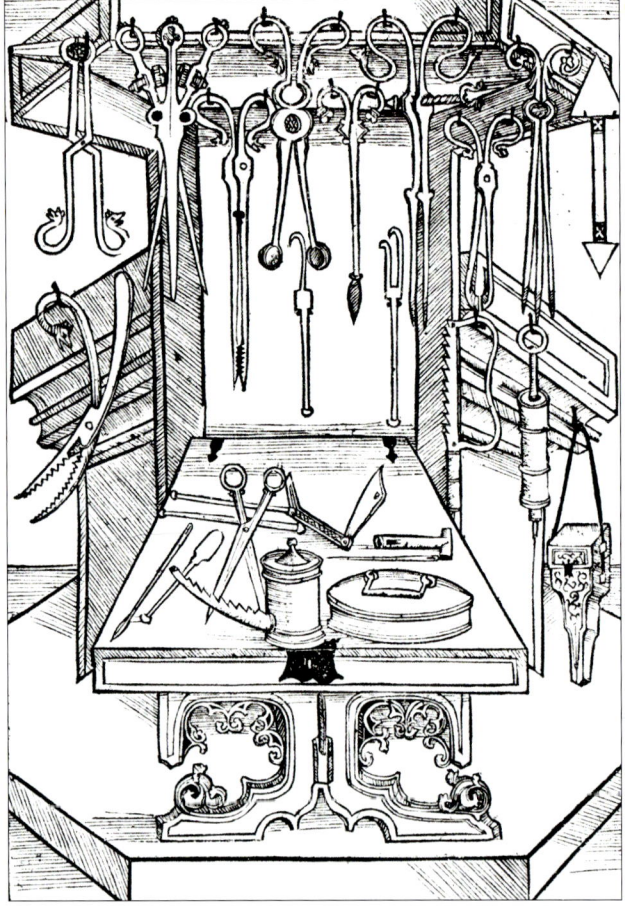

DAS CHIRURGENBESTECK

1617 fertigte der Schiffsarzt John Woodall eine Liste von Instrumenten an, die in jedem Chirurgenkoffer enthalten sein sollten. Dazu zählten: „Schnittmesser, Zerlegemesser, Amputationsmesser, Rasiermesser, Trapanierbohrer, Schädelsägen, Zerlegesägen, Zerlegezangen, Hammer und Meißel sowie Brenneisen." Er fuhr fort:

> Es ist empfehlenswert, dass der Chirurg seine scharfen Instrumente vor den Augen des Patienten verbirgt. Dies hat so viele Gründe, dass ich sie hier nicht alle anführen kann.

Eine Menge grauenhafter Instrumente erwartet den Unglücklichen, der sich einer Operation unterziehen muss.

Manche Instrumente „verschwinden", wenn der Strom abgeschaltet wird. Das gilt z. B. für Laserskalpelle und -scheren, die Gewebe schneiden und Zellen verpflanzen können. Mit Ultraschall lassen sich ganz schmerzlos Blasen-, Nieren- und Gallensteine entfernen, die den Patienten bis in die Neuzeit hinein starke Schmerzen bereiteten. Krebszellen werden heute mit Hilfe von Strahlen zerstört. Bestimmte Nebenwirkungen bei der Magnetresonanztomografie lassen vermuten, dass Depressionen mit Magnetfeldern beeinflusst werden können.

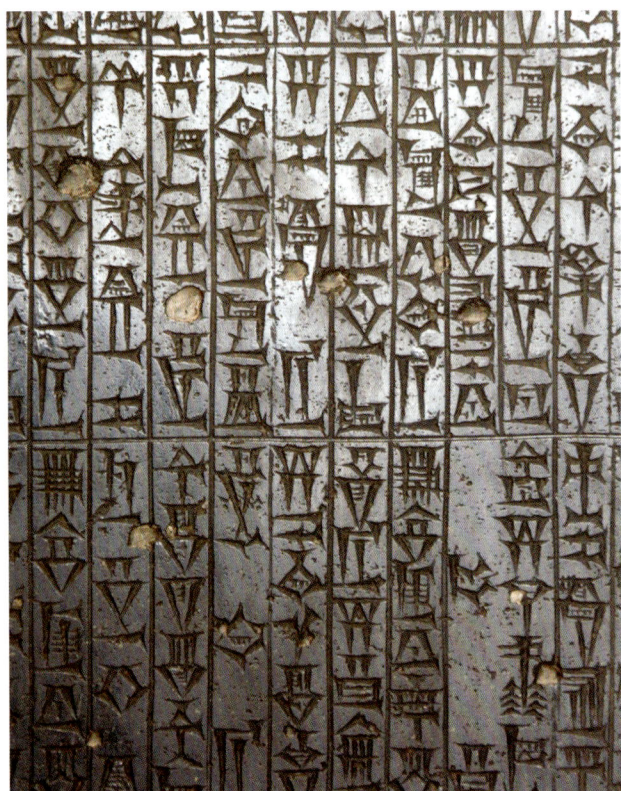

Die Gesetze des Hammurabi auf einer Steinstele im Louvre in Paris.

 # ÄRZTE VERSUS CHIRURGEN

Etwa 4000 Jahre lang unterschied man zwischen Ärzten, die mit Krankheiten zu tun hatten und Arzneien bzw. Zaubersprüche verwendeten, und Wundärzten bzw. Chirurgen, die andere Behandlungen ausführten. Die Ärzte (Priester-Ärzte)

DER PAPYRUS EDWIN SMITH:
FALL 33 – GEBROCHENER HALS
INSTRUKTIONEN FÜR DEN UMGANG MIT EINEM
GEBROCHENEN HALSWIRBEL

*Wenn du feststellst, dass der Mann einen gebroche-
nen Wirbel im Hals hat und der Wirbel in den nächsten verschoben ist, wenn der Mann nicht sprechen
kann und sein Kopf nach vorne fällt und der Wirbel
in den nächsten gequetscht wird, wenn du findest,
dass er aus diesem Grund weder Arme noch Beine
bewegen kann …*

*Dann sollst du sagen, was ihn angeht: „Er hat ei-
nen gequetschten Wirbel im Hals, er kann weder Arme noch Beine bewegen und er kann nicht sprechen.
Diese Krankheit soll nicht behandelt werden."*

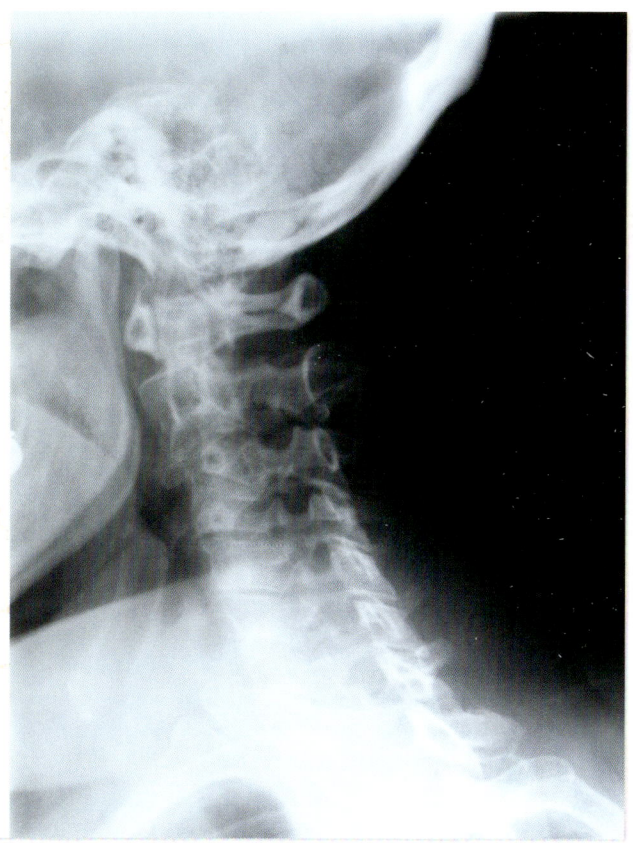

*Ein gebrochener oder gequetschter Halswirbel
ist schwierig zu behandeln, auch heute noch.*

hatten gewöhnlich ein höheres Ansehen als die Chirurgen, die als Mechaniker galten und mit den Händen arbeiteten, nicht mit dem Gehirn. Assyrische und babylonische Ärzte beispielsweise waren dem Urteil der Götter überlassen, während Chirurgen durchaus vor menschliche Gerichte gestellt wurden. Wir finden schon im *Kodex Hammurabi*, dem ältesten erhaltenen Gesetzestext, Regeln, die sich auf die Tätigkeit der Chirurgen beziehen.

MUMIEN UND MEDIZINER

Der *Papyrus Edwin Smith* (ca. 1600 v. Chr.) stellt uns 48 Fälle von Wundheilung vor. Er teilt alle Krankheiten und Verletzungen in drei Kategorien ein, was bei Massen-Unfällen auch heute noch

geschieht: Krankheiten, die ich behandeln werde; Krankheiten, die ich bekämpfen werde; und Krankheiten, die nicht behandelt werden können.

In anderen frühen Texten finden wir schon Hinweise auf Operationen. So enthält der hebräische Talmud (in der Mischna, ca. 70–200 n. Chr.) Beschreibungen von Eingriffen bei Analfisteln und vom Kaiserschnitt. Außerdem erläutert er, wie Knochenbrüche eingerichtet werden können. Außerdem finden wir darin den Hinweis auf einen Mann, der unter *ra'atan litt*, einer Krankheit, die sich heute nicht mehr identifizieren lässt, und mit einer Trepanation behandelt wurde. Man öffnete den Schädel und kratzte einen bestimmten „Organismus" von den Hirnhäuten. Vor der Operation wird der Kopf 300-mal mit einem Kräutergebräu übergossen, vielleicht zur Narkose. Die Operation wird in einem Raum

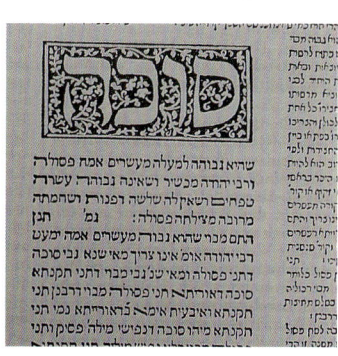

Der Talmud, ein alter hebräischer Text.

127

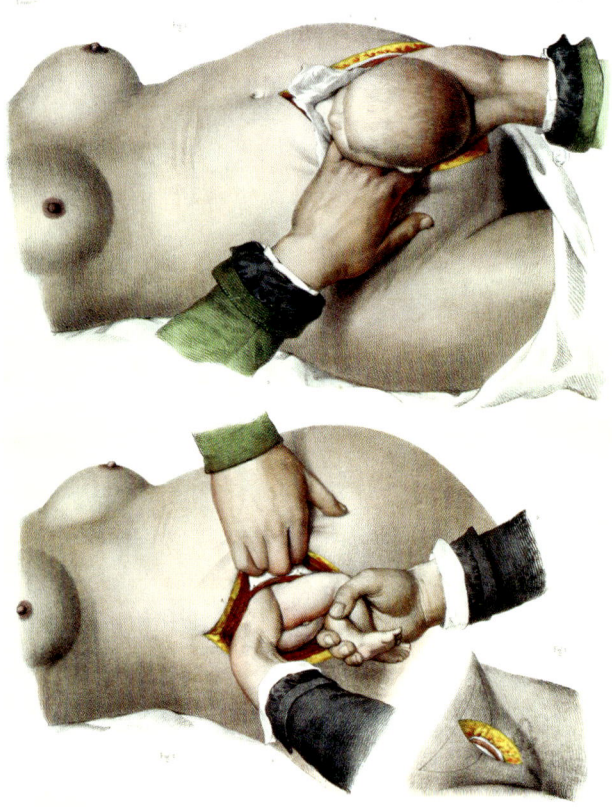

Ein Baby, das mit Kaiserschnitt zur Welt kommt.

EIN LOCH IM KOPF

In Sushrutas Anweisungen für die Rhinoplastik heißt es, der Chirurg solle die Wange seines Patienten mit einem Blatt bedecken. Um dieses Hautstück herum schneidet er dann, hebt die Haut ab und näht sie über dem Nasenstummel fest. Dann solle er zwei Schilfstängel einsetzen, die dem Patienten als Nasenlöcher dienen, durch die er atmen kann. Schließlich solle er der Nase eine gewisse Form verleihen. Wenn die Nase zu groß erscheine, solle er sie wieder weg- schneiden und von vorne anfangen.

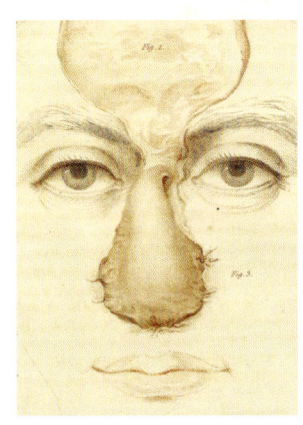

Ein Hautstück von der Stirn soll nach unten geklappt künftig als Nase dienen.

aus Marmor durchgeführt, in dem kein Luftzug herrschen soll. Dies zeigt, dass man früh schon erkannte, dass Umwelteinflüsse für die Wundinfek- tionen verantwortlich waren. Es heißt weiter, alles vom „Organismus" müsse entfernt werden, weil die Krankheit sonst wieder auftreten würde.

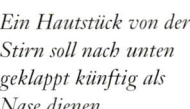

CHIRURGIE IN INDIEN

In der Sushruta Samhita werden eine ganze Rei- he von Operationen beschrieben, dazu noch 121 Instrumente, die um 600 v. Chr. in Gebrauch wa- ren: Messer, Scheren, Zangen, Katheter, Nadeln und Magneten, um metallische Gegenstände aus der Wunde zu ziehen. Sushruta beschreibt Ope- rationen, die Analfisteln und Tumoren am Hals

beseitigen sollen. Er erklärt, wie man die Mandeln und die Prostata entfernt, Gliedmaßen amputiert, Abszesse ausschneidet und gebrochene Knochen mit Bambus schient. Er zeigt auf, wie Wunden ver- näht werden (auch im Körperinneren) und Fremd- körper aus Nase und Ohr entfernt werden können.

Eine der Operationen, die Sushruta berühmt gemacht haben, war die Rekonstruktion von Na- sen, Ohrläppchen und Hasenscharten. Tatsäch- lich finden sich in der Sushruta Samhita erstmals Hinweise auf plastische Operationen. Im Indien jener Zeit wurde Ehebruch mit dem Abhacken der Nase bestraft, daher gab es ein hohes Interesse an Nasenplastiken. Sushruta erklärt, wie man die Na- se rekonstruiert, indem man ein Stück Haut von Stirn oder Wange ausschneidet und über die Nase klappt. Er trennt das Hautstück erst ab, wenn es an der Nase angewachsen ist. Zur Narkose ver- wendet er Wein, was den Schmerz lindert, sodass der Patient sich weniger wehrt. Scheinbar führten die rhinoplastische Operation nicht nur Chirurgen durch, sondern auch die Töpfer der Koomas-Kaste. Sie entnahmen die Ersatzhaut allerdings vom

Allerwertesten, den sie vorher schlugen, bis er rot anlief. In diesem Fall konnte die Haut natürlich nicht bis zum Anwachsen am ursprünglichen Körperteil verbleiben.

Der Italiener Gaspare Tagliacozzi (1546–1599) bediente sich einer ähnlichen Technik. Er nahm ein Stück Haut vom Oberarm des Patienten ab. Dabei band er den Arm so fest, dass das Hautstück daran hängen bleiben konnte, bis es definitiv angewachsen war. Erst dann schnitt man die transplantierte Haut vom Arm los. Tagliacozzi war der erste Arzt, der diese Technik in Europa verbreitete. Zwei Ärztefamilien, die eine in Kalabrien, die andere in Sizilien, boten zwar ebenfalls Nasenplastiken an, doch sie hüteten ihr Geheimnis gut. Tagliacozzi wäre wohl besser ihrem Beispiel gefolgt, denn er wurde wegen unchristlichen Verhaltens angeklagt. Die Operation wurde bis 1822 verboten.

🩺 CHIRURGIE IN DER ANTIKE

In den auf Hippokrates zurückgeführten Texten heißt es, man solle Operationen nach Möglichkeit vermeiden und sie nur als letzten Ausweg betrachten. Ohnehin sollten sie nicht von Ärzten, sondern von Wundärzten durchgeführt werden. Ansonsten werden nur einfache Prozeduren beschrieben, z. B. das Einrichten von Knochen oder das Ausschneiden von Furunkeln. Des Weiteren geht es um das Wegschneiden von Nasenpolypen und entzündeten Mandeln, aber schon die Entfernung von Blasensteinen wurde von Chirurgen ausgeführt, die sich auf diese Operation spezialisiert hatten.

Die griechische Kultur setzte ihre Blütezeit im hellenischen Alexandria fort, nachdem sie in Griechenland einen Niedergang erfahren hatte. Viele hellenische Ärzte gingen sodann von Alexandria nach Rom. Die Römer verachteten anfangs die praxisorientierte Medizin, da sie sich eher an Magier und Priester wandten. Im 3. und 2. Jahrhundert v. Chr., als viele griechische Ärzte nach Rom kamen, löste dies allerhand Polemiken aus. Plinius erinnert

sich, dass Cato (234–149 v. Chr.) griechische Ärzte als Angriff auf die Gesundheit der Römer ansah und behauptete, sie seien hier, um Rom zu Fall zu bringen. Da Cato selbst für alle Krankheiten, die sich auf magischem Weg nicht heilen ließen, die Auflage von Kohlblättern empfahl, darf man ihn wohl selbst als Gesundheitsgefahr für die Römer betrachten. Julius Cäsar befahl alsbald, den ausländischen Ärzten römisches Bürgerrecht zuzuerkennen. Doch trotz Catos Mahnungen gab es schon im republikanischen Rom Chirurgen: So soll Asklepiades von Prusa erfolgreich einen Luftröhrenschnitt (Tracheotomie) durchgeführt haben. Vermutlich handelte es sich um einen Fall von Diphtherie. Celsus wiederum berichtet von einer Lithotomie (Steinentfernung) im 1. Jahrhundert n. Chr.

Im 7. Jahrhundert verfasste Paulos von Aigina seine *Epitomae medicae libri septem* (Medizinisches Kompendium in sieben Bänden), in dem er die Erfolge der griechischen Ärzte zusammenfasste und einige eigene Errungenschaften hinzufügte. Einer dieser Bände befasst sich mit der Chirurgie und stellt Techniken des Luftröhrenschnitts, der Entfernung von Mandeln und Blasensteinen, der Einführung eines Blasenkatheters sowie der Behandlung bei Leistenbruch und Brustverkleinerung vor. Das Kompendium beeinflusste die arabischen Ärzte wie Rhazes, Abulcasis, Haly Abbas und Avicenna.

🩺 CHIRURGIE IN DER ARABISCHEN WELT

Im Bagdad des 9. Jahrhunderts gab es sage und schreibe 800 Doktoren. Diese ersannen neue Operationstechniken und entwickelten neue Instrumente. Das Geschick der arabischen Schmiede versetzte die Chirurgen in die Lage, neue Operationen durchzuführen, z. B. Blutgefäße zu nähen. Viele der von den Arabern zu jener Zeit erfundenen Instrumente haben sich in den letzten 1000 Jahren kaum verändert. Sie wurden vom „Vater der Chirurgie", Abu al-Qasim al-Zahrawi oder Abulcasis (ca. 936–1013) eingehend beschrieben. Er verfasste eine Enzyklopädie der Medizin, in der er mehr als 200 chirurgische Instrumente beschrieb. Von insgesamt 26 dieser Instrumente gibt es keine älteren Beschreibungen, daher hat Abulcasis sie vielleicht

ASKLEPIADES VON PRUSA (2. bis 1. JAHRHUNDERT v. Chr.)

Asklepiades kam in Bithynien zur Welt und starb in Rom. Er praktizierte die Heilkunst an verschiedenen Orten, z. B. in Parium und Athen. Plinius berichtet, dass Asklepiades eine Wette einging: Wenn er je krank werden sollte, dann dürfe man ihn mit Fug und Recht als schlechten Arzt bezeichnen. Er gewann die Wette, weil er in hohem Alter nach einem Sturz starb. Er gründete eine neue Ärzteschule und fand eine Möglichkeit, einen medizinischen Wein zuzubereiten, den seine Patienten sehr schätzten. Des Weiteren entwickelte er ein Schaukelbett, das für guten Schlaf sorgen sollte. Plinius zufolge wandte Asklepiades nur fünf verschiedene Behandlungsformen an: Fasten, Verzicht auf Alkohol, Massage, Bewegung und Kutschfahrten. Er soll sogar, so erzählt man sich, einmal eine Trauerprozession angehalten und den vermeintlich Toten wieder zum Leben erweckt haben.

---

sogar entwickelt. Dazu zählen die Geburtszange, das Speculum, die Kürette, das Skalpell, die Operationsnadel, Haken und Löffel. Auch führte er die Verwendung von Fäden aus Catgut (Darmsaiten) für innenliegende Nähte ein, denn dieses Material löst sich im Körper natürlich auf.

Auch Avicennas Kanon der Medizin, der im 11. Jahrhundert geschrieben wurde, befasst sich im vierten Buch mit der Chirurgie. Nachdem er im 12. Jahrhundert von Gerhard von Cremona oder Gérard de Sabloneta ins Lateinische übersetzt worden war, entwickelte er sich zum einflussreichsten medizinischen Lehrbuch nach Galen. Doch die arabischen Ärzte machten in der Pharmakologie größere Fortschritte als in der Chirurgie, da sie diese als mindere Gattung betrachteten. Selbst Abulcasis stellte die Frage, warum die arabischen Ärzte auf diesem Gebiet nicht vorankamen. Und beantwortete sie, indem er die fehlende Kenntnis Galens und einen großen Mangel an anatomischem Wissen konstatierte.

BEHANDLUNG VON KRAMPFADERN NACH PAULOS VON AIGINA

Nachdem der Mann gewaschen wurde, legen wir am oberen Teil des Oberschenkels eine Ligatur an. Dann bitten wir ihn, aufzustehen und herumzugehen. Wenn die Vene sich abzeichnet, zeichnen wir sie mit Schreibtinte nach und zwar drei Finger breit oder ein bisschen mehr. Dann lassen wir ihn sich mit gestrecktem Bein hinlegen und legen eine weitere Ligatur über dem Knie an. Wenn die Vene sich bläht, machen wir mit dem Skalpell einen Schnitt oberhalb der Markierung, aber nur bis unter die Haut, damit wir die Vene nicht verletzen. Wenn wir die Wunde mit Haken auseinandergezogen haben und das Gewebe mit Sonden beiseitegeschoben, lockern wir die Abbindung am Oberschenkel. Wir heben das Blutgefäß mit einem stumpfen Haken an und schieben eine Nadel mit doppeltem Faden darunter, den wir in zweifacher Länge zurechtschneiden. Wir öffnen die Vene in der Mitte mit einer Lanzette und holen so viel Blut heraus wie nötig. Wenn wir den oberen Teil des Gefäßes abgebunden haben, holen wir das Blut aus dem Bein, indem wir mit der Hand Druck ausüben. Dann binden wir den unteren Teil der Vene ab und schneiden das Stück zwischen den Ligaturen heraus. Oder wir lassen es, bis es mit den Ligaturen von selbst herausgeht. Dann legen wir einen trockenen Bausch auf die Wunde und darüber eine in Wein und Öl getränkte längliche Kompresse und machen beides mit einer Binde fest ... Ich bin mir im Klaren, dass viele der Alten keine Ligaturen benutzen, sondern das Gefäß einfach aufschneiden, nachdem es nackt vor ihnen liegt. Andere ziehen es von unten mit Gewalt heraus. Aber die oben beschriebene Methode ist bei Weitem die sicherste.

Epitomae, Buch 6

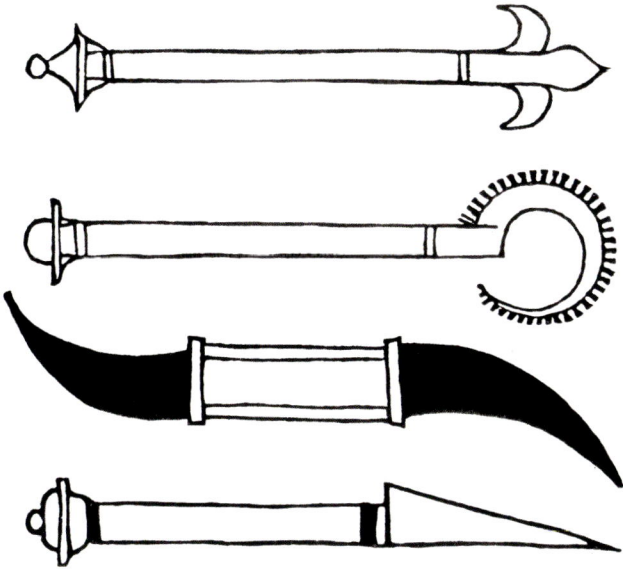

Chirurgische Instrumente aus Arabien, wie sie im Al-Tasrif *(Methode der Medizin) vorgestellt werden, ca. 1000 n. Chr.*

MÖNCHE, WUNDÄRZTE UND BARBIERE

In Europa waren es ab dem 6. Jahrhundert vor allem Mönche, die einfache Prozeduren wie den Aderlass, das Aufstechen von Abszessen und das Zähneziehen ausführten. 1163 allerdings verbot ein päpstliches Dekret diese Aktivitäten, und so übernahmen dies die Barbiere, die den Mönchen vorher schon zur Hand gegangen waren. Sie kamen ohnehin regelmäßig in die Klöster, um den Mönchen die Haare zu scheren, und ihre scharfen Messer erwiesen sich als zweckdienlich. 1210 wurde die erste Gilde der Wundärzte in Frankreich gegründet, die die Ausübung dieses Handwerks regelte. Bis ins 18. Jahrhundert jedenfalls war es den Wundärzten erlaubt, einfache Operationen durchzuführen.

Vom 11. Jahrhundert an begann der langsame Siegeszug des chirurgischen Wissens der Griechen und Araber in Italien und Spanien, um sich am Ende über ganz Europa auszudehnen. Der Unterschied zwischen Chirurgen und Wundärzten zeigte sich vor allem in der Ausbildung. Der Wundarzt machte eine praktische Lehre, üblicherweise beim Barbier, und durfte nur Aderlässe, das Anlegen von

ABU AL-QASIM AL-ZAHRAWI ODER ABULCASIS (ca. 936–1013)

Der größte Chirurg unter den arabischen Ärzten war Abulcasis. Er kam in El Zahra im maurisch besetzten Spanien zur Welt und wurde zum „Vater der Chirurgie". Sein Haus in Cordoba (Calle Abulcasis 6) ist heute Museum. Seine 60 Jahre nach seinem Tod verfasste Lebensbeschreibung gibt an, dass er sein Leben lang in Cordoba als Arzt tätig war und Al-Hakan II., dem Kalifen von Andalusien, als Leibarzt diente. Seine medizinische Enzyklopädie *Kitab at-Tasrif* umfasste 30 Bände und versammelte das medizinische Wissen über Chirurgie, Pharmakologie, Geburtshilfe, Augenheilkunde, Ernährung und Zahnheilkunde. Dieses erste illustrierte Lehrbuch der Medizin wurde im 12. Jahrhundert von Gerhard von Cremona ins Lateinische übersetzt und war in Europa und im Nahen Osten die nächsten 500 Jahre in Gebrauch. Abulcasis war der erste Arzt, der die Eileiterschwangerschaft beschrieb, die damals meist tödlich verlief. Außerdem vermutete er, dass die Bluterkrankheit eine Erbkrankheit sei.

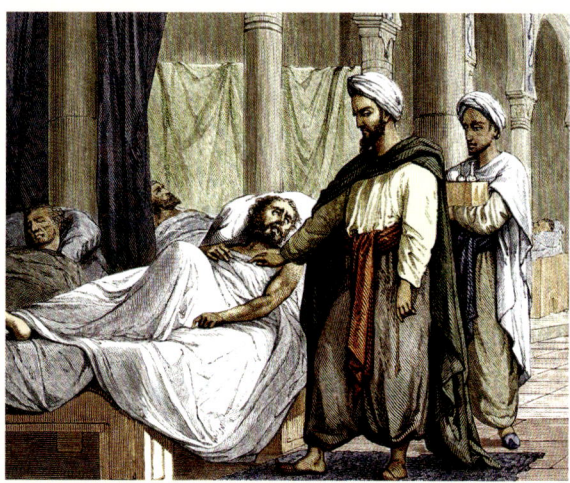

Abulcasis behandelt einen Patienten im Krankenhaus von Cordoba.

Verbänden, das Aufstechen von Furunkeln und das Einrichten von Knochen übernehmen. Chirurgen aber wurden an einer der Ärzteschulen ausgebildet. Die erste Ärzteschule in Europa wurde im italienischen Salerno gegründet, doch andere sollten bald folgen. Die Chirurgen verfügten über aus Sezierungen gewonnene anatomische Kenntnisse, lernten

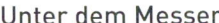

Latein und Griechisch und wussten, wie der Körper funktionierte. Sie veröffentlichten neue chirurgische Abhandlungen, die sich allerdings immer noch stark auf das Wissen ihrer Vorgänger stützten. Eine der einflussreichsten Schriften war die *Chirurgia magna* von Guy de Chauliac, der grauen Star und Leistenbrüche behandelte. Von ihrer Abfassung 1363 bis weit ins 17. Jahrhundert blieb sie das hauptsächliche Lehrwerk für angehende Chirurgen.

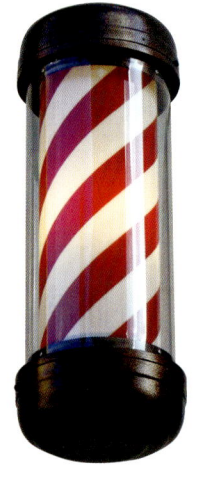

Selbst heute noch zeigt das Zeichen vor den Barbierläden in England das Weiß des Verbandes und das Rot des Blutes.

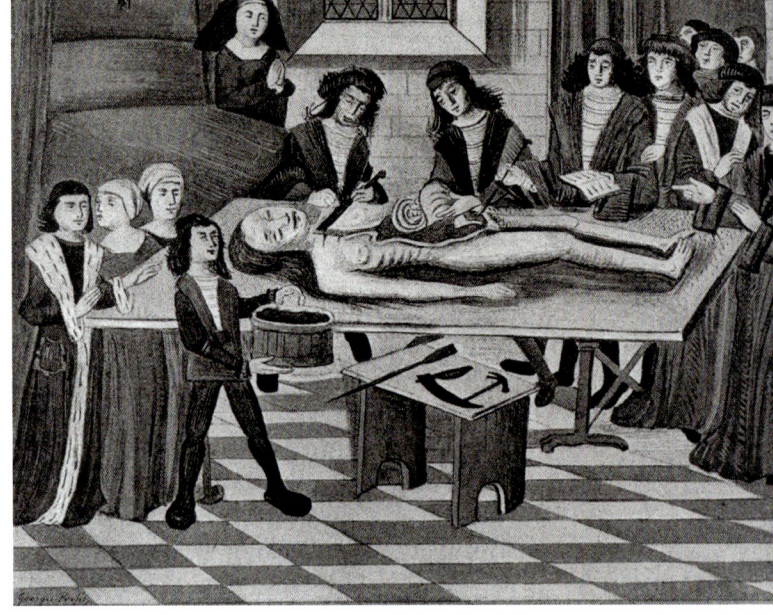

Guy de Chauliac zeigt die chirurgischen Techniken, die er selbst ersonnen hat.

Im 15. Jahrhundert wurde die Tätigkeit der Wundärzte begrenzt, sodass sich der Unterschied zum Chirurgen immer stärker bemerkbar machte. Damit stieg auch das Ansehen der Chirurgen. Spezialisierte Chirurgen reisten von Stadt zu Stadt und führten dort Operationen durch (Entfernung von Blasensteinen, Grauer Star oder Behebung von Leistenbrüchen). Während in den

Städten gelernte Chirurgen ihre Praxen eröffneten, war man auf dem Land noch lange Zeit auf Wanderärzte angewiesen.

Die großen Fortschritte in der Chirurgie aber ließen bis nach der Renaissance auf sich warten. Nach wie vor waren die Wundärzte für die einfacheren Operationen zuständig, während die Chirurgie sich vor allem dem Anatomiestudium zuwandte. Beide aber hatten es in erster Linie mit Unfällen und Verletzungen zu tun und mit einfacheren Eingriffen (die trotzdem tödlich verlaufen konnten). An die Bauchhöhle wagte sich operativ niemand, bis Mitte des 19. Jahrhunderts die Anästhesie systematisch erforscht wurde und sich das antiseptische Arbeiten im Operationssaal durchsetzte.

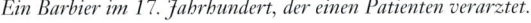

Ein Barbier im 17. Jahrhundert, der einen Patienten verarztet.

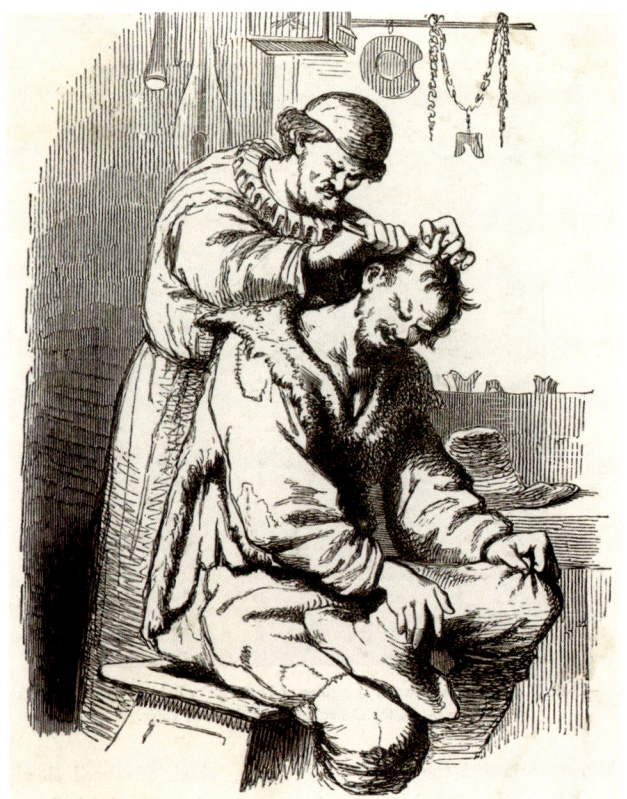

 # WUNDÄRZTE UND SOLDATEN

Schon zu Hippokrates Zeiten waren Wundärzte da zu finden, wo sie gebraucht wurden: auf dem Schlachtfeld. Dort wurden Wunden aller Art geschlagen, die schnell versorgt werden mussten. Die Patienten waren meist in einem schrecklichen Zustand. Wundärzte, die auf dem Schlachtfeld gedient hatten, seien die Besten, schreibt schon der Historiker Herodot: „Wer Wundarzt sein will, sollte in den Krieg ziehen." Der römische Arzt Galen

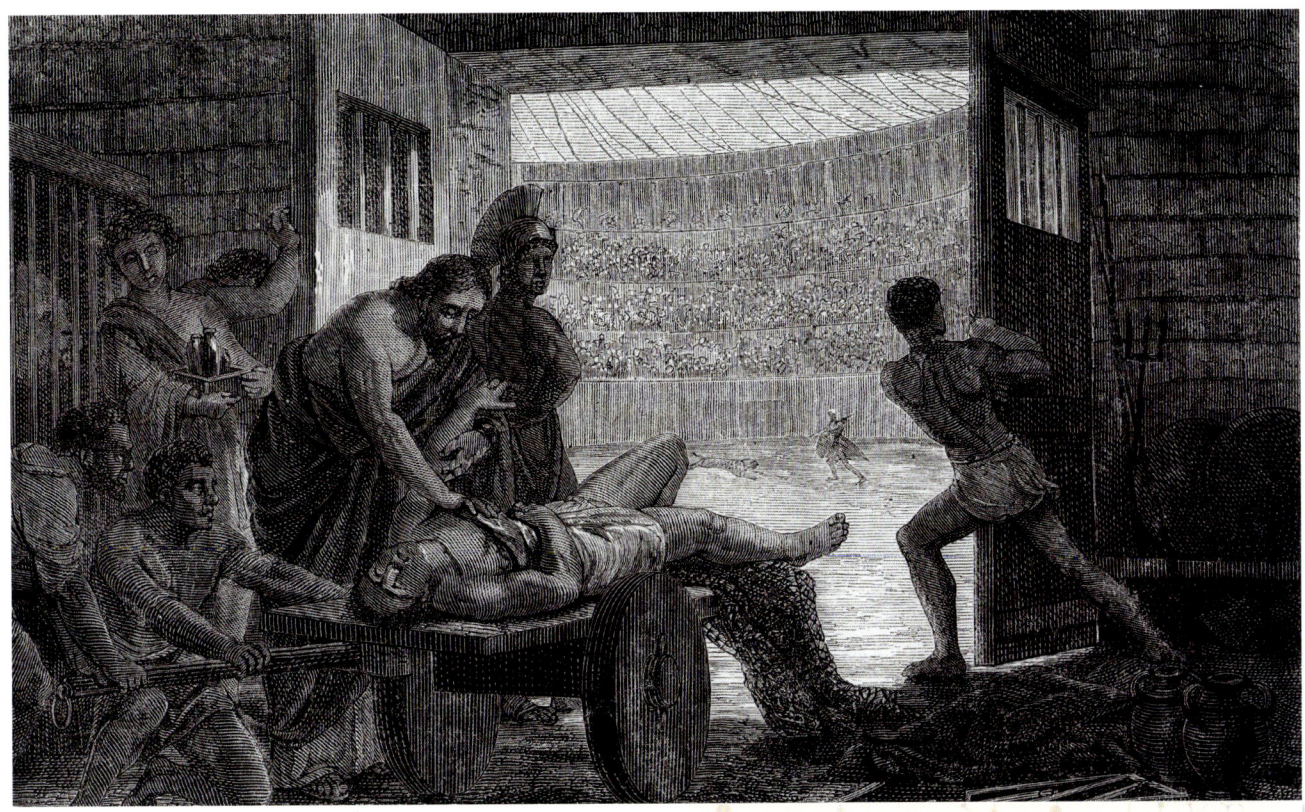

*Galen lernte sein Handwerk als Chefarzt der Gladiatoren in Pergamon.
So gingen ihm nie die Patienten aus, an denen er seine Fähigkeiten
erproben konnte.*

versorgte die Gladiatoren seiner Stadt, und Paulos
von Aigina beschrieb ausführlich, wie sich von Waffen geschlagene Wunden behandeln lassen. Auch
Paracelsus arbeitete als Wundarzt für die Armeen
der Holländer und Venezianer. Vesalius und Paré
standen sich bei der Belagerung von Saint-Dizier
1544 in gegnerischen Lagern gegenüber, der eine
versorgte die Truppen von Karl V., der andere die
von François I.

Die Erfahrung, die der Wundarzt im Krieg
erlangte, half ihm später, Alltagswunden zu ver-
arzten. Dabei bekam er es mit Schnitten, abgerissenen Gliedmaßen, durchbohrten Körperteilen,
zermalmten Knochen, ausgerenkten Gliedmaßen,
Verbrennungen und vielem mehr zu tun. Als dann
im späten Mittelalter noch das Schießpulver aus
dem Fernen Osten kam, wurden die Wundärzte mit
ganz neuen Wundformen konfrontiert. Häufig blieben die Kugeln im Körper und stellten den Chirurgen vor neue Aufgaben. Dabei war die Infektion der
ständige Begleiter. Lange Zeit glaubten die Wundärzte, dass die Kugel selbst den Körper vergifte und
die Infektion daher rühre.

WUNDBEHANDLUNG

Die Ärzte auf dem Schlachtfeld mussten vor allem schnell sein. Sie mussten Fremdkörper und
Splitter entfernen, Gelenke wieder einrenken,
Blutungen stillen und infizierte oder abgerissene
Gliedmaßen amputieren. Da die Bedingungen
dabei meist nicht die besten waren, waren Infektionen alltäglich. Schon Hippokrates ging davon
aus, dass Eiter zu entfernen sei: „Wo Eiter sei, da
entferne ihn." Doch der große Chirurg Ambroise
Paré sprach noch vom „löblichen Eiter", was
sicher nicht wenige Todesfälle verursachte. Erst
im Mittelalter begann man, das Wissen der Alt-
vorderen infrage zu stellen. Guy de Chauliac und
Henri de Mondeville jedenfalls empfahlen, die
Wunde „trocken zu legen" statt sie zum Eitern zu
bringen.

Schon im alten Ägypten wusste man, dass Wunden
sich nicht infizieren durften. Sie verstanden zwar
nicht, warum dem so war, aber sie entwickelten
wirksame Wundversorgungstechniken. Der *Papyrus
Ebers* (ca. 1500 v. Chr.) gibt an, man solle Wunden
mit Tierfett und Honig bestreichen, bevor man sie

SALZ IN DIE WUNDE STREUEN

Die alten Ägypter, Griechen und Römer behandelten Wunden mit Salz. Das sollte sie austrocknen und Infektionen vorbeugen. Darüber hinaus urinierten die alten Ägypter auf Wunden, da Urin Salz enthält und steril ist. Das Salz brennt zwar, sorgt aber für eine saubere Heilung. Im 2. Weltkrieg griff der neuseeländische Arzt Sir Archibald McIndoe auf Salinenbäder zurück, um Verbrennungen zu heilen. Ihm war aufgefallen, dass die Verbrennungen von Piloten, die über dem Ozean abgeschossen worden waren, besser heilten als die der an Land Verwundeten.

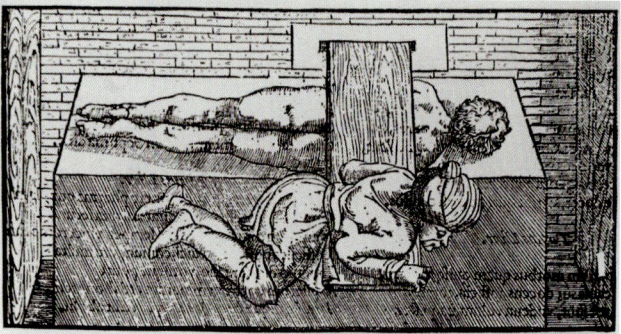

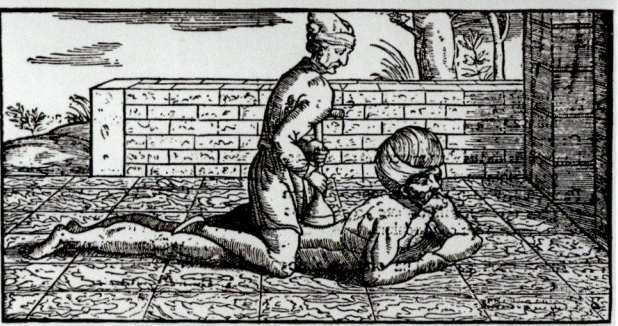

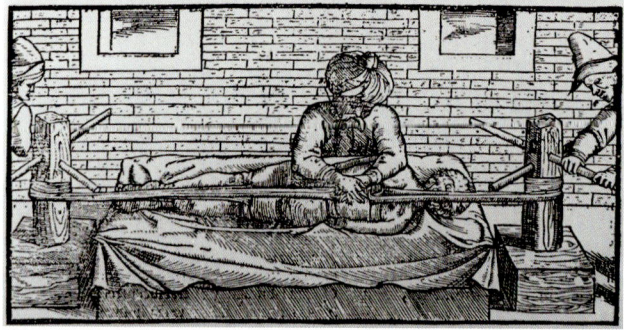

Verrenkungen der Wirbelsäule wurden früher auf dreierlei Art behandelt: durch Hebelwirkung (oben), mit einem schweren Gewicht (Mitte) oder durch Strecken (unten).

verbinde. Das Fett diente als Barriere gegen Keime und hielt die Wunde feucht, der Honig wirkte antibakteriell und der Verband schützte die heilende Wunde. Auch Griechen und Römer verwendeten Honig als Wundauflage, dies war bis ins 20. Jahrhundert gebräuchlich. Jüngere Forschungsarbeiten zeigen, dass Honig sich sogar dort als nützlich erweist, wo Antibiotika aufgrund von Resistenzen nichts mehr ausrichten können. Der antibakterielle Effekt geht auf die Verstoffwechslung von Zucker zu Wasserstoffperoxid zurück, einem starken Antiseptikum.

Eine Wunde, in der sich Maden tummeln, sieht vielleicht scheußlich aus, strotzt aber vor Gesundheit. Aborigines in Australien, die Karen in Myanmar und die alten Mayas verwendeten Maden, um Wunden zu säubern. Auch Napoleons Feldarzt, Baron Dominique-Jean Larrey, bemerkte um 1820, dass Soldaten, deren Wunden von Maden befallen wurden, sich schneller erholten. Im 1. Weltkrieg machte der Chirurg William S. Baer die Entdeckung, dass zwei Soldaten, die eine Woche lang auf dem Feld gelegen und sich Maden zugezogen hatten, tatsächlich keine Wundfäule aufwiesen. Bald verwendete man Maden in über 300 Krankenhäusern in Nordamerika. Das Aufkommen der Antibiotika machte die Madentherapie überflüssig, doch gerade heute, wo Resistenzen sich zum Problem entwickeln, finden medizinische Maden wieder Fürsprecher.

BEI LEBENDIGEM LEIB GEFRESSEN

Bei der modernen Madentherapie werden Goldfliegen (*Lucilia sericata*) in steriler Umgebung gezogen. Sie vernichten Eiter, Wundfäule und versorgen die Wunde gleichzeitig lokal mit Antibiotika. Das liegt an den Enzymen im Speichel der Maden, die das organische Gewebe auflösen und Bakterien abtöten. Außerdem gelangen die Maden auch in jeden noch so kleinen Winkel und scheinen ein die Wundheilung förderndes Sekret abzusondern, das mittlerweile von der Universität Nottingham erforscht wird. Manche Maden haben selbst Tumoren den Garaus gemacht.

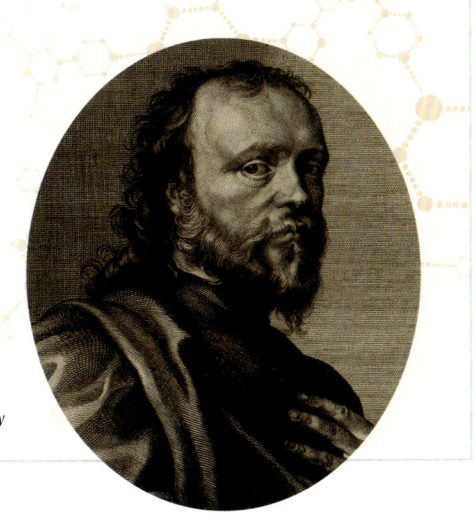

DAS SCHWERT BEHANDELN

Sir Kenelm Digby stellte im Mittelalter eine Salbe zur Behandlung von Schwertwunden vor. Sie bestand aus gemahlenen Erdwürmern, Schweinehirn, ägyptischer Mumie und Eisenoxid. Dieses wilde Gemisch wurde dann aufgetragen – allerdings auf das Schwert, das die Wunde geschlagen hatte. Die Popularität dieser Salbe geht sicher auf die Tatsache zurück, dass sie dem Betroffenen nicht noch mehr Schmerzen verursacht, wie es die Wundbehandlung jener Zeit meist tat. Allerdings dürfte es nicht gerade einfach gewesen sein, des verantwortlichen Schwertes habhaft zu werden.

Sir Kenelm Digby

 # AUF SEE

Die Seefahrt war immer schon ein gefährliches Handwerk. Neben den üblichen Krankheiten hatte der Seemann nämlich unter schlechter Ernährung zu leiden. Außerdem war er bei der Arbeit auf dem Schiff einer gewissen Verletzungsgefahr ausgesetzt. Der Schiffsarzt war daher ein angesehenes Mitglied jeder Crew und bei Seeschlachten massiv überarbeitet. 1617 gab der Arzt John Woodall, seines Zeichens Chirurg am St. Bartholomew's Hospital in London, ein erstes Lehrwerk für Schiffsärzte heraus. Er empfahl, sämtliche Instrumente und Tücher in Essig zu spülen, eine primitive Art der Sterilisation. Blutungen sollten mit einem „restriktiven Puder" gestoppt werden. Das Blut von einer etwaigen Operation sollte in mit Asche gefüllten Gefäßen aufgefangen werden. Ein kluger Rat auf einem schaukelnden Schiff, wo Gefäße schon mal umkippen können. Die Amputationssäge solle man in einem geölten Tuch aufbewahren, damit sie nicht Rost ansetze. Die Arbeit des Chirurgen war, den verletzten Matrosen Fremdkörper zu entfernen. Wenn die Wunde sich dann entzündete, mussten die Gliedmaßen amputiert werden.

Woodall aber empfahl eine andere Amputationsmethode als den üblichen Schnitt oberhalb der Wunde ins gesunde Fleisch. Zuerst solle man durch das brandige Fleisch schneiden, was dem Patienten nicht wehtun würde. Dann solle der Chirurg mit einer langen Nadel testen, wo der Patient noch Gefühl habe und das Fleisch wegschneiden oder ausbrennen und zwar bis zu zweieinhalb Zentimeter oberhalb dieses Punktes.

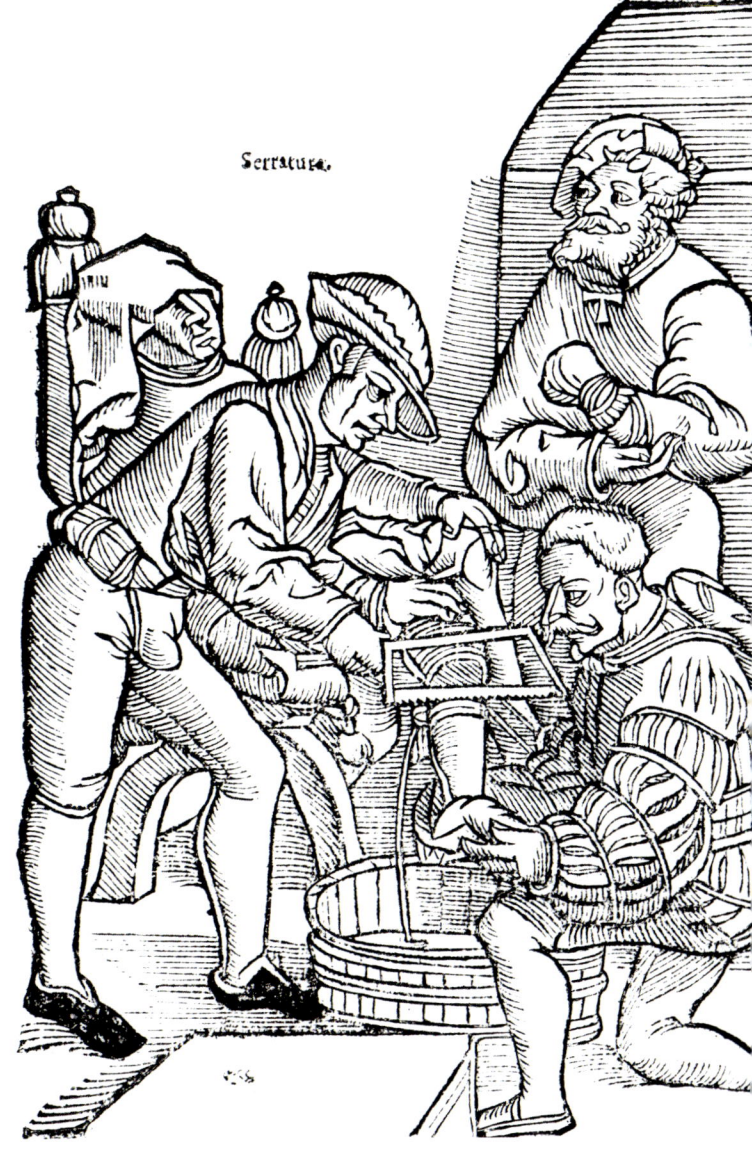

Eine Amputation mit einer Amputationssäge: Der Chirurg trägt seine normale Kleidung. Kein Wunder, dass die Sterberate hoch war.

135

EINE AMPUTATION

Zunächst muss der Patient vorbereitet werden, sodass er bei vollem Bewusstsein sein Einverständnis geben kann:

Wenn Ihr zur Säge greifen müsst, sprecht mit Eurem Patienten zuerst über die unmittelbare Todesgefahr, in der er schwebt. Saget ihm, dass sein Leben nicht mehr sicher ist, dann kann er sich aus freiem Willen entscheiden. Anders soll das Werk nicht unternommen werden. Lasset ihn seine Seele dem Herrn anempfehlen in ernsthaftem Gebet. Er soll den Allmächtigen um Beistand und Gnade anflehen, und dies aus ganzem Herzen. Denn es ist keine Kleinigkeit, das Ebenbild Gottes mit der Säge zu zerlegen.

Dann wendet der Chirurg sich seiner Arbeit zu:

Nehmet Euer Amputationsmesser und schneidet mit steter Hand und guter Geschwindigkeit das faulige Fleisch weg bis zum Knochen des befallenen Gliedes. Dann nehmet ein kleineres Messer und entfernt die Haut um den Knochen, die man Periosteon nennt. Das ist die zähe, dünne Membran, die alle Knochen bedeckt. Dann

stoßet das schmale Messer zwischen Fleisch und Knochen, um mit einiger Schnelligkeit alles wegzuschneiden, was sich da finden mag; der Mann, der den oberen Teil des Beins hält, soll mit aller Kraft das Bein zusammendrücken, um den Geist und das Blut darinzuhalten; es wäre auch gut, wenn dieser Mann das Fleisch und die Sehnen, unter die hineingeschnitten werden muss, zurückklappen und halten könnte. Dann kann die Säge nämlich näher an den gesunden Knochen kommen, und das würde eine schnellere Heilung fördern, weil das Fleisch länger wäre als das Ende des Knochens. Wenn Ihr dann diese Art der Naht richtig findet, wie gute Männer es tun, dann nehmt zwei kräftige, eckige Nadeln und Fäden wie eben erwähnt, und näht, kaum ist das Bein weg, die Haut auf einer Seite fest und führet den Faden auf die andere Seite. Mit der anderen Nadel macht Ihr es genauso, aber von der anderen Seite her, sodass sich die Fäden über dem amputierten Glied überkreuzen. Dann zieht Ihr die Fäden so eng, wie Ihr es für richtig haltet, damit die großen Adern und Venen entsprechend abgebunden werden.

John Woodall, The Surgeon's Mate, 1639

Dazu wären dann auch nur drei Helfer nötig, während bei der klassischen Amputationsmethode mindestens fünf gebraucht würden. Einer musste dem Chirurgen helfen, die anderen vier hielten den Patienten nieder. Später solle man etwaiges totes Fleisch mit dem Brenneisen und der Schere entfernen. Woodall meinte, der Chirurg solle dabei so gewebeerhaltend wie möglich vorgehen:

 … wenn die Zehen brandig sind, lasset nur die Zehen leiden; kein anderes Glied des Körpers soll deswegen verlorengehen … so soll nur so viel amputiert werden, wie wirklich verloren gegeben werden muss, und nicht ein ganz gesundes Bein abgeschnitten werden, das vollkommen und unschuldig und frei von Fehlern oder Krankheiten ist … »

DAS GESCHÄFT MIT DEN EINGRIFFEN

Selbst in Friedenszeiten ließ man sich nur im äußersten Notfall operieren, wenn andernfalls der Tod drohte. Trotzdem sind uns viele Berichte von Operationen überliefert, zum einen in Lehrbüchern für angehende Chirurgen, zum anderen in Gerichtsakten von unzufriedenen Patienten. Meist verliefen die Eingriffe schnell und unkompliziert. Trotzdem strapazierten sie den Kranken.

Der Graue Star

Lange Zeit beseitigte man den Grauen Star mit einem „Starstich" genannten Eingriff. Dabei führte man eine Nadel durch den Augapfel ein und zog die getrübte Linse heraus oder beschädigte sie. Dabei sinkt die getrübte Linse, die die Sicht behindert, auf den Boden des Glaskörpers hinab, sodass das Licht wieder auf die Netzhaut fallen kann. Denn die Linse erlaubt zwar das Scharfstellen, ist aber zum Sehen nicht unbedingt nötig. Der Starstich wurde schon von Celsus im Jahr 29 n. Chr. beschrieben. Ein römischer Schriftsteller berichtet, man sei auf diese Operation gekommen, als eine Ziege mit grauem Star einen Dorn im Auge hatte. Als man den Dorn herauszog, habe das Tier wieder sehen können. Der indische Arzt Sushruta beschreibt, wie man einen Schnitt im Augapfel macht und die getrübte Linse nach unten drückt, sodass sie nicht mehr im Weg ist. Arabische Ärzte praktizierten den Starstich häufig, in manchen Gegenden wird er noch heute angewandt. Ammar ibn Ali al-Mawsili beschrieb um das Jahr 1000, wie man eine Hohlnadel ins Auge einführt und die getrübte Linse aussaugt. Anderen aber gelang diese Technik offenkundig nicht. Jedenfalls handelt es sich dabei um die erste Beschreibung einer Injektionsnadel.

Schließlich wurde der Starstich ersetzt durch eine andere Operation, bei der man einen Schnitt in den Augapfel machte und die Linse mit einem Spatel (anfangs ohne Narkose) herausholte. Dieser Eingriff wurde zuerst 1747 von Jacques Daviel in Paris durchgeführt. Leider war er nicht immer erfolgreich: Der Komponist Georg Friedrich Händel war einer der Patienten, der nach einem erfolglosen Star-Eingriff blind wurde. Später versuchte man, die Linse mit Druck herauszuholen oder sie herauszusaugen. 1884 wurden Augentropfen mit Kokain erfunden, die das Auge betäubten. Der Patient verkrampfte sich weniger, was die Sachlage für den Chirurgen erleichterte. Bis zum nächsten Durchbruch vergingen allerdings 100 Jahre. 1967 verzichtete Charles Kelman (1930–2004) auf das Skalpell und zerstörte die Linse mit Ultraschall. Die Reste wurden aus dem Auge gesogen. Heute wird die

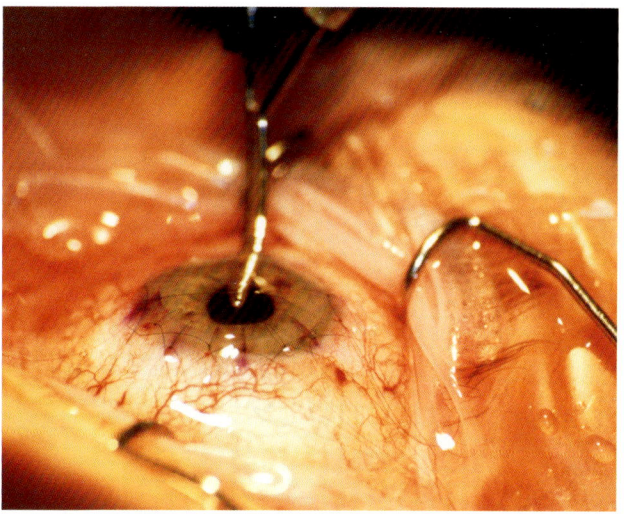

Die moderne Operation des Grauen Stars wird durch Anästhesie enorm vereinfacht: Man setzt anstelle der getrübten Linse eine künstliche aus Acryl ein.

getrübte Linse durch eine künstliche Acryllinse ersetzt, die auch nach der Operation das Scharfstellen erlaubt.

Die Entfernung von Steinen

Blasensteine verursachen schreckliche Schmerzen, was aber auch für die operative Entfernung galt, die früher „Lithotomie" genannt wurde. Sie war schon zu Zeiten des Hippokrates (ca. 460–375 v. Chr.) bekannt, ihre Ausführung aber überließ man spezialisierten Wundärzten. Celsus lieferte uns im 1. nachchristlichen Jahrhundert eine detaillierte Beschreibung. Bei seiner Methode setzte man einen Schnitt im Perineum, durch den man bis zur Blase vordrang und den Stein herausholte. Diese Methode blieb bis Mitte des 16. Jahrhunderts der Standardeingriff, zumindest bei Kindern.

Die schematische Darstellung zeigt, wie die Linse bei frühen Star-Operationen entfernt wurde – ohne Betäubung.

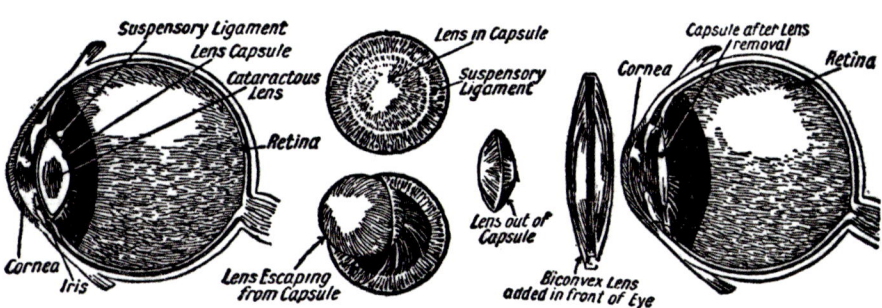

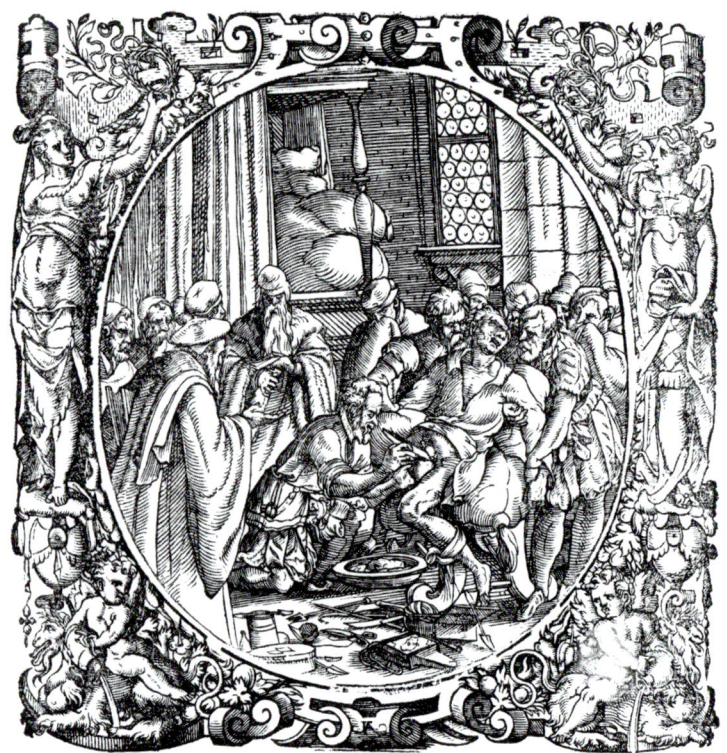

Eine Lithotomie durch das Perineum zur Entfernung schmerzender Steine aus dem Harntrakt, um 1565.

Das Zähneziehen

Nur jemand, der seit Wochen unter schrecklichen Zahnschmerzen leidet, lässt eine Zahnextraktion ohne Narkose über sich ergehen, die so schmerzhaft ist, dass sie jahrtausendelang zu den verbreitetsten Foltertechniken zählte. Da die Menschen jedoch wenig über Zahnhygiene wussten, war das Zähneziehen häufig nötig. Anfangs entfernte man die kranken Zähne mit Zangen, die vom Schmied angefertigt wurden. Später wurden daraus die filigraneren Instrumente des Zahnarztes – aber auch nur bei reichen Patienten. Im 14. Jahrhundert erfand Guy de Chauliac den „Dental Pelican", später folgte der Zahnschlüssel, eine zweispitzige Kralle, die aussah wie ein Flaschenöffner. Bei der Extraktion musste natürlich ordentlich gedreht werden, wobei nicht selten der Kiefer brach, wenn der Zahn noch nicht locker genug saß. Beim Ziehen konnte auch der Zahn brechen, dann musste der Wundarzt

Um 1520 aber kam eine neue Technik auf: Man führte ein gebogenes Stäbchen durch die Harnröhre in die Blase ein, dann drang man durch einen Schnitt im Perineum bis zur Blase vor und führte ein rinnenförmiges Instrument ein, durch das man mittels anderer Gerätschaften den Stein zertrümmerte und herausholte. Wenn der Stein zu groß war, musste er zuerst zertrümmert werden. Die Operation war gefährlich und traumatisch. Der große Chirurg Hermann Boerhaave (1668–1738) meinte, die Lithotomie sei „ein Akt reinsten Glaubens". Der Großteil der Chirurgen führte sie nur durch, wenn der Patient in großer Lebensgefahr schwebte.

Die schlimme Operation prägte manche Patienten nachhaltig. Der englische Schriftsteller Samuel Pepys musste sich dem Eingriff 1658 unterziehen. Er bewahrte den Stein auf und beging den Jahrestag der Operation fortan als Feiertag. Der französische Komponist Marin Marais komponierte 1725 gar ein *Tableau de l'opération de la taille* (Porträt einer Lithotomie).

FRÈRE JACQUES

Bruder Jacques war ein reisender Steinschneider (Lithotom), der zwischen 1690 und 1714 in Frankreich und Italien unterwegs war und dabei 4500 Lithotomien durchführte. Jacques Beaulieu war der Sohn einfacher Bauern aus dem Burgund. Bis zum 21. Lebensjahr diente er in der Kavallerie als Helfer eines Steinschneiders. Danach kleidete er sich in Mönchsroben (obwohl er keine Weihen empfangen hatte) und beantragte eine Lizenz als Wander-Steinschneider. Diese wurde ihm verweigert, obwohl er an einer Leiche zeigte, dass er das Handwerk beherrschte. Später allerdings wurde ihm die Lizenz zum „Steineschneiden" vom König persönlich bewilligt. Er war darin so geschickt, dass er in seinen besten Tagen vor gut 200 Zuschauern praktizierte, die ihm Eintrittsgeld zahlen mussten. Frère Jacques war sehr erfolgreich, bis im Jahr 1698 sieben seiner Patienten an einem Tag starben. Danach eignete er sich Kenntnisse in Anatomie an, was seine Erfolgsrate deutlich verbesserte. Er verfeinerte die Technik und erlangte seinen guten Ruf wieder.

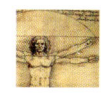

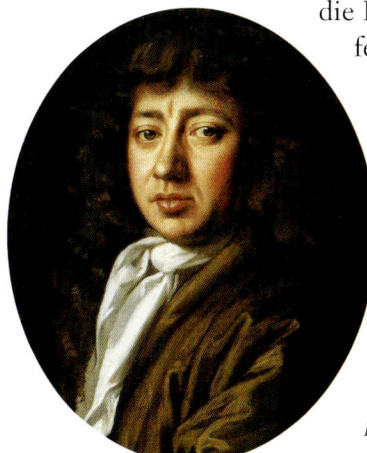

die Bruchstücke einzeln entfernen. Daher mussten die marktschreierischen Zahnärzte groß und kräftig sein oder zumindest einen muskulösen Helfer haben.

Samuel Pepys überlebte nicht nur den Großen Brand von London 1666, sondern auch eine Lithotomie.

Größere Eingriffe

Steinschneiden, Zähneziehen und Starstechen waren für die Patienten unglaublich anstrengend, aber noch vergleichsweise einfache Prozeduren. Größere Operationen wie Amputationen oder das Entfernen von Tumoren waren für Patienten und Operateur gleichermaßen eine Belastung. Tumoren konnte man herausschneiden oder ausbrennen. Manchmal war der Chirurg damit so erfolgreich, dass der Patient noch Jahre lebte. Trotzdem waren diese Eingriffe meist lebensbedrohlich.

WEIT AUFMACHEN

Der erste Hinweis auf Zahnprobleme findet sich in einem sumerischen Text etwa 5000 v. Chr. Darin heißt es, Zahnwürmer seien für das Absterben des Zahnes verantwortlich. In einem ägyptischen Grab, datiert auf etwa 2600 v. Chr., wurde der erste bekannte Zahnarzt bestattet: der Schreiber Hesy-Re, der „Zähne behandelte".

Hippokrates und Aristoteles beschreiben, wie Zähne mit Zangen gezogen werden. Man behandelte verfaulte Zähne und versuchte, gelockerte Zähne mit Draht zu stabilisieren. Im 2. Jahrhundert n. Chr. entwickelten die Etrusker bereits Kronen und Brücken für Patienten, die Zähne gezogen bekamen oder denen sie ausgefallen waren.

Das erste Buch, das sich ganz der Zahnheilkunde widmet, ist das deutschsprachige *Artzney Büchlein* von 1530. Zu jener Zeit war die Zahnheilkunde noch keine eigene Disziplin. 1575 behandelte der französische Arzt Ambroise Paré die Zahnheilkunde in seinem Standardwerk. 1728 aber gab Pierre Fouchard *Le Chirurgien Dentiste* heraus, das erste Lehrbuch der Zahnheilkunde. Er nannte den Zucker als Verursacher des Zahnverfalls und beschrieb zum ersten Mal Füllungen.

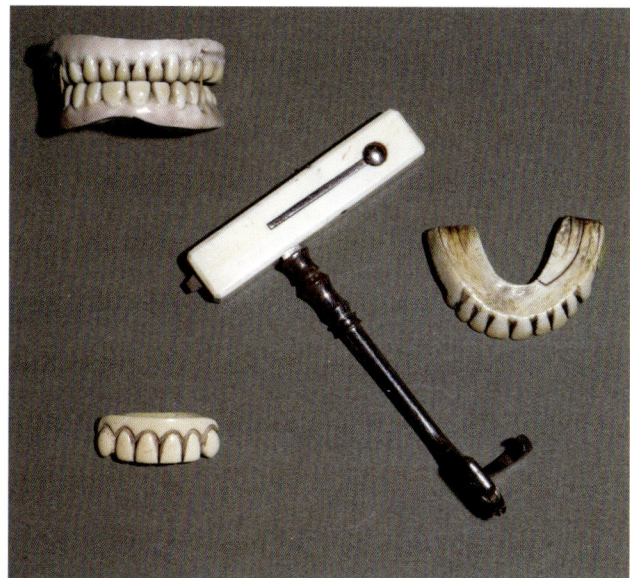

Frühe Gebisse und ein Zahnschlüssel für die Extraktion von Zähnen. Letzterer besteht aus Metall und Elfenbein und wurde bis ins 20. Jahrhundert benutzt, bis ein ausgefeiltes Instrumentarium das Heben und Drehen deutlich vereinfachte.

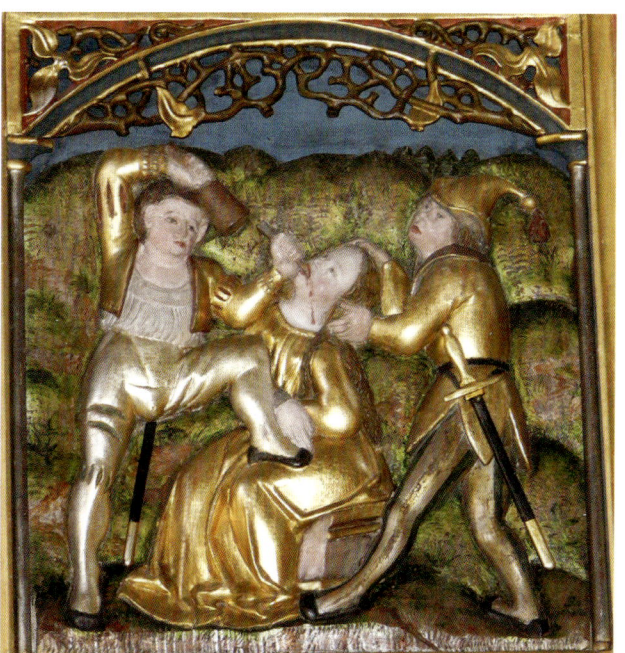

Die Heilige Apollonie wurde gefoltert, indem man ihr ohne Narkose die Zähne zog.

FALSCHE ZÄHNE

Falsche Zähne wurden aus Knochen, Jade, Edelmetall und sogar Holz hergestellt. George Washington soll z. B. ein Holzgebiss gehabt haben. In Wirklichkeit bestand es aber aus Gold, Blei und Elfenbein. Verwendet wurden Zähne von Leichen, Eseln und Pferden. Washington besaß mehrere Garnituren, eine aus Walrosszahn, die er seine „Seepferdzähne" nannte. Secondhand-Zähne waren so gesucht, dass Räuber während der Napoleonischen Feldzüge die Schlachtfelder absuchten, um den Leichen die Zähne zu ziehen.

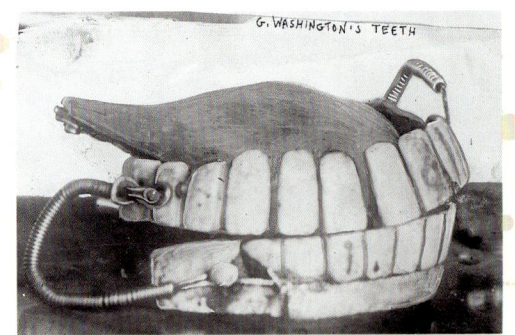

George Washingtons falsche Zähne wurden in Portwein gelagert, um den Metallgeschmack zu überdecken.

FANNY BURNEYS BRUSTAMPUTATION

Die englische Schriftstellerin Fanny Burney unterzog sich im Jahr 1811 einer Brustamputation ohne Narkose. Die Operation wurde von Baron de Larrey ausgeführt, dem Armeearzt Napoleons. Burney schreibt darüber neun Monate später in einem Brief:

[Ich empfand] schreckliche, unbeschreibliche Angst und entsetzliche Schmerzen. Und doch – als der schlimme Stahl in meine Brust schnitt, durch Adern, Venen, Fleisch und Nerven, brauchte ich die Ermahnung nicht, meinen Schreien keinen Einhalt zu gebieten. Ich schrie ununterbrochen bis zum Ende der Schnitte und ich wundere mich wirklich, dass mir der Schrei nicht heute noch in den Ohren klingt, so schlimm war der Schmerz. Als die Wunde offen lag und das Instrument zurückgezogen wurde, dauerte der Schmerz unvermindert an, denn die Luft, die nun an diese empfindliche Stelle drang, fühlte sich an wie scharfe, spitze Dolche, die an den Rändern der Wunde zerrten. Als ich dann das Chirurgenmesser wieder fühlte, das in einer kurvigen Linie ins Fleisch schnitt, das ihm jedoch Widerstand leistete und die Hand ermüdete, sodass er von rechts nach links wechseln musste, da bin ich – glaube ich – in Ohnmacht gefallen. Als das Messer zum zweiten Mal weggezogen wurde, dachte ich, die Operation sei vorüber, doch weit gefehlt. Das schreckliche Schneiden begann erneut und schlimmer als je zuvor, um die grauenhafte Drüse von den Teilen des Fleisches zu lösen, an denen sie hing. Auch dies spottet jeglicher Beschreibung – und doch war es auch damit noch nicht getan. Dr. Larry ruhte nur die Hand aus. Dann aber, oh Himmel, fühlte ich, wie das Messer am Knochen kratzte. Er tat dies, während ich immer noch sprachlos in Agonie verharrte.

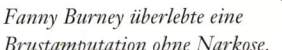

Fanny Burney überlebte eine Brustamputation ohne Narkose.

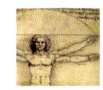

DER OPERATIVE ABSCHLUSS

Wenn der Chirurg – oder das Schicksal – Löcher in den Körper macht, muss am Ende natürlich der Blutfluss gestoppt und das Loch so schnell wie möglich geschlossen werden. Dafür gab es lange Zeit nur zwei Methoden. Die Enden der durchtrennten Blutgefäße mussten versiegelt werden – und zwar entweder durch Kauterisation oder durch eine Ligatur. Dann zog man die Wundränder zusammen und hielt sie fest, bis sich – mit Glück – die Wunde schloss.

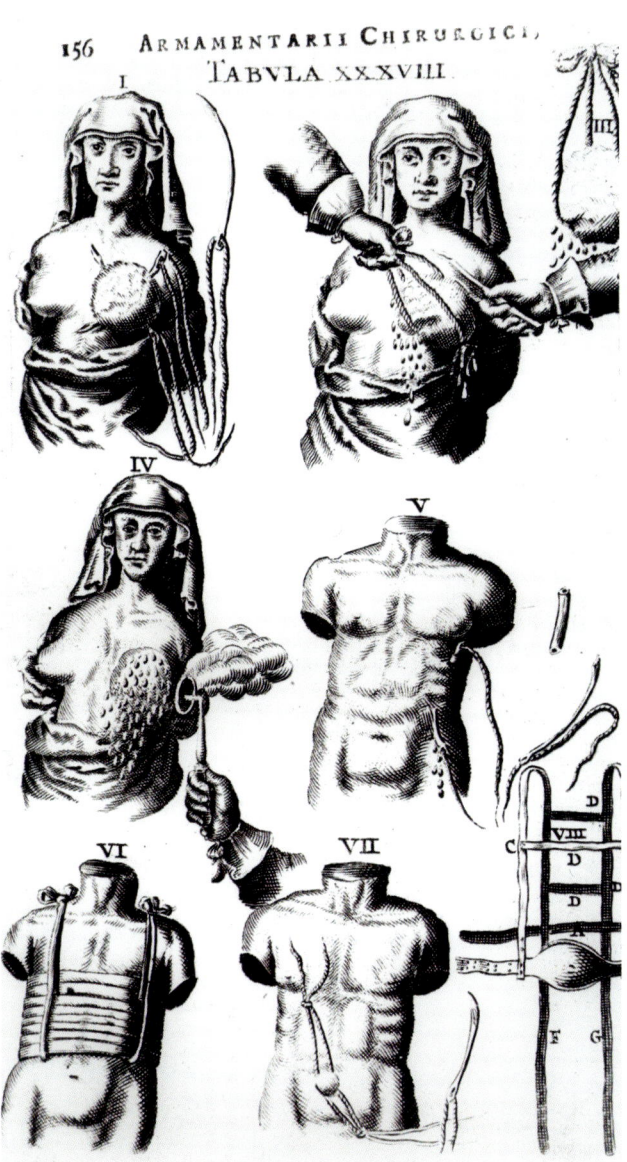

Diese Bildfolge zeigt eine komplette Brustamputation mit der schrecklich schmerzhaften Methode des Ausbrennens.

Feuer und Schwefel

Der schnellste Weg, um eine große Wunde zu versiegeln, war das Kauterisieren. Dabei wurde die Wunde mit einem rotglühenden Eisen, mit geschmolzenem Metall oder kochendem Öl ausgebrannt. In der Schlacht oder in Notfällen wurde einfach heißes Öl in die Wunde gegossen. Manchmal erhitzte man auch ein großes Eisen und legte es darüber. Die Behandlung war so belastend, dass die Patienten, die ohnehin schon von der Operation traumatisiert waren, das Ausbrennen häufig nicht überlebten. Bei geplanten Operationen verlief die Kauterisation weniger dramatisch. Man hatte verschieden große Metallblöcke zur Verfügung, die im Feuer erhitzt und auf die Wunde gelegt wurden. Bei arabischen Ärzten waren diese häufig schön verziert. Auch Tumoren wurden häufig mit dem Brenneisen beseitigt.

AMBROISE PARÉ (ca. 1517–1590)

Ambroise Parés Vater und sein Onkel waren beide Wundärzte. So erhielt der Junge zwar keine medizinische, aber immerhin eine handwerkliche Ausbildung. Zunächst wirkte er als Wundarzt in Paris, dann wurde er als Chirurg am Hospital *Hôtel-Dieu* von Paris eingestellt. Danach war er 30 Jahre lang als Armeearzt tätig. Bei der Belagerung von Turin 1536 hatte er erstmals mit den schrecklichen, von Feuerwaffen verursachten Wunden zu tun und stellte in der Folge fest, dass die Kauterisation nicht unbedingt nötig war. Er stellte seine neue Methode 1545 in seiner Abhandlung über die Behandlung von Schusswunden vor. Paré wurde tatsächlich der größte Chirurg der Renaissance und hob das Ansehen der Chirurgie, da er Leib-Chirurg von gleich vier französischen Königen war. Er entwickelte neue chirurgische Instrumente und Techniken zur Entfernung von Pfeilspitzen und Kugeln, sodass selbst nach einer solchen Verwundung nicht amputiert werden musste. Die angesehenen Chirurgen, die ihr Wissen nur aus Büchern hatten, verachtete er zeit seines Lebens und erklärte, die Chirurgie sei eine Kunst, die man „mit Hand und Auge lernen" müsse. 1575 veröffentlichte er seine gesammelten Werke in einem fast 1000-seitigen Band, in dem er sein chirurgisches Wissen zusammenfasste.

Für Soldaten und Seeleute aber blieb die Kauterisation der Albtraum schlechthin, bis der große französische Arzt Ambroise Paré eine weniger belastende Methode fand. Als er bei der französischen Belagerung von Turin von 1536–1537 als Armeearzt tätig war, musste er Wunden mit einer Mischung aus Holunderöl und Melasse ausbrennen. Als ihm die Zutaten ausgingen, verwendete er eine Mischung aus Eigelb, Rosenöl und Terpentin zum Auftragen auf die Wunde. Er besuchte die so behandelten Patienten schon am nächsten Morgen und stellte fest, dass die Wunden besser verheilt waren als die kauterisierten.

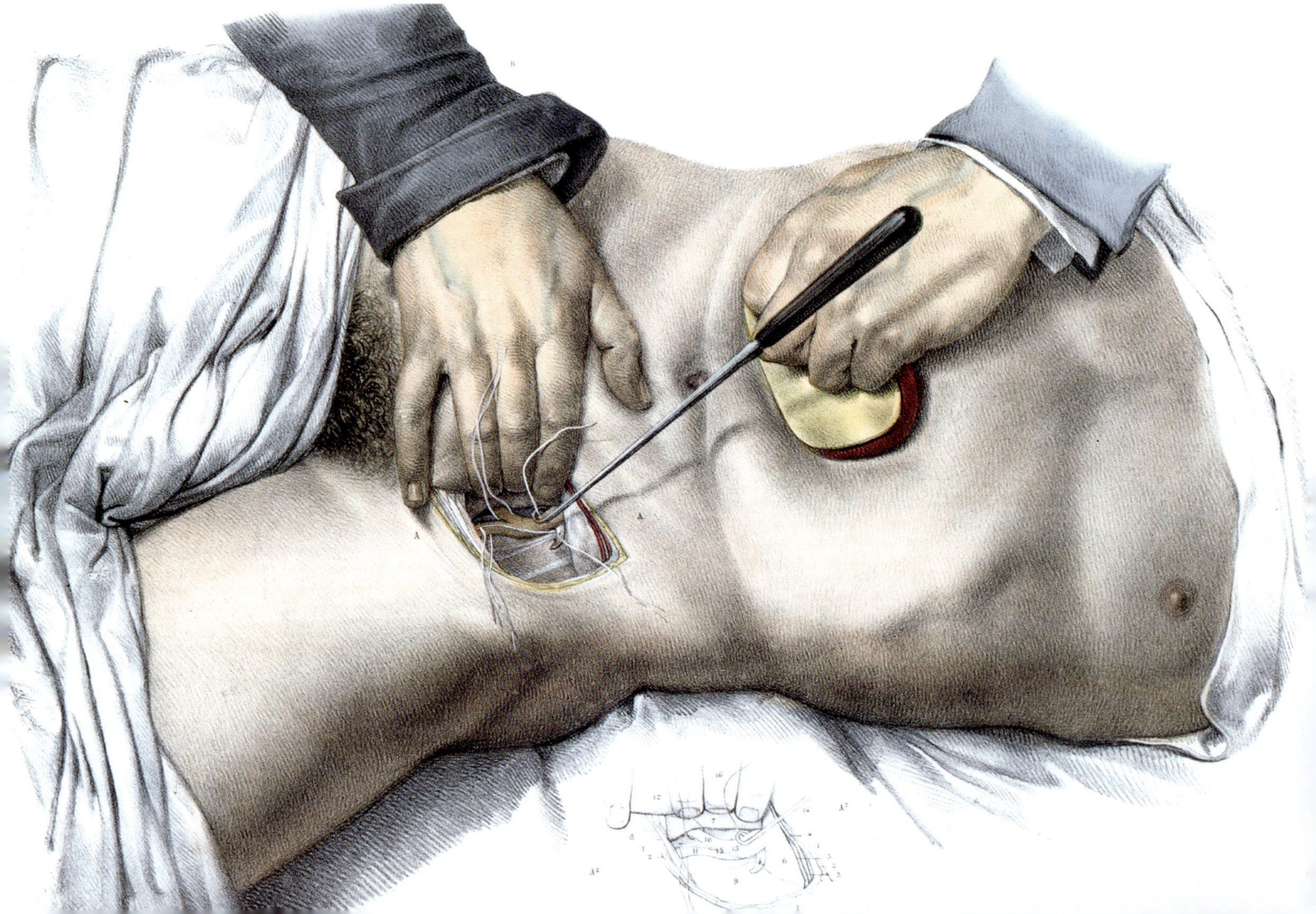

Ein Chirurg bringt eine Ligatur an der Arterie an.

Knoten und Messer

Humaner war die Stillung einer Blutung durch Ligaturen, also das Abbinden der Blutgefäße. Natürlich war auch dies nicht ganz einfach, war der Patient doch bei Bewusstsein und wand sich entsprechend. Die erste Erwähnung einer Ligatur finden wir bei Celsus im 1. nachchristlichen Jahrhundert. Im 7. Jahrhundert war es dann Paulos von Aigina, der die Ligatur bei Krampfaderoperationen anwandte. Der arabische Chirurg Abulcasis empfahl um das Jahr 1000 ebenfalls verschiedene Methoden, wie ein Gefäß sich abbinden ließ. Ambroise Paré nahm dies im 16. Jahrhundert auf. Leider lösten die Ligaturen häufig Infektionen aus, sodass sie anfangs nicht sicher waren.

Mit Beginn des 19. Jahrhunderts aber kam es zu neuen Entwicklungen. Zunächst wurden Klemmen benutzt, um die Gefäßwände zusammenzubringen, was für eine schnelle Versiegelung sorgte. Noch vor 1812 entwickelte der Italiener Paolo Assalini

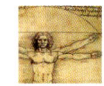
eine Arterienklemme, die mit einer Hand angelegt werden konnte. 1829 wurde dann die Torsion der Gefäße üblich, bei der kleinere Blutgefäße in der Längsachse verdreht werden, wodurch sie sich effektiv verschließen lassen.

Mit der Verbreitung von aseptischem Arbeiten und der Anästhesie wurden auch Ligaturen wieder sicher. Da der Patient in Narkose lag, blieb dem Chirurgen genug Zeit, jedes einzelne Blutgefäß abzuklemmen, bevor er es durchtrennte. So verlor der Patient deutlich weniger Blut. Doch für kleinere Blutgefäße blieb die Kauterisation die Regel, weil sie das Gefäß am schnellsten verschloss. Mittlerweile werden natürlich keine Brenneisen mehr eingesetzt, sondern es wird mit Ultraschall, Strom oder Laser kauterisiert. Auf diese Weise lassen sich Gefäße nahezu kontaktfrei verschließen.

Die Nähte

Die Blutung zu stoppen ist schon mal ein guter Anfang, aber wenn die Wunde verheilen soll, müssen die Wundränder möglichst spannungsfrei aneinander liegen. In frühen Kulturen wurden für die Naht Dornen und Harze benutzt. Wahlweise verband man die Wunde mit Rinde oder Blättern, um die Wundränder zusammenzuhalten. Obwohl der Mensch schon seit gut 20 000 Jahren Nadeln benutzt, wurden sie doch frühestens 3000 v. Chr. auch chirurgisch eingesetzt. Die alten Ägypter

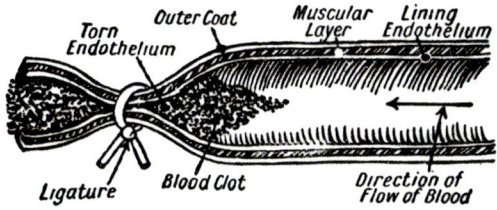

Querschnitt durch ein Blutgefäß, das mit einer Ligatur abgebunden ist. Die Zeichnung zeigt, dass sich das Gefäß so schmerzloser verschließen lässt als durch Kauterisation.

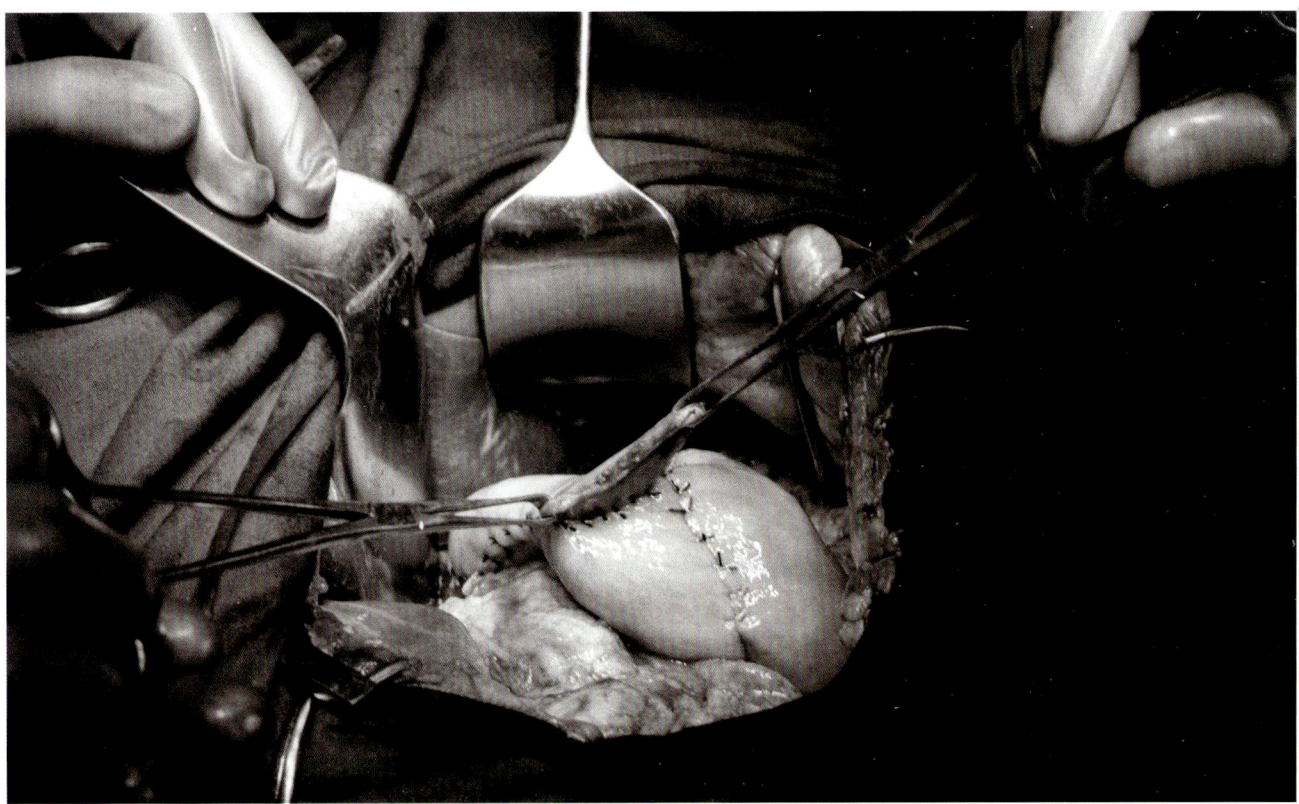

Ärzte bringen nach einer Magenoperation Nähte an.

nutzten Pflanzenfasern, Menschenhaar, Wolle und Tiersehnen zum Vernähen von Wunden. Manchmal wurden diese auch mit Silberdraht zusammengeklammert. Die älteste chirurgische Naht, die wir kennen, wurde am Magen einer Mumie gefunden, die von 1100 v. Chr. stammt.

Auch indische Chirurgen verwendeten Menschenhaar, Flachs und Hanf zum Vernähen von Wunden, fanden darüber hinaus aber noch eine recht bizarre Methode – die Ameisennaht. Sushruta (6. Jahrhundert v. Chr.) beschreibt eine Prozedur, bei der der Chirurg Waldameisen benutzt, um Darmwunden bei Bauchverletzungen zu vernähen. Der Chirurg drückte die Wundränder aneinander und setzte eine große schwarze Ameise auf, die durch beide Wundränder biss. Dann trennte er den Körper ab, der Kopf blieb an Ort und Stelle, sozusagen als Wundklammer. Der Darm wurde dann wieder in die Bauchhöhle gelegt, die äußere Naht wie üblich verschlossen. Diese Art der Wundnaht fand auch in Südamerika und Afrika Anwendung.

Zu Zeiten des Hippokrates (ca. 460–375 v. Chr.) benutzten die Griechen bereits Tiersehnen für äußere Wunden und Golddraht für Knochen. Die alten Römer verwendeten Flachs, Wolle und Seide, Menschenhaar und Metallklammern. Darmsaiten als Nahtmaterial werden zum ersten Mal von Galen (129 bis 216) beschrieben, doch auch indische Chirurgen arbeiteten damit. Dies waren vermutlich die ersten Nähte, die der Körper resorbieren konnte. Resorbierbares Material ist vor allem für Nähte im Körperinneren wichtig, weil sich der Faden auflöst, wenn die Wunde geschlossen ist und somit keinen Angriffspunkt für Entzündungen bietet.

Arabische Ärzte wie Rhazes (865–925) und Avicenna (ca. 980–1037) nahmen Lautensaiten für Nähte und Ligaturen. Abulcasis (ca. 936–1013) beschreibt exakt, wie man Bauchwunden bzw. Fleischwunden näht. Er benutzte dafür gerade wie gebogene Nadeln aus Bronze oder Knochen. Genäht wurde mit Darmsaiten, Hanf, tierischen Sehnen und Haaren. Zum Abbinden von Blutgefäßen verwendete er Zwirn oder Seide. Dies wurde auch in den im Mittelalter entstehenden Ärzteschulen Europas so gehalten. Dort standen Kamelhaar und -sehnen ganz oben auf der Liste der verwendeten Materialien. Das änderte sich auch in den folgenden Jahrhunderten nicht, wenn auch immer mehr tierische Materialien benutzt wurden, z. B. Arterien, Nerven und

Muskelfleisch, neben Sehnen, Haaren und Darmsaiten. Catgut, wie das meistverwendete Material hieß, hatte nichts mit Katzen zu tun: Tatsächlich stand der Begriff für alle möglichen Tierdärme.

Joseph Lister war der erste Chirurg, der seine Fäden sterilisierte. Er tränkte seinen Catgut 1860 mit Karbolsäure (Phenol), ab 1881 verwendete er dafür Chromsäure. 1931 entstand das erste synthetische Nahtmaterial aus Polyvinylalkohol. Die ersten resorbierbaren synthetischen Nahtmaterialien wurden in den Sechzigerjahren hergestellt. 2001 verzichteten dann die meisten Länder auf Catgut (Darmsaiten) aus Angst vor der Creutzfeldt-Jakob-Krankheit. Insgesamt aber war dieses Material gut 2000 Jahre lang im Gebrauch.

Der Chirurg als Stickmeister

Wunden zu vernähen erfordert keine großen technischen Fertigkeiten. Und doch verblutete der französische Präsident Marie-François Sadi Carnot 1894, nachdem er von einem Attentäter verwundet worden war. Die Ärzte waren nicht fähig, die Verletzung der Pfortader zu verschließen. Doch

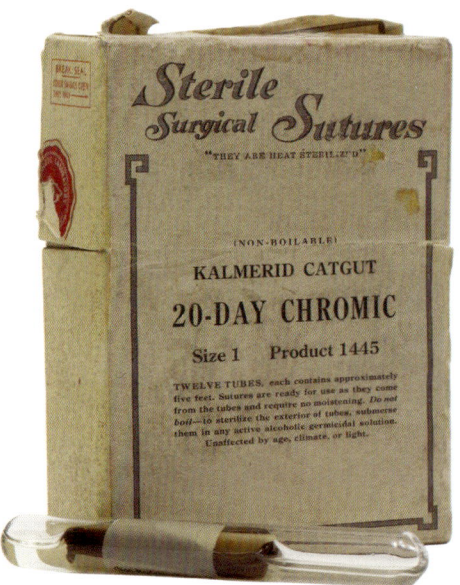

Eine historische Packung Catgut, das sich in 20 Tagen auflöst.

Blutgefäße zu verschließen bietet eben eigene Schwierigkeiten. Der Vorfall regte den französischen Chirurgen Alexis Carrel (1873–1944) zu diversen Neuerungen an. Er ging tatsächlich bei einer der besten Stickerinnen des Landes, Madame Leroidier aus Lyon, in die Lehre. Dort übte er auf Papier mit immer feineren Nadeln. Als er so fein nähen konnte, dass die Naht auf der anderen Seite des Papiers nicht sichtbar wurde, ging er zu tierischem Gewebe über. Carrel entwickelte eine Technik, Blutgefäße zu vernähen, bei der er das Ende der Ader aufklappte wie eine Manschette, die er dann über das zweite Blutgefäß stülpte, und anschließend beides zusammennähte. So kam das Blut immer nur mit der Innenseite der Ader in Kontakt. Er rieb seine Instrumente mit Paraffingelee ein, damit das Blut nicht gerann, und arbeitete streng aseptisch, um Infektionen zu vermeiden. Carrell gelang es, organisches Gewebe zu züchten und auf andere Organismen zu übertragen, wodurch er zum Vorreiter der molekularen Zellforschung wurde.

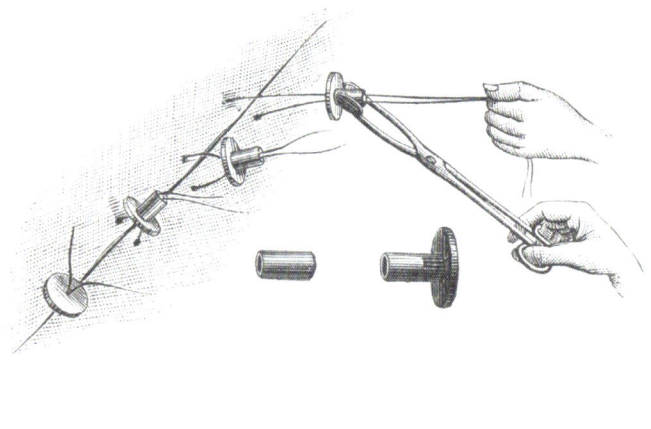

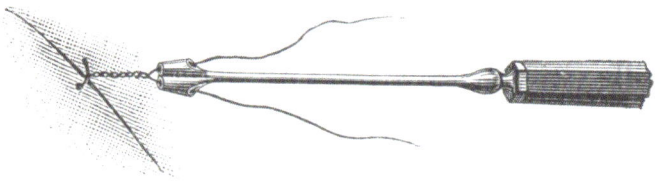

Verschiedene Methoden, eine chirurgische Naht anzubringen, die die Keime von außen sicher abhält.

ALEXIS CARREL (1873–1944)

Alexis Carrel kam in Lyon zur Welt. Sein Vater war Geschäftsmann, starb jedoch, als der Junge noch klein war. Carrel studierte in Frankreich Medizin und führte erste Studien zur Gefäßchirurgie durch. 1904 ging er in die USA, wo er mit Transplantationsmedizin zu experimentieren begann. 1908 stellte er einen Hund vor, der mit einer transplantierten Niere noch 18 Monate lebte. Carrel erhielt 1912 den Nobelpreis „in Anerkennung seiner Verdienste um die Gefäßchirurgie und die Transplantation von Blutgefäßen und Organen".

Im 1. Weltkrieg diente Carrel als Arzt in der französischen Armee. Zusammen mit dem Engländer Henry Drysdale Dakin entwickelte er die Carrel-Dakin-Methode zur Wundbehandlung. Diese bestand im Wesentlichen im Ausschneiden aller verletzten Gewebe und dem Feuchthalten der Wunde durch eine Lösung mit Natriumhypochlorit, das sich als besseres Desinfektionsmittel erwies als alle früheren Bakterizide. Im Schützengraben erlittene Verletzungen waren meist infiziert. Die Carrel-Dakin-Methode senkte die Sterblichkeit von 60 Prozent auf Null.

1935 arbeitete Carrel, nun wieder in den USA, mit dem Flieger Charles Lindbergh zusammen, um ein steriles Beatmungsgerät für Transplantationen zu entwickeln. Er entnahm Herzzellen eines Hühnerembryos und konnte sie bzw. die Nachfolgegenerationen in Kulturlösung 28 Jahre lang am Leben erhalten. Am Ende starben sie ab wegen eines technischen Fehlers. Allerdings nimmt man heute eine fehlerhafte Messung an, denn gewöhnlich halten sich Zellen nur 50 Generationen lang.

Aber Carrel hatte auch seine Schattenseiten. Er war ein leidenschaftlicher Verfechter der Eugenik, der Ausrottung lebensunwerten Lebens und arbeitete im 2. Weltkrieg mit dem Vichy-Regime und den Nazis zusammen. Wäre er nicht 1944 an einem Herzschlag gestorben, wäre er wohl vors Kriegsgericht gekommen.

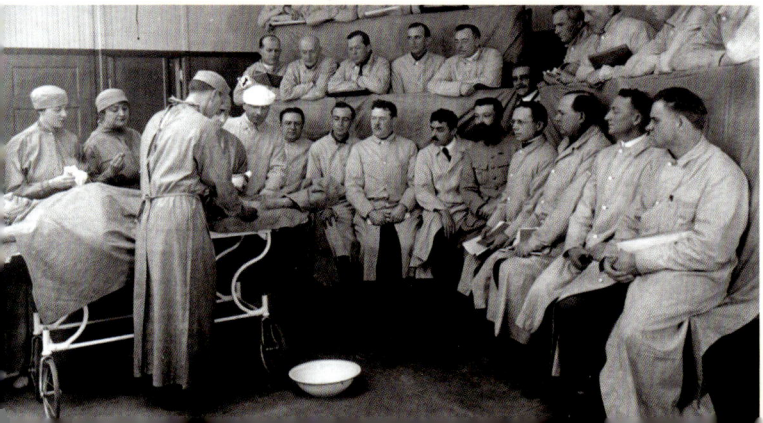

Alexis Carrel demonstriert die Carrel-Dakin-Methode zur Wundbehandlung vor französischen Chirurgen.

⚕ DER WENDEPUNKT

Die Anästhesie revolutionierte die Chirurgie. Wenn der Patient bewegungslos auf dem Operationstisch lag, konnten die Chirurgen sich auch auf zeitraubende Techniken einlassen, die ohne Narkotikum nicht möglich gewesen wären. Dazu kamen noch die Techniken antiseptischen Arbeitens, z.B. durch Semmelweis und Lister, die die Überlebenschancen bei Operationen verbesserten. In den folgenden 150 Jahren veränderte sich in der Chirurgie mehr als in den 5000 Jahren davor. Der Chirurg avancierte vom „Metzger" zum angesehensten aller Arztberufe.

Einfache Schmerzmittel

Dabei hatten Chirurgen schon früh versucht, den Patienten die Schmerzen zu nehmen, auch weil es praktischer war, an jemand zu arbeiten, der sich nicht wand und laut schrie. Man gab

Der Geist ist alles: Der italienische Musiker Guglielmo Bonfoco weigerte sich, während seiner Beinamputation in Narkose gelegt zu werden. Stattdessen spielte er Akkordeon.

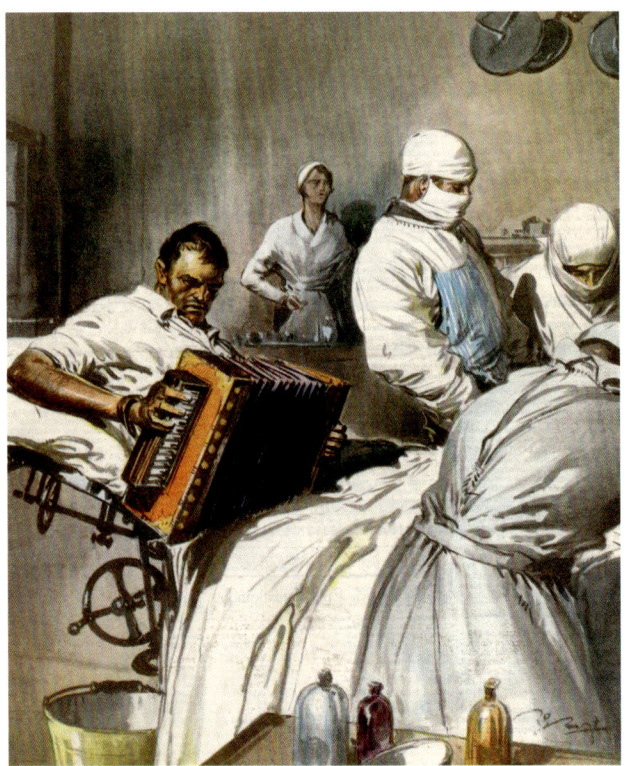

jahrtausendelang Alkohol, Mohnsamen und Marihuana, allerdings mit wechselndem Erfolg. Im Mittelalter fanden Opium, Alraune und Alkohol Anwendung. Guy de Chauliac (Leibarzt dreier Päpste) verschrieb narkotische Inhalationen.

Doch verschiedene Berichte lassen darauf schließen, dass der Alkohol kaum Wirkung zeigte. Außerdem waren alkoholisierte Patienten noch schwerer zu handhaben, weshalb der Chirurg den Alkohol mitunter gleich ganz wegließ. In chirurgischen Lehrbüchern finden sich vielmehr genaue Anweisungen, wie man den Patienten mit Körperkraft niederhält. Der Schiffsarzt John Woodall verlangte bei Amputationen fünf Helfer, und bei Steinentfernungen wurde der Patient in Rückenlage festgeschnallt, weil sonst die Operation nicht gelang.

Das königliche Vorbild

Da die Zahnärzte am meisten mit ihren Patienten zu kämpfen hatten, ist es vermutlich kein Wunder, dass die erste Anästhesie in einer Zahnarztpraxis durchgeführt wurde.

Die Wirkung von Distickstoffmonoxid – Lachgas – wurde 1772 von Joseph Priestley entdeckt und 1800 von Humphry Davy als Betäubung bei Operationen vorgeschlagen. Er selbst aber wandte es nicht an, außer bei sich selbst zum Spaß, wovon er in der Folge süchtig wurde. Der englische Chirurg Henry Hill Hickman verwendete hingegen Lachgas als Narkosemittel, doch als er 1824 seine Resultate veröffentlichte, schenkte ihm niemand Beachtung. Man verwendete das Lachgas vielmehr als Partygag.

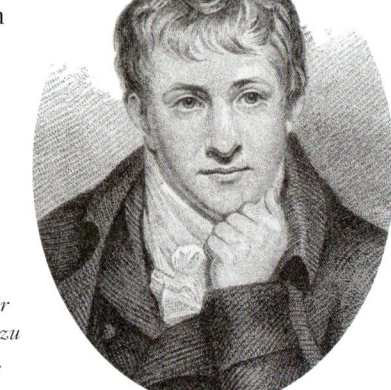

Humphry Davys Idee, Lachgas für Operationen zu verwenden, fand zu seinen Lebzeiten keine Beachtung.

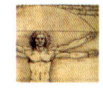

Der Durchbruch zur modernen Anästhesie aber erfolgte mit einem anderen Mittel. William Morton, seines Zeichens Zahnarzt, experimentierte auf Vorschlag eines befreundeten Chemikers namens Charles Jackson mit Äther. Er probierte es an seinen Hunden aus, und nach geglücktem Test führte er damit die erste schmerzfreie Zahnextraktion an einem Menschen durch. Er veröffentlichte dies im Boston Daily Journal und entfernte unter Äther-Narkose einen Tumor am Hals. Innerhalb von zwei Monaten wurde der Äther auch in London verwendet.

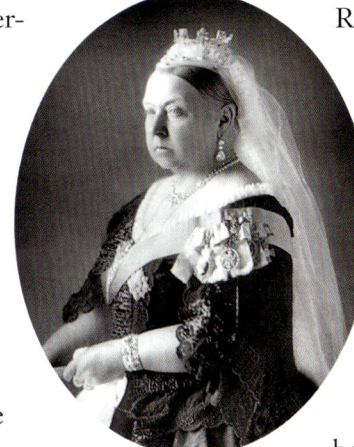

Dass Königin Victoria sich während der Geburt Chloroform geben ließ, überzeugte das englische Volk.

Allerdings war auch dies kein ideales Narkotikum, weil es die Bronchien reizte und schrecklich roch. Der schottische Geburtshelfer Sir James Simpson experimentierte mit Alternativen und fand 1847 das Chloroform. Jedoch sträubten sich die Menschen zu Anfang gegen die Narkose, auch weil die Kirche meinte, in der Bibel heiße es schließlich, Frauen sollten unter Schmerzen ihre Kinder gebären. Darauf antwortete Simpson, Gott habe Adam ja offensichtlich auch narkotisiert, als er ihm eine

Rippe entnahm. Als Königin Victoria sich dann 1853 bei der Geburt ihres achten Kindes, Prinz Leopold, Chloroform geben ließ, konnte das Narkotikum seinen Siegeszug antreten. Es war John Snow, der ihr dazu geraten hatte – jener Arzt, der den Zusammenhang zwischen der Cholera und dem verschmutzten Wasser erkannte.

Narkotika sorgen nicht nur dafür, dass der Patient schläft. Sie entspannen auch die Muskeln und erleichtern dem Chirurgen so sein Handwerk. Doch auch Chloroform hatte Nebenwirkungen: Es schädigte die Leber und konnte zu Herzversagen führen. Vermischt man Lachgas aber mit Sauerstoff, ist die Narkose nicht tief genug. Außerdem war Chloroform hochentflammbar, was im Krankenhaus zu Problemen führte, gerade weil frühe Elektrogeräte durchaus mal Funken schlugen.

Die erste intravenöse Anästhesie wurde 1874 von Pierre Oré in Frankreich gegeben. Als Emil Fischer 1902 das Barbital (Veronal) entdeckte, wurde dieses zum hauptsächlich verwendeten Narkosemittel. Dann wurde Kokain erstmals von Karl Koller 1884 als örtliche Betäubung bei einer Operation am Auge eingesetzt. 1898 injizierte man Kokain dann erstmals in die Wirbelsäule, um den gesamten Unterkörper zu betäuben. Dies war der Vorläufer der modernen Epiduralanästhesie, der bald auch für die Vollnarkose sichere Medikamente folgten.

NICHT VOLLKOMMEN WEGGETRETEN

Alternativen zu chemischen Schmerzmitteln bzw. Narkotika waren Hypnose, Akupunktur und die Verwendung von elektrischem Strom. Hypnose und Akupunktur waren altehrwürdige Techniken, die in der östlichen Medizin seit Jahrtausenden angewandt wurden. Und so begannen in der ersten Hälfte des 19. Jahrhunderts auch westliche Ärzte, damit zu experimentieren. Der schottische Arzt James Braid versetzte seine Patienten in Trance, indem er sie auf einen leuchtenden Gegenstand blicken ließ. John Elliotson ging noch weiter und setzte die Hypnose bei Operationen ein. 1843 veröffentlichte er seine Resultate. 1845 folgte James Esdaile seinem Beispiel und operierte 261 Hindu-Insassen in einem bengalischen

Gefängnis nur mit hypnotischer Betäubung. Zu Hause in Schottland funktionierte die Methode weniger gut – ob aus kulturellen oder physiologischen Gründen ist nicht bekannt. In letzter Zeit werden sowohl Akupunktur als auch Hypnose bei Patienten eingesetzt, die sich lieber alternativ-medizinisch behandeln lassen.

Eine weitere alternative Methode der Schmerzregulation ist die Transkutane elektrische Nervenstimulation (TENS), die 1967 von Patrick Wall erfunden wurde (der auch die moderne Epiduralanästhesie ersann). Dabei wird ein Strom durch auf der Haut befindliche Elektroden geleitet, was die Schmerzen bei der Geburt lindert und auch von chronischen Schmerzen befreit.

ANTISEPSIS

Doch selbst wenn man Operationen nun schmerzfrei durchführen konnte, sie blieben gefährlich, bis die Rolle der Sepsis geklärt wurde. Ignaz Semmelweis in Wien wurde von Kollegen mundtot gemacht, doch Joseph Lister (1826–1912) in Großbritannien konnte seine Ärztekollegen überzeugen. Seit Louis Pasteur entdeckt hatte, dass Mikroorganismen Krankheiten auslösen können, hatte man zumindest eine Erklärung dafür, warum nach einer Operation so viele Menschen starben. Lister nahm an, der Staub in der Luft würde die Sepsis bringen. Da er wusste, dass man Karbolsäure verwendete, um Abwässerkanäle zu reinigen, operierte er künftig in einem Nebel von Karbolsäure, die sich als starkes Antiseptikum erwies. Seine Patienten bekamen so gut wie keine Infektionen. Lister verzeichnete zwischen 1861 und 1865 eine Todesrate von 45 bis 50 Prozent bei seinen Amputationen. 1869 (nach Einführung der Karbolvernebelung) ging diese auf 15 Prozent zurück.

Während des Deutsch-Französischen Kriegs experimentierten die preußischen Ärzte mit antiseptischen Methoden und hatten weniger Todesfälle zu vermelden. Doch Listers Arbeit wurde erst bekannt, als er 1877 am King's College in London einen Lehrstuhl bekam. Von nun an konnte er seine Resultate aller Welt verkünden. Noch im Jahr seiner Ernennung verkündete er, er würde eine gebrochene Kniescheibe unter antiseptischen Bedingungen operieren. Man operierte Kniescheiben nicht gerne, weil man dabei aus einem einfachen Bruch einen mehrfachen Bruch machen musste, der sich gewöhnlich infizierte, was zum Tode des Patienten führte. Lister aber hatte mit seiner Methode Erfolg, was schließlich die Chirurgen in England und Amerika überzeugte.

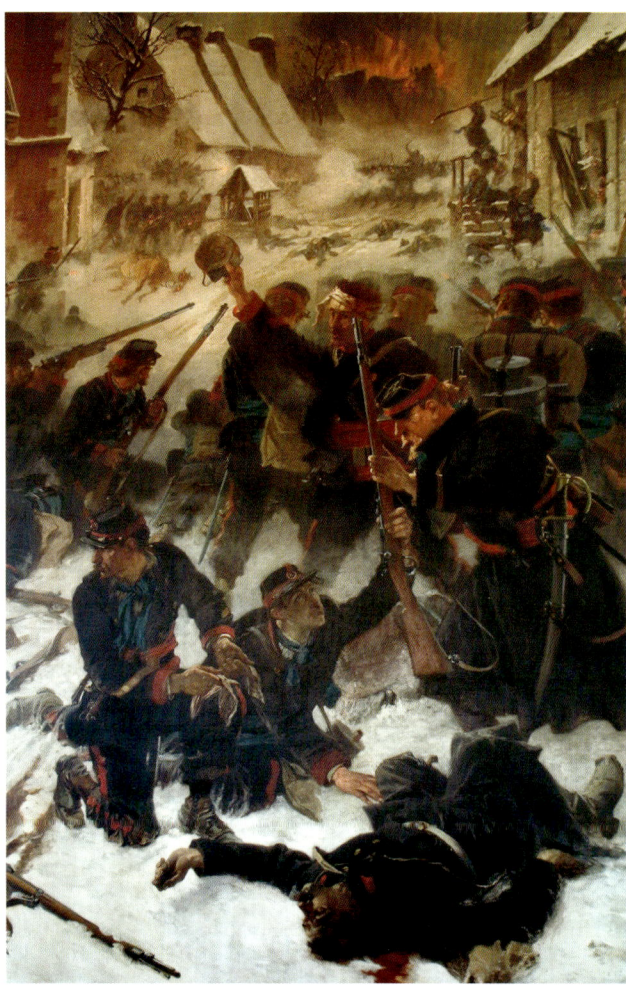

Die Opfer des Deutsch-Französischen Krieges wurden bereits unter antiseptischen Bedingungen behandelt.

konnten. Geschwindigkeit war nun nicht mehr das oberste Gebot für den Chirurgen, damit sein nicht betäubter Patient nicht an einem Schock starb. Von nun an war alles möglich – auch plastische Chirurgie und Transplantationen.

ERSATZTEILE FÜR DEN KÖRPER

Die einschneidendste Veränderung in der Chirurgie aber geschah, als man zerstörte Körperteile nicht nur entfernte, sondern begann, sie zu reparieren bzw. zu ersetzen. Voraussetzung dafür war, dass die Patienten länger auf dem Operationstisch bleiben

Plastische Chirurgie

Die plastische Chirurgie hängt im Wesentlichen mit Hautverpflanzungen zusammen. Daher konnte sich dieser Zweig der Chirurgie auch erst entwickeln, als es möglich geworden war, Haut zu transplantieren. Experimente mit Hautverpflanzungen hatte es schon vor dem 20. Jahrhundert gegeben. Wie wir gesehen haben, rekonstruierte der indische Arzt Sushruta schon im 6. Jahrhundert v. Chr. Nasen, Ohrläppchen und Hasenscharten. Der Italiener Gaspare Tagliacozzi führte im 16. Jahrhundert Nasenplastiken durch. Die indische Methode der Nasenrekonstruktion gelangte 1794 nach Europa, 1804 verpflanzte man erfolgreich die Haut von Schafen. 1823 führte Christian Bünger die erste erfolgreiche Hauttransplantation (in voller Dicke) durch: Er entnahm Haut vom Oberschenkel und verpflanzte sie auf eine rekonstruierte Nase. (Vorher musste die verpflanzte Haut bei Nasenoperationen weiter an der Spenderstelle haften, bis sie über der Nase angewachsen war.) Der Schweizer Arzt Jacques Reverdin fand heraus, dass Hautverpflanzungen eine höhere Erfolgschance hatten, wenn man nur Stückchen von der Haut abnimmt, statt sie ganz zu transplantieren. 1869 verpflanzte er zum ersten Mal Haut von einem genetisch nicht identischen Spender. 1881 verwendete man probehalber die Haut einer Leiche für eine kurzfristige Verpflanzung. Der Patient hatte besonders schwere Verbrennungen erlitten: Er hatte sich an eine Metalltür gelehnt, die vom Blitz getroffen wurde.

Der Schweizer Arzt Jacques Louis Reverdin.

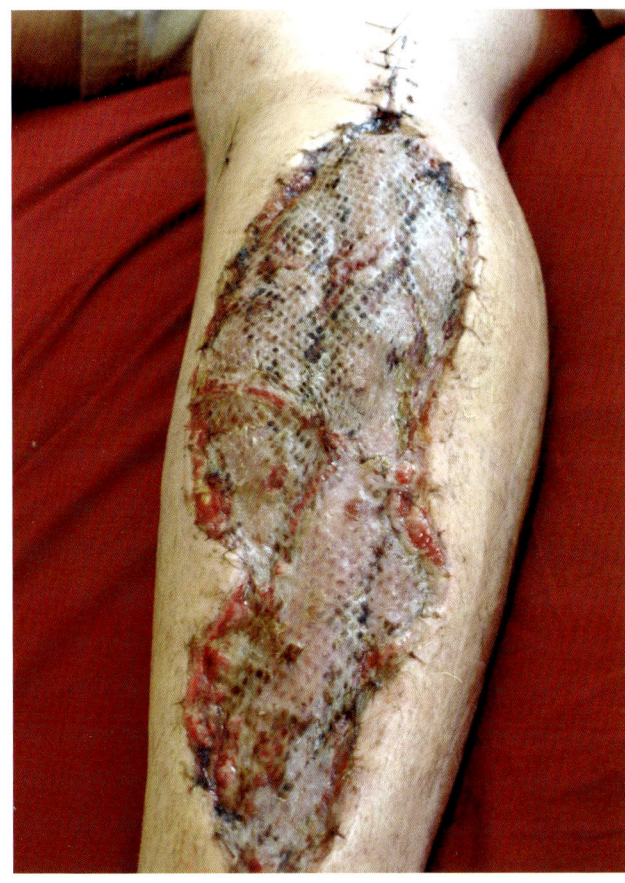

Faszienspaltung: Man setzt einen Schnitt in den Muskel, um den Druck zu verringern. Später wird die offene Stelle mit Spalthaut bedeckt, sodass die Heilung schneller vonstatten geht.

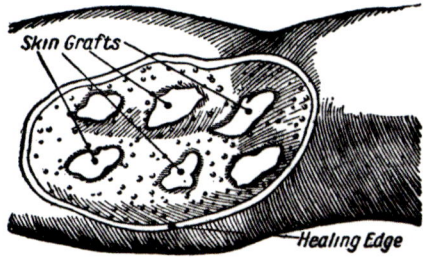

Hautinseln auf einer großflächigen Wunde: So schließt sich die Wunde schneller, als wenn die Haut nur von den Rändern darüberwachsen müsste.

Anästhesie und antiseptisches Arbeiten ermöglichten die plastische Chirurgie, der 1. Weltkrieg aber machte sie zur Notwendigkeit. Die erlittenen Wunden waren so grauenhaft, dass die Rekonstruktionschirurgie wahre Wunder zu leisten hatte. Britische Soldaten, denen Granatsplitter das halbe Gesicht weggerissen hatten, führten ein elendes Leben, bis der Chirurg Harold Gillies die Bühne betrat. Er und sein Team bedienten sich der modernsten Techniken, um die Gesichter Tausender Männer wiederherzustellen, die im 1. Weltkrieg

verwundet worden waren. Gillies brachte mindestens eine Stunde damit zu, die Rekonstruktion zu planen. Häufig rekonstruierte er zuerst mit Wachs oder Papier. Meist aber machte er ein Gipsmodell. Etwa um dieselbe Zeit operierte in Deutschland der Chirurg Jacques Joseph die deutschen Soldaten. Er war der Meinung, das Risiko der Operation lohne sich auf jeden Fall, weil die Betroffenen danach eine starke seelische Entlastung verspürten. Joseph gilt als Vater der plastischen Chirurgie in Europa.

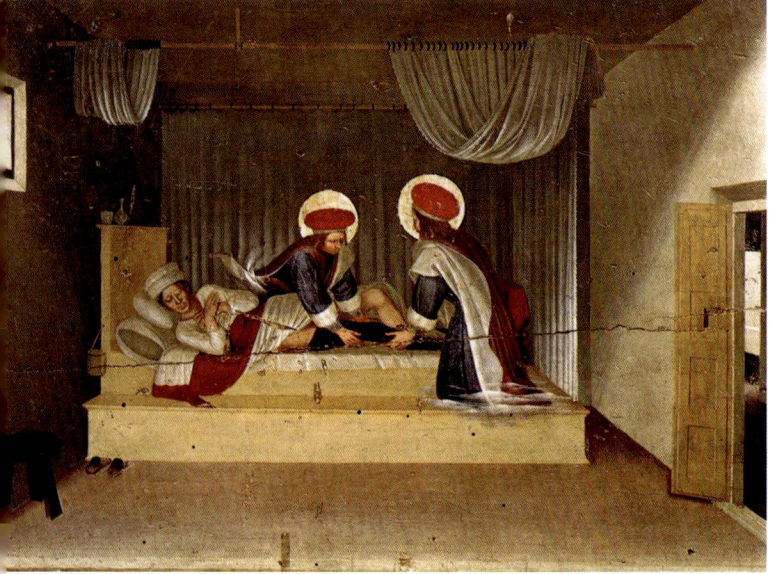

Gillies' Cousin Archibald McIndoe entwickelte im 2. Weltkrieg neue Operationstechniken für verbrannte Gesichter und Hände. McIndoe bemühte sich auch um die soziale Reintegration und psychologische Betreuung seiner Patienten. Nachdem man ihn zum plastischen Chirurgen der Royal Air Force ernannt hatte, leitete er ein Krankenhaus in East Grinstead, das neue Standards setzte, was die Betreuung verstümmelter Piloten anging.

Die Legende berichtet, dass die heilkundigen Heiligen Kosmas und Damian einem Weißen das Bein eines „Mohren" transplantiert haben.

HAROLD GILLIES

Gillies kam in Neuseeland zur Welt, studierte später aber Medizin in Cambridge. Zu Beginn des 1. Weltkriegs wurde er als Armeearzt nach Belgien geschickt, wo er Bob Roberts kennenlernte, einen Zahnarzt, der sich für Rekonstruktionsplastiken des Kiefers interessierte. Er schloss Bekanntschaft mit Auguste Valadier, der sich auf Kieferwunden spezialisiert hatte. Als er nach England zurückkehrte, überzeugte er seine Vorgesetzten in der Armee, an seinem Militärkrankenhaus ein Team für plastische Chirurgie zusammenzustellen. Seine Abteilung führte über 11 000 Operationen an etwa 5000 verwundeten Soldaten durch, die meisten mit Gesichtsverletzungen. Zwischen den Kriegen eröffnete er eine Privatpraxis, diente aber im 2. Weltkrieg seinem Land erneut als Berater für plastische Chirurgie. Als sein Cousin Archibald McIndoe nach London kam, nahm Gillies ihn unter seine Fittiche. Die beiden waren wohl das erfolgreichste Chirurgenteam des 20. Jahrhunderts. 1946 führte Gillies die vermutlich erste Operation zur Geschlechtsangleichung durch, deren Methodik noch jahrzehntelang unverändert gültig bleiben sollte.

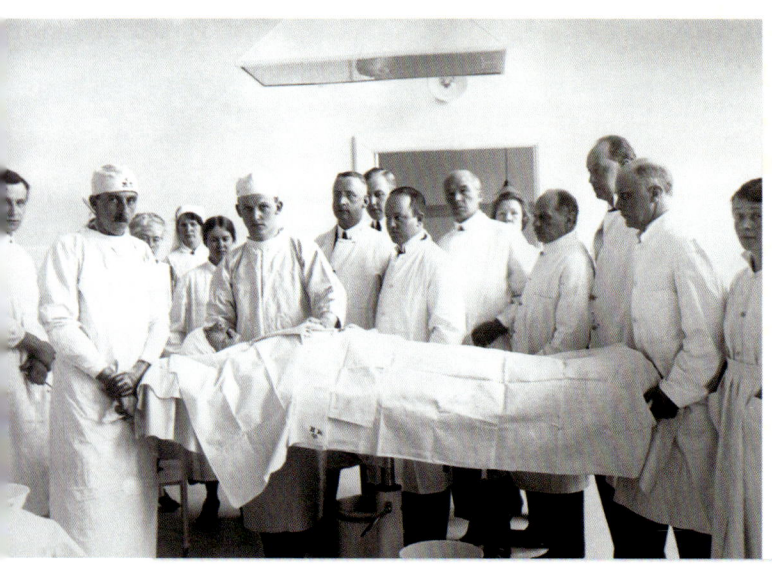

Harold Gillies, wie er 1924 einen holländischen Matrosen, der bei einer Explosion verletzt wurde, im Navy Hospital von Kopenhagen operiert.

Alte Organe gegen neue

Natürlich versuchte man sich auch früher schon in der Transplantation von Organen, doch diesen Versuchen war meist kein Erfolg beschieden. Dazu fehlte es einfach an medizinischem Wissen, z. B. zu den Blutgruppen, zum Vernähen von Blutgefäßen, Muskeln und Nerven und zum Problem der Gewebeabstoßung durch das Immunsystem.

Wenn man von Sushrutas Rhinoplastiken einmal absieht, bezog sich die erste echte Transplantation auf Knochenmasse. Job van Meekeren verwendete 1668 oder 1682 ein Stück Schädelknochen vom Hund, um den Schädel eines Mannes zu flicken. Der Mann soll ein russischer Aristokrat gewesen sein. Es heißt weiterhin, dass das Knochenstück später wieder entnommen werden musste, weil die Kirche mit Exkommunikation drohte. Weitere Transplantationen scheint es dann erst wieder 1880 gegeben zu haben, als man eine Hornhauttransplantation im Auge versuchte, augenscheinlich ohne Erfolg. Der Erste, der eine solche Keratoplastik erfolgreich ausführte, war 1905 der Wiener Augenarzt Eduard Zirm.

Dann aber gelangen zwei bahnbrechende Entdeckungen. 1900 veröffentlichte der Österreicher Karl Landsteiner seine Forschungsergebnisse zu den Blutgruppen. Etwa um dieselbe Zeit entwickelte Alexis Carrel neue chirurgische Nahttechniken.

So wurden neue Experimente möglich: Man verpflanzte Nieren von Tieren in Menschen und verband diese mit den Blutgefäßen. Leider arbeiteten sie immer nur kurze Zeit. 1936 gelang es dem russischen Chirurgen Juri Woronoi, einer 26-jährigen Frau eine Niere von einer Leiche zu verpflanzen, doch das Organ versagte nach zwei Tagen. Der erste Erfolg kam erst 1954, als der amerikanische Chirurg Joseph E. Murray die Niere eines eineiigen Zwillings seinem Zwillingsbruder übertrug. Der Mann lebte mehrere Jahre mit dem Spenderorgan. Murray erhielt dafür 1990 den Nobelpreis für Medizin.

Von den Nieren zum Gesicht

Zuverlässige Erfolge aber gelangen erst, als das Problem der Gewebeabstoßung gelöst war. Der britische Forscher Sir Peter Medawar entdeckte in den Vierziger- und Fünfzigerjahren, dass die Gewebeabstoßung eine Reaktion des Immunsystems war, und erhielt dafür 1960 den Nobelpreis für Medizin.

DIE ERSTE HERZTRANSPLANTATION

Die erste Herztransplantation wurde 1967 von dem südafrikanischen Chirurgen Christiaan Barnard durchgeführt. Der Patient war Louis Washkansky, ein 54 Jahre alter Gemüsehändler, der unter kongestiver Herzinsuffizienz litt. Barnard hatte 1959 die erste Nierentransplantation in Südafrika durchgeführt, für die Herztransplantation übte er zunächst aber an mehr als 50 Hunden. Washkansky erhielt das Herz einer jungen Frau namens Denise Darvall, die bei einem Verkehrsunfall gestorben war. Doch der Gemüsehändler sollte nur 18 Tage überleben, dann starb er an einer Lungenentzündung. Aufgrund der Immunsuppressiva wurde sein Körper mit der Keimbelastung nicht fertig.

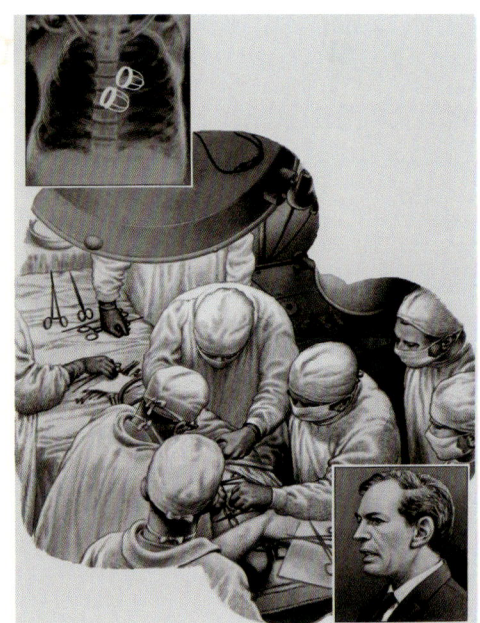

Die erste erfolgreiche Herztransplantation gelang Christiaan Barnard 1967.

Von nun an wurden Immunsuppressiva entwickelt, die diese Reaktion unterdrücken sollten. Das war der entscheidende Durchbruch für die Transplantationsmedizin. Die erste erfolgreiche Nierentransplantation von einem genetisch nicht identischen toten Spender erfolgte 1962 – der Patient lebte noch 21 Monate. Danach folgte ein Erfolg auf den anderen: Leber (1963), Lunge (1963), Bauchspeicheldrüse (1966) und der Heilige Gral, das Herz (1967). In den meisten Fällen allerdings überlebten die Empfänger trotzdem nur wenige Tage. Dies änderte sich erst, als sich allmählich auch die Immunsuppressiva verbesserten. Die postoperative Überlebenszeit betrug anfangs nur Wochen, dann Monate, schließlich Jahre. 1973 fand die erste erfolgreiche Knochenmarksspende eines genetisch

> Für einen Sterbenden ist die Entscheidung für die Transplantation nicht schwierig. Wenn Sie von einem Löwen gejagt werden und vor sich einen Fluss voller Krokodile haben, dann springen Sie auch, weil Sie überzeugt sind, dass Sie eine Chance haben, das andere Ufer zu erreichen. Natürlich würden Sie diese Entscheidung nie treffen, gäbe es da den Löwen nicht.
>
> Christiaan Barnard

nicht identischen Spenders statt. 1983 wurde die erste Einzel-Lungen-Transplantation durchgeführt – und der Patient überlebte mehr als sechs Jahre.

1983 fand die nächste Revolution in der Transplantationsmedizin statt, als aus einem in Norwegen wachsenden Pilz das Ciclosporin isoliert wurde. Dieser neue Wirkstoff zur Immunsuppression steigerte die Überlebenszeit der Patienten (vor allem bei Herztransplantationen) deutlich.

Da sich gleichzeitig die chirurgischen Techniken verbesserten, sodass man auch kleinere Blutgefäße und Nerven nach dem Durchtrennen wieder verbinden konnte, wurden auch andere Transplantate möglich – Hände, Füße, ja sogar das Gesicht. Die erste Handtransplantation wurde 1998 in Frankreich durchgeführt, doch der Empfänger vernachlässigte die Einnahme der Medikamente, sodass die Hand wieder abgenommen werden musste. Andere

Handtransplantationen waren erfolgreicher. Die erste Gesichtstransplantation wurde an der Französin Isabelle Dinoire durchgeführt, die Nase, Lippen und Kinn beim Angriff durch einen wild gewordenen Hund verloren hatte. Die 2005 stattgefundene Transplantation beruhigte allerlei Ängste, dass die Betroffene sich mit ihrem neuen Gesicht vielleicht nicht wohlfühlen könnte.

Helfende Hände – und Füße

Lange bevor die Transplantationsmedizin neue Chancen eröffnete, versuchte man, fehlende Körperteile künstlich zu ersetzen. Prothesen sind eine Form medizinischer Technik, die schon lange bekannt ist. So entdeckte man eine ägyptische Mumie aus der Zeit von 600 v. Chr., die statt des großen Zehs eine funktionierende Prothese trug. Um 484 v. Chr. berichtet Herodot von einem persischen Soldaten

Bei Clint Hallam wurde die weltweit erste Handtransplantation durchgeführt. Er ließ sich die Hand aber zwei Jahre später wieder abnehmen.

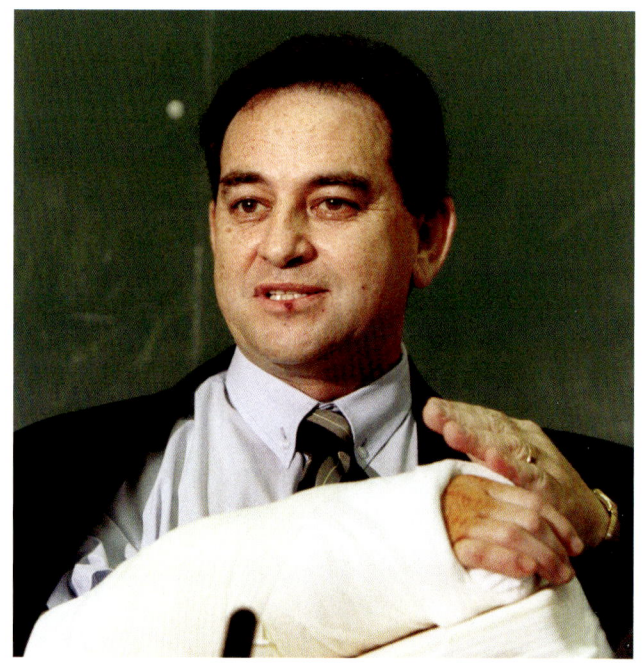

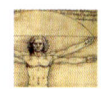

DER CHIRURG UND SUSHIKOCH

Der Mangel an Organen für Transplantationen ist ein weltweites Problem, aus dem sich ein finsterer Schwarzmarkt entwickelt hat. Man kann meist nur schwer nachprüfen, ob tatsächlich Menschen für Organe getötet werden, doch gibt es Zeugenaussagen, die offenbaren, dass hingerichteten Verbrechern in China Organe entnommen werden. Ein chinesischer Arzt, der in die USA auswanderte und dort jetzt als Sushikoch tätig ist, sagte vor dem amerikanischen Kongress aus, dass in seinem Land Organe förmlich „geerntet" würden. Man nehme von verurteilten Gefangenen Blutproben und suche so die Empfänger aus. Dann injiziere man ihnen vor der Hinrichtung blutverdünnende Medikamente. Auf dem Weg vom Hinrichtungsort zum Krematorium entnehme man die Organe in einem entsprechend ausgerüsteten Wagen. Dabei würden auch Spalthautpräparate für Hauttransplantationen entnommen. Manche der Verurteilten seien bei der Organentnahme nicht einmal tot. Der Chirurg meinte, er habe selbst gesehen, wie einem noch atmenden Mann die Nieren herausgeschnitten wurden. Ärzte in China bezahlten umgerecht 45 US-Dollar für den Körper eines Hingerichteten. Dessen Nieren würden dann für bis zu 50.000 US-Dollar an ausländische Empfänger weiterverkauft.

namens Hegesistratus, der den Spartanern entfloh, indem er sich einen Teil seines angeketteten Fußes abschnitt. Später trug er dann eine Holzprothese. Der römische General Marcus Sergius verlor im Punischen Krieg eine Hand und trug später eine Eisenhand, mit der er in den Kämpfen seinen Schild halten konnte. Wer im vorkolumbianischen Südamerika eine Trepanation über sich ergehen lassen musste, trug später häufig eine Prothese aus Golddraht und Kürbisschale, um das Loch im Schädel abzudecken. Auch viele mittelalterlichen Ritter verloren ihren Arm in der Schlacht. Dann fertigte der Schmied ihnen einen falschen – zum einen, um den beschämenden Verlust des Armes zu verbergen, zum anderen um ihnen weiter bestimmte Bewegungen zu ermöglichen. Doch die frühen Prothesen taten für ihre Träger wenig mehr, als – im Falle des Beines – eine Stütze zu geben oder – im Falle der Hand – mit einem Haken zumindest ansatzweise das Greifen zu ermöglichen. Manchmal sollten sie nur das Aussehen des Patienten verbessern, wie dies beispielsweise bei Glasaugen der Fall war.

Etwa um 1530 begann Ambroise Paré, funktionale Prothesen zu entwerfen. Er entwickelte eine künstliche Hand mit beweglichen Fingern und künstliche Beine mit einem Kniegelenk. 1696 entwarf der holländische Chirurg Pieter Verduyn eine Unterschenkelprothese mit Scharnier und einem Lederstumpf, den man am Körper befestigen konnte. Ab 1800 wurde die Prothesentechnik allmählich immer besser. Die Beinprothese des Marquis von Anglesey war mit Sehnen versehen, die bei gebeugtem Knie die Zehen beweglich machten. Zwölf Jahre später wurde ein künstlicher Arm entwickelt, bei dem man mit Seilzügen die Finger bewegen konnte. 1898 wurde ein Patent auf einen mit Muskelkraft zu bewegenden künstlichen Fuß ausgestellt.

Die Erfindung des Kunststoffs und die Robotertechnik eröffnen ganz neue Aussichten im Hinblick auf Aussehen und Funktionalität von Prothesen.

Ein Holzzeh an einer Mumie – das älteste Beispiel für eine Prothese.

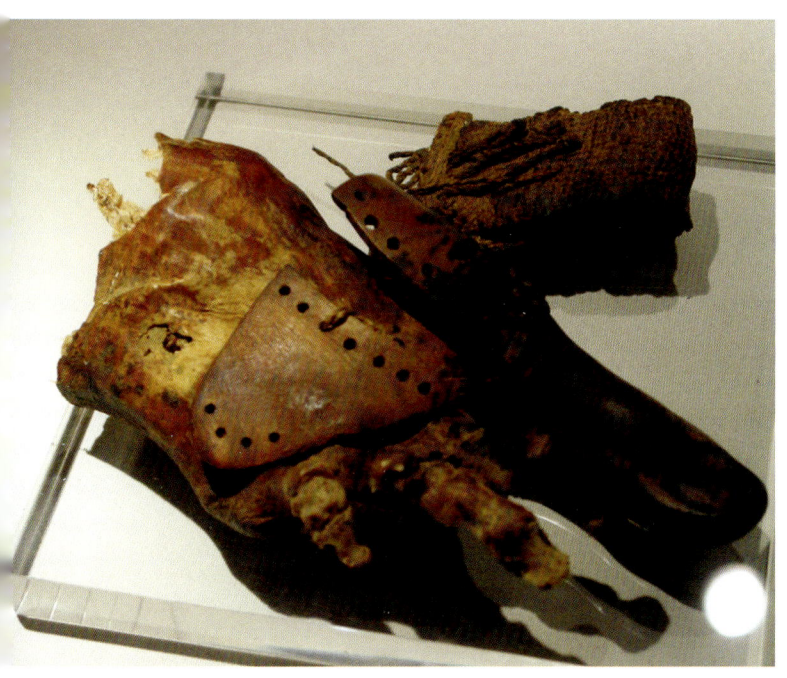

Bionische Prothesen können exakt ihrem Träger angepasst werden, die Elektronik macht die künstlichen Gliedmaßen sogar empfindungs- und bewegungsfähig. Sensoren nehmen elektrische Signale von den Nervenenden des verbliebenen Gewebes auf und leiten sie an die Prothese weiter, in der wiederum Sensoren sitzen, die auf Umgebungsmerkmale (wie Druck, Temperatur etc.) reagieren. Ein Mikroprozessor kalkuliert dann die notwendige Bewegung und überwacht ihre Ausführung.

Auch die Bionikforschung an Visoren, die das Auge ersetzen können, lässt hoffen. Vorstellbar sind Implantate mit lichtempfindlichen Zellen, die Signale an den Sehnerv weiterleiten, wo dann ein brauchbares Bild entsteht. Solche „bionischen" Augen könnten dann sogar Blinden ihr Sehvermögen zurückgeben.

Eine bewegliche Handprothese, wie sie Ambroise Paré um 1530 entworfen hatte.

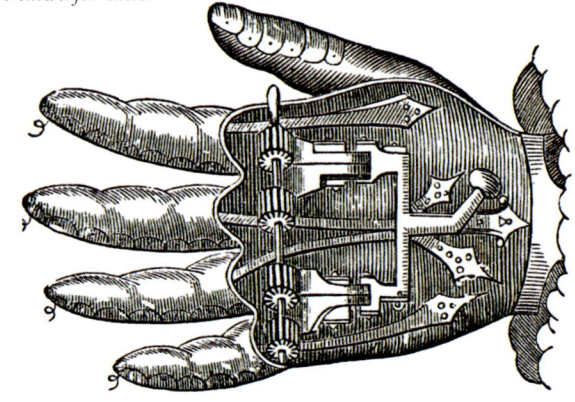

Hüften und Herzen

Bis ins späte 19. Jahrhundert konnte man auf Gelenkschäden durch Rheuma, Arthrose, Tuberkulose, Syphilis oder andere Probleme nur mit Amputation oder anderen operativen Eingriffen reagieren. Bei den ersten Hüftoperationen wurden die Knochen teils herausgenommen und teils abgetragen, um das Knorpelwachstum anzuregen. Danach konnte der Patient das Gelenk eine Zeit lang wieder bewegen, doch die Operation selbst forderte viele Tote, da die Sterblichkeit bei ca. 50 Prozent lag. Um die Reibung im abgeschliffenen Gelenk zu verringern, führten die Chirurgen bestimmte Materialien ein, die Hüftkopf von Hüftpfanne trennen sollten: Blattgold oder Schweineblase. Doch meist verloren die Patienten die so gewonnene Mobilität nach einigen Jahren wieder.

Die erste echte Hüftgelenksplastik wurde 1891 von dem deutschen Chirurgen Themistocles Gluck erstellt, der aus Elfenbein Kopf und Pfanne nachbildete. Vernickelte Schrauben hielten die Plastik am Knochen fest. Gluck erfand auch die Zementfixation von Prothesen. Im 20. Jahrhundert wurden Hüftprothesen dann aus allen möglichen Materialien hergestellt, z. B. Kunststoff, Bakelit oder Vitallium. 1960 fertigte der birmanische Chirurg San Baw Elfenbein-Hüften und setzte sie im Mandala General Hospital in Myanmar ein. Heute besteht ein künstliches Hüftgelenk aus rostfreiem Titanium und wird mit PMMA-Zement an den Knochen

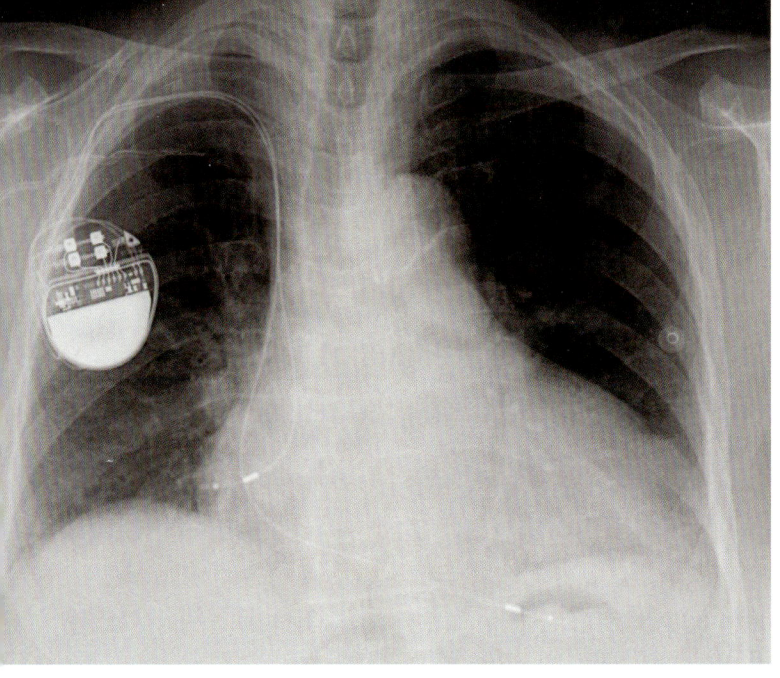

Ein künstlicher Herzschrittmacher ist auf einem Röntgenbild deutlich zu erkennen. Moderne Geräte erlauben die Abstimmung des Herzschlags auf die Aktivitäten des Patienten.

DIE CHIRURGIE KOMMT IN DIE JAHRE

In der alten Welt standen Ärzte, die ihre Anweisungen direkt von den Göttern erhielten, in höherem Ansehen als die Männer, die einfach zum Messer griffen – mit Geschick und Hoffnung, aber meist ohne großes Wissen. Sobald man jedoch einen Blick in den menschlichen Körper tun konnte, lernten auch die Chirurgen mehr über die Grundlagen ihres Gewerbes. Danach teilte man die Zunft ein in Vertreter mit universitärer Ausbildung und Praktiker. Nur selten verbanden sich diese Eigenschaften in ein und derselben Person. Bis ins 20. Jahrhundert hinein waren Operationen ein gefährliches Geschäft und für die Patienten der blanke Horror. Wenn der Operierte nicht am Schock starb, dann vermutlich an einer Infektion, die auf den Eingriff folgte. Dann aber kamen die großen Fortschritte: Anästhesie, antiseptisches und später aseptisches Arbeiten, Antibiotika und Immunsuppressiva machten Dinge möglich, von denen man vorher nur träumen konnte. Die Chirurgen konnten dysfunktionale Körperteile ersetzen, statt sie einfach nur herauszuschneiden. Seit Harold Gillies und Sir Archibald McIndoe hat auch die plastische Chirurgie weite Verbreitung gefunden.

Die Chirurgen der Zukunft werden immer weniger mit Blut und Gewebeteilen in Berührung kommen. Lasertechnologie oder Ultraschall sind an die Stelle von Messern und Sägen früherer Zeiten getreten. Manche Eingriffe lassen sich minimalinvasiv ausführen, z. B. durch Laparoskopien: Durch einen winzigen Schnitt werden winzige Geräte, teils von Robotern gesteuert, eingeführt, welche den Eingriff durchführen. Heute muss der Chirurg nicht einmal mehr im selben Raum sein wie sein Patient: Die Telechirurgie macht's möglich. Der Chirurg in London kontrolliert einen Roboter, der durchaus auch in Russland stehen kann. Welche medizinischen Möglichkeiten uns die Nanotechnologie bringen wird, ist noch nicht einmal ansatzweise ausgelotet. Vielleicht können wir ja bald winzige Maschinen in den Körper bringen, die dort die Arbeit des Chirurgen erledigen. Trepanationsbohrer oder Amputationssäge gehören dann endgültig ins Museum.

befestigt. Beides war von Sir John Charnley in den Sechzigerjahren entwickelt worden.

Eine häufig zum Einsatz kommende „Prothese" ist der Herzschrittmacher, der die Rolle der Zellen im Sinusknoten übernimmt. Der englische Chirurg W. H. Walshe schlug 1862 als Erster vor, das Herz nach einem Stillstand mit elektrischen Impulsen wieder in Gang zu setzen (Defibrillation). Doch bis zur Erfindung des ersten Herzschrittmachers sollten noch gut 100 Jahre vergehen. Der amerikanische Kardiologe Paul Zoll versuchte es mit einer Elektrode, die er über die Speiseröhre einführte, doch das funktionierte nicht. 1952 entwickelte er daher einen externen Schrittmacher, der das Herz durch die Brust mit elektrischen Impulsen versorgte. Diese waren allerdings schmerzhaft. Trotzdem konnte er so einen Patienten zwei Tage lang am Leben halten, bevor dessen eigenes Herz wieder zu schlagen begann. Dieser äußere Herzschrittmacher war relativ groß und benötigte eine Verbindung zu einem Stromkreis, doch ein inneres Modell war erst denkbar, als Transistoren und winzige Batterien hergestellt werden konnten. 1958 stellten Rune Elmqvist und Åke Senning in Schweden einen Herzschrittmacher vor, den man implantieren konnte. Später wurden sogar Modelle gebaut, die den Herzschlag auf die Aktivität des Patienten abstimmen konnten. Heutige Modelle lassen sich nach Einsetzen programmieren und enthalten Sensoren, die den Ärzten Daten über den Gesundheitszustand des Patienten liefern.

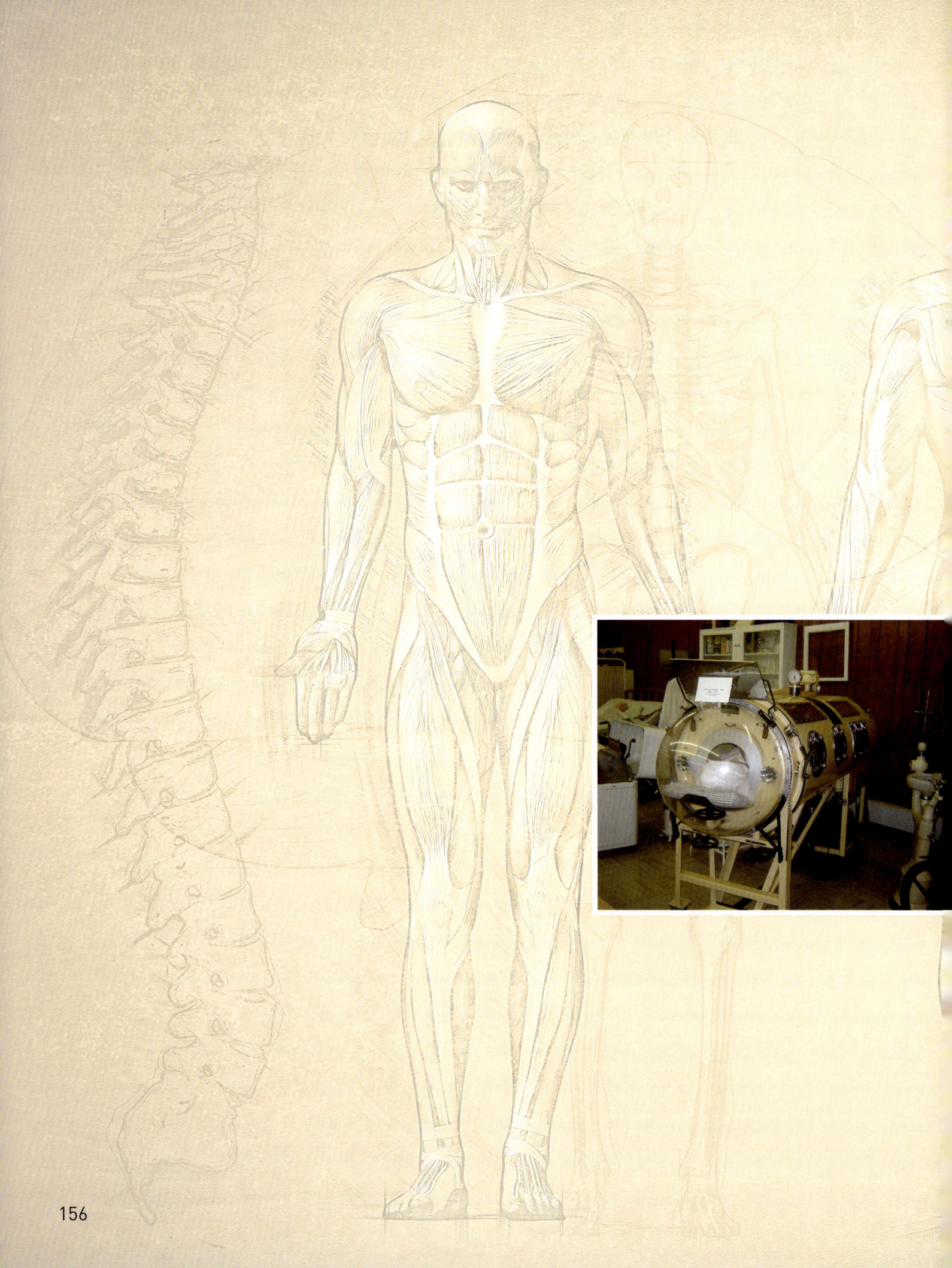

KAPITEL 6

DIE „LANGE KUNST"

Vita brevis, ars longa – das Leben ist kurz, die Kunst ist lang. Dieser Ausspruch wird dem Hippokrates zugeschrieben und mit der „langen Kunst" ist hier die Lehre von der Medizin gemeint. War diese zu Beginn noch von Dämonen und Zaubersprüchen bestimmt, so mehrte sich doch mit der Zeit das Wissen, wie der Körper tatsächlich funktioniert.

Im Laufe dieses Prozesses entwickelte sich die Medizin weg von ihren magisch-religiösen Wurzeln hin zur Wissenschaft, zumindest im Westen. Die Ärzte erwarben praktische Fähigkeiten, aber sie eigneten sich auch Wissen an, das durch vernunftgemäße Betrachtung und Beobachtungen gewonnen wurde – selbst wenn diese nicht immer präzise waren.

Nun musste man den Beruf des Mediziners richtiggehend erlernen. Eine entsprechende Ausbildung konnten Männer und sehr viel später auch Frauen in den Ärzteschulen des Kontinents durchlaufen. Heute ist die Ausbildung zum Arzt stark formalisiert, um eine gleichbleibende Qualität zu gewährleisten. Außerdem muss jeder Arzt eine Phase der klinischen Praxis durchlaufen, bevor er alleinverantwortlich Patienten behandeln darf. Aber natürlich gilt dies auch für Pfleger, Krankenschwestern und alle anderen Berufe im Gesundheitswesen.

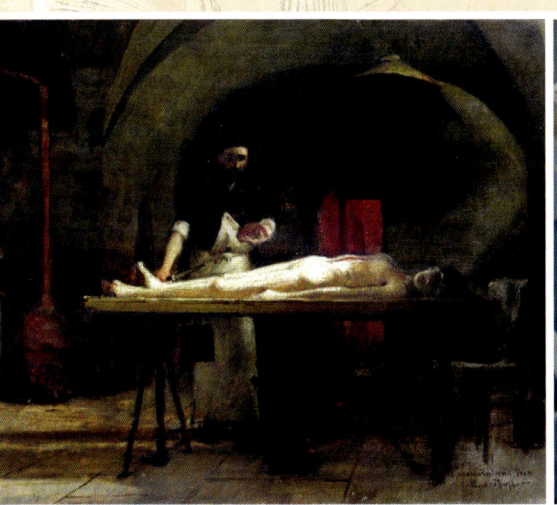
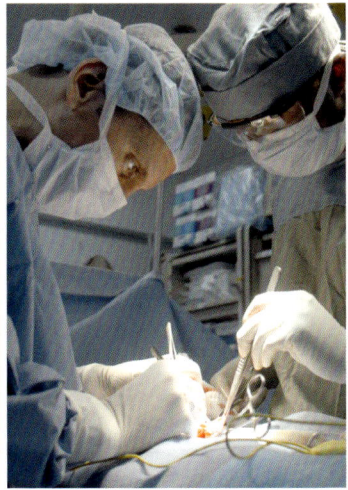
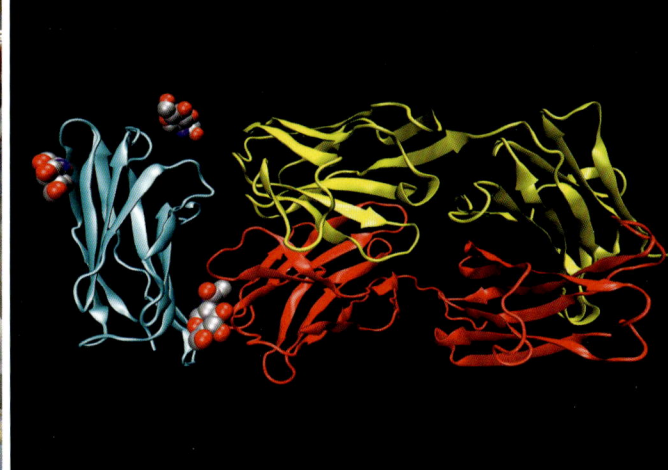

DIE „LANGE KUNST"

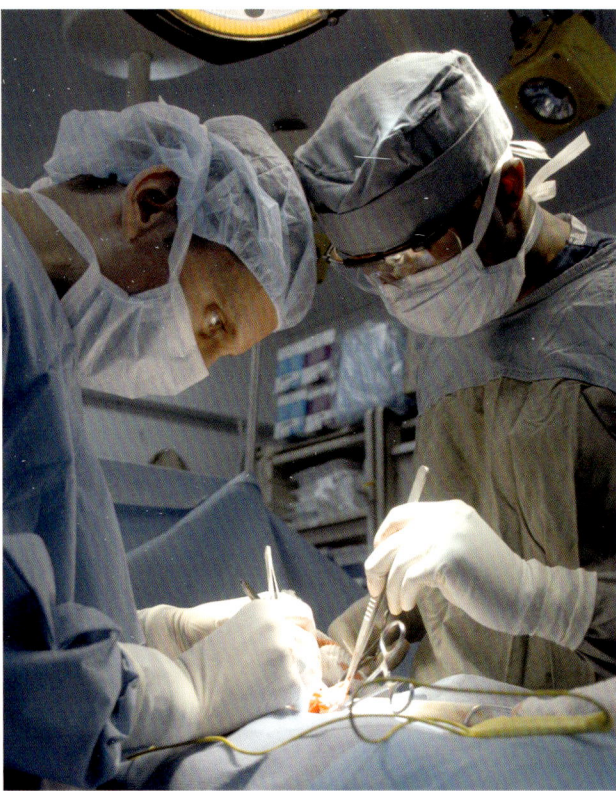

Chirurg bei einer Herzoperation am Fitzsimons Army Medical Center

 GÖTTER UND ÄRZTE

Der Respekt und das Prestige, die moderne Ärzte genießen, verblassen vor dem Ruf, den die Heiler in der Antike hatten. Da Krankheit und Gesundheit vom Schleier des Geheimnisses umhüllt waren, standen Ärzte im Rang gleich neben den Priestern, ja mitunter sogar neben den Göttern.

Obwohl medizinisches Wissen heute nicht mehr als Gabe der Götter gilt, erlangen manche Ärzte, wie der Herzchirurg Christiaan Barnard, ob ihrer Fähigkeiten Weltruhm.

Frühe Heilgottheiten

Der griechische Gott Asklepios und der ägyptische Gott Imhotep waren beides, real existierende Menschen und berühmte Ärzte, bevor sie später vergöttlicht wurden. Imhotep soll die ägyptische Medizin begründet haben und könnte der Verfasser des *Papyrus Edwin Smith* sein, der uns wichtige Aufschlüsse über die Medizin vor 4500 Jahren gibt. Imhotep wurde 100 Jahre nach seinem Tod zum Halbgott erhoben, im Jahr 525 v. Chr. erhielt er vollen Götterstatus.

In griechisch-römischer Zeit entstanden Imhotep-Tempel in Memphis und auf der Nilinsel Philae. An beiden Orten zählte der „Tempelschlaf" zu den ausgeübten Praktiken. Im alten Griechenland wurde Imhotep mit Asklepios verglichen, dem griechischen Gott der Medizin. Der Sage zufolge war Asklepios ein Sohn Apollons, der seine medizinischen Kenntnisse vom Kentauren Chiron erlangt hatte. Doch man geht davon aus, dass Asklepios auch eine reale Figur war.

IMHOTEP (2700 v. Chr.)

Imhotep war der Haushofmeister von König Netherikhet (auch als Djoser bekannt), der von 2635–2610 v. Chr. herrschte. Dem faszinierenden Universalgelehrten wurde die Aufgabe übertragen, die Djoser-Pyramide zu bauen (das erste Grabmal in Ägypten, das ganz aus Stein errichtet war). Außerdem war er Hohepriester des Sonnengottes Re in Heliopolis und Bildhauer bzw. Töpfer sowie der erste namentlich bekannte Arzt. Er soll die Papyrusrolle erfunden haben und wurde so zum Patron der Schreiber, die ihm ein Trankopfer darbrachten, bevor sie ihre Arbeit aufnahmen. Imhoteps Grab wurde nie gefunden.

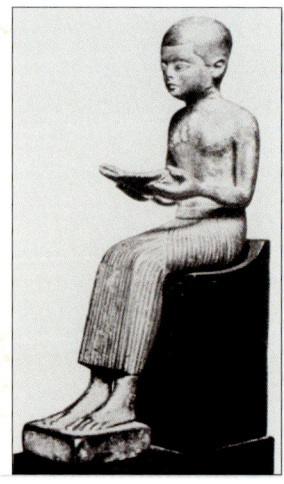

Der ägyptische Heilgott Imhotep

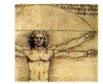

Homers Ilias zufolge nämlich war Asklepios ein geschickter Arzt und Vater zweier Ärzte namens Machaon und Podalirius. In seinem Tempel in Epidauros legten sich Leidende schlafen, damit der Gott ihnen im Schlaf die richtige Arznei bzw. Behandlung enthüllte. Seine Verehrung breitete sich aus bis nach Rom, wo man sich 293 v. Chr. zur Bekämpfung einer Seuche betend an ihn wandte. Auf der Tiberinsel errichtete man ihm 289 v. Chr. ein Denkmal. Der Asklepiosstab oder Äskulapstab mit der Schlange, die sich um den Stock windet, ist zum Symbol der Medizin schlechthin geworden.

Keine Götter, aber immer noch recht gut

Die überragenden medizinischen Autoritäten in Europa waren über Jahrhunderte Hippokrates, Celsus und Galen. Ihr Einfluss sollte 2000 Jahre währen und so manche sinnvolle medizinische Neuerung ersticken.

Hippokrates (ca. 460–375 v. Chr.) wurde nie als Gott verehrt, sondern als großer Arzt. Neben Hippokrates war es vor allem der griechisch-römische Arzt Galen (129–216 n. Chr.), der bis ins 18. Jahrhundert hinein als Autorität galt.

Galen hinterließ uns ein umfangreiches Schrifttum, während das *Corpus Hippocraticum*, das dem Hippokrates zugeschrieben wird, vermutlich nicht aus seiner Feder stammt, sondern aus der zeitgenössischer und späterer Schüler.

Galens Werke entgingen dem Vergessen, weil arabische Ärzte sie in ihre Sprache übersetzten, wo sie zur Grundlage der herausragenden arabischen Medizin der ersten Jahrtausendwende wurden.

Ab dem 11. Jahrhundert wurden die arabischen Texte wiederum ins Lateinische übertragen, sodass nun auch die Ärzteschulen in Europa von Galens Werk profitieren konnten.

Ironischerweise führte Galens Anweisung, selbst zu beobachten und zu experimentieren, letztlich dazu, dass seine Irrtümer offenbar wurden und ihn als alleingültige medizinische Autorität vom Thron stießen.

Auch Aulus Cornelius Celsus (ca. 25 v. Chr.–50 n. Chr.) stand in den Ärzteschulen in hohem Ansehen, obschon er zu Lebzeiten nicht berühmt gewesen war. Als man jedoch 1426 seine Werke entdeckte, entwickelte er sich bald zur dritten Autorität in der Medizin.

Er soll eine umfassende Enzyklopädie des Wissens seiner Zeit verfasst haben, von der uns jedoch nur der Band über die Medizin erhalten ist: *De medicina*. 1478 war dies eines der ersten Werke, das durch die neue Technik des Buchdrucks in Europa weite Verbreitung fand. Celsus war vielleicht selbst kein Arzt. (Die verlorenen Bände seiner Enzyklopädie umfassten so unterschiedliche Themenbereiche wie Rhetorik, Landwirtschaft, Rechtslehre, Philosophie und Militärstrategie.) Doch er protokollierte getreulich den Stand der Medizin in Rom um die Zeitenwende. Er erklärt, wie man Ligaturen an Blutgefäßen anbringt, Nasen, Lippen und Ohren plastisch rekonstruiert, Blasensteine entfernt und gebrochene Knochen einrichtet. Auch Herzkrankheiten und psychische Störungen beschreibt er. Seine Beschreibungen medizinischer Instrumente passen exakt zu den Geräten, die man im vom Vesuv verschütteten Pompeji (79 n. Chr.) voll erhalten ausgegraben hat.

Celsus hatte einen so weitreichenden Ruf, dass noch im 16. Jahrhundert der Schweizer Theophrastus Bombastus von Hohenheim auf ihn Bezug nahm, als er sich einen neuen Namen wählte: Paracelsus, „der über Celsus hinausragt".

Asklepios mit seinem Schlangenstab

WENN DIE MÄCHTI-GEN STÜRZEN

Mit Aufkommen der Renaissance und dem neu erwachten Interesse an der Anatomie stellten die zeitgenössischen Ärzte immer öfter fest, dass die großen Autoritäten falschgelegen hatten. William Harvey deckte Galens irrige Vorstellungen über das Herz und die Entstehung des Blutes auf, Andreas Vesalius bemerkte, dass Galen nur Tiere seziert und deshalb Fehler gemacht hatte.

Wie viele Ärzte, die Neuerungen einbrachten, wurden auch Harvey und Vesalius dafür verspottet. Viele Ärzte durften den Durchbruch ihrer Ideen nicht mehr erleben. Dazu gehört tragischerweise der Wiener Ignaz Semmelweis (1818–1865), dessen Beobachtungen zur Hygiene im Operationssaal von seinen Standeskollegen als Angriff aufgefasst wurden. Man schaffte ihn ins Irrenhaus, wo er starb – mit allerlei gebrochenen Knochen, wie eine kürzlich erfolgte Obduktion feststellte. Auch Henry Hill Hickman (1800–1830) konnte seine Kollegen nicht von seinen Experimenten zur Anästhesie überzeugen. Und John Snow (1813–1858) starb, bevor seine Zunft den biologischen Ursprung der Cholera endlich akzeptierte.

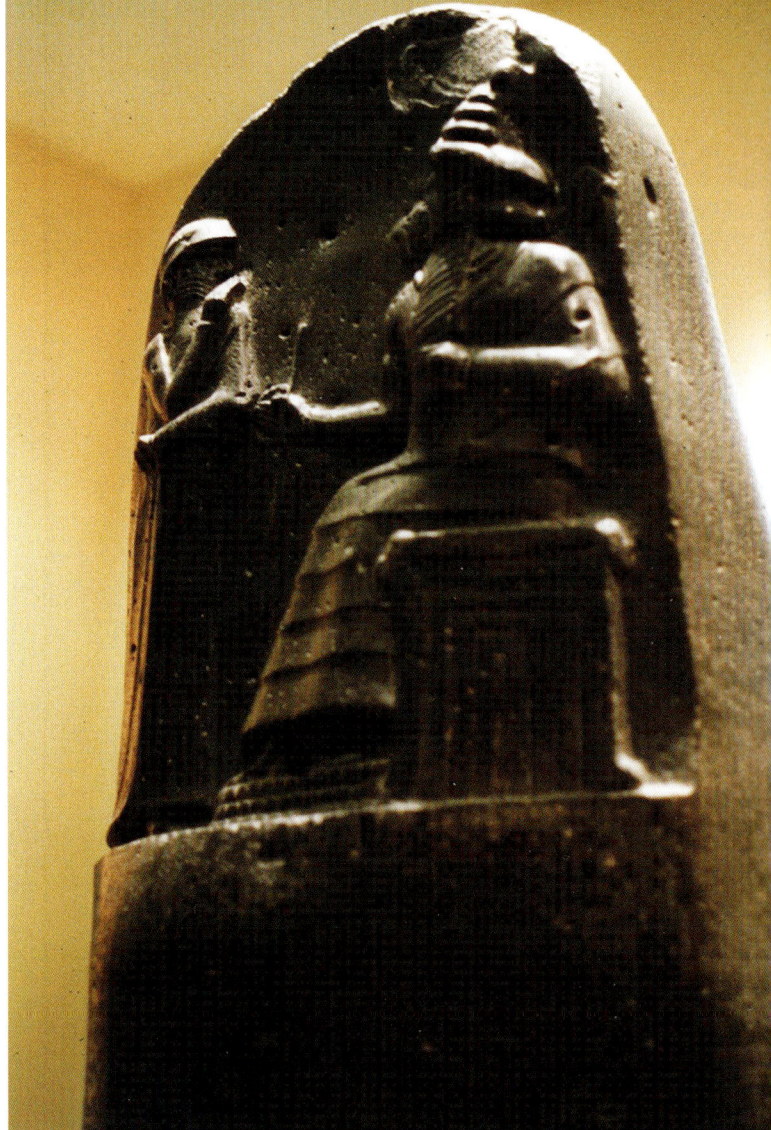

Abbildung des Königs Hammurabi auf der Stele mit dem Codex.

VOR GOTT UND MENSCH

Jeder Arzt bzw. Chirurg trägt eine enorme Verantwortung. Wer diesen Beruf fehlerhaft ausübt, hat häufig juristische Konsequenzen zu fürchten.

Das erste Gesetzbuch, das uns überliefert ist, ist der *Codex Hammurabi*. Hammurabi war von 1795–1750 v. Chr. König von Babylon. Der Codex ist in einen zwei Meter hohen Steinpfeiler eingemeißelt, der heute im Louvre in Paris steht. Festgehalten ist dort u. a. der Preis für eine Operation, aber auch die Strafe, die einen unfähigen (oder glücklosen) Chirurgen trafen.

Ein freier Mann zahlte zu jener Zeit in Babylon fünf Schekel an den Chirurgen für die operative Entfernung des Grauen Stars oder eines Tumors am Auge. Dieselbe Operation bei einem Sklaven kostete nur zwei Schekel, die dessen Besitzer bezahlte. Hatte der Chirurg aber etwas falsch gemacht und der Patient starb oder wurde blind, so wurde dem Chirurgen die Hand abgehauen. Auch wenn der Chirurg einen Patienten beim Aufstechen eines Abszesses tötete, verlor er beide Hände – es sei denn, der Patient war ein Sklave, dann musste er diesen nur ersetzen. Man musste schon einigen Mut aufbringen, um unter solchen Bedingungen als Chirurg zu arbeiten.

Die medizinische Praxis war seit jeher streng geregelt. Auch die sumerischen Ärzte wurden auf einen bestimmten ethischen Kodex verpflichtet. So durften sie keine teuren Medikamente verschreiben, wenn es keine Hoffnung gab, dass der Patient sich erholen würde. In diesem Falle sollten sie die letzten Tage des Patienten so einfach wie möglich machen und der Familie Trost spenden, sowie eine ehrliche Einschätzung der Lage geben.

Der Eid des Hippokrates ist die erste grundlegende Formulierung einer ärztlichen Ethik und gilt noch heute in vielen Ländern als Grundlage ähnlicher Regelwerke. Wie ein guter Arzt sich zu verhalten hat, erklären nicht nur der Text des Eides, sondern auch noch andere Textstellen im *Corpus Hippocraticum*:

> *Für den Arzt ist es zweifellos eine wichtige Empfehlung, wenn er gut aussieht und gut genährt ist, da die Menschen glauben, wer nicht auf sein Erscheinungsbild achten könne, könne anderen keine Ratschläge erteilen. Der Arzt muss wissen, wann und wie er zu schweigen hat, und wie er ein geordnetes Leben führt, da beides auf seinen Ruf Einfluss nimmt. Sein Verhalten muss das eines aufrechten Mannes sein, daher muss er zu allen Menschen ehrlich, gütig und verständnisvoll sein. Er soll nicht impulsiv oder hastig handeln, sondern immer ruhig, gelassen und niemals zornig erscheinen. Andererseits sollte er auch nicht zu fröhlich wirken.*

Hippokrates empfiehlt, dass ein guter Arzt reinlich sein und einen guten Haarschnitt haben sollte. Die Menschen wollten ja schließlich keinen schäbigen, stinkenden Arzt neben dem Krankenbett haben. Denn die hippokratischen Ärzte führten meist Hausbesuche durch, auch wenn sie häufig einen Laden oder einen Stand an einem öffentlichen Platz hatten, wo die Patienten vorbeikommen und um Rat fragen konnten. Dort durften dann Passanten zusehen und selbst ihre Meinung abgeben.

MITGEFÜHL

Krankheiten und Operationen waren für Patienten lange traumatisierend, aber auch Ärzte und ihre Helfer haben häufig mit ihren Gefühlen zu kämpfen. Menschen, deren mitfühlendes Naturell sie zur Ausübung eines medizinischen Berufes bewogen hat, empfinden die Ohnmacht im Angesicht des Leidens und die Tatsache, dass sie dieses Leiden oft noch verstärken müssen, als unerträglich. So hatte schon Prokopios (499–565) Mitgefühl mit all jenen, die die Opfer der Justinianischen Pest betreuen mussten:

> *Die Menschen, die sie pflegen mussten, waren in einem Zustand beständiger Erschöpfung und erlebten eine sehr schwere Zeit. Aus diesem Grunde erregten sie ebenso viel Mitleid wie die Kranken, nicht weil sie von der Pestilenz bedroht waren, da sie diesen so nahe waren …, sondern weil sie selbst so schwere Zeiten durchmachten.*

Ambroise Paré ließ sich von dem Leiden anrühren, das kauterisierte Patienten erfuhren – er brachte es nicht über sich, diese grausame Prozedur durchzuführen, obwohl seine Kollegen ihm versicherten, sie sei für das Überleben der Patienten nötig. Fanny Burney beschreibt im Bericht über ihre Brustoperation auch die Belastung, die der Eingriff für ihren Chirurgen darstellte:

> *Dann sah ich meinen guten Dr. Larry, der beinahe so bleich war wie ich selbst, Blutspritzer auf dem Gesicht, das tiefen Schmerz und Anspannung, ja beinahe Schrecken verriet.*

Auch die Durchführung des Kaiserschnitts war bei den meisten Ärzten gefürchtet, wie dieser Text aus dem 18. Jahrhundert zeigt:

Allein die Vorstellung bringt den härtesten Mann zum Zittern. Stellen Sie sich nur vor, welche Entschlossenheit nötig ist, den Bauch einer atmenden Frau zu öffnen, indem man einen gut 15 Zentimeter langen Schnitt hinein macht, dann in die Bauchhöhle hineinzugreifen, eine Art Wunde in die Gebärmutter zu schneiden, dann alle die Häute zu durchtrennen und das Kind durch all diese Öffnungen herauszuholen. Diese Operation versetzt jeden Chirurgen in Angst und Schrecken, sogar wenn er sie nach dem Tod der Frau durchzuführen hat. Und wie sollte es auch kein Entsetzen erregen, wenn man der schreienden Mutter solch unsagbare Grausamkeiten zufügen muss, während rundherum das Blut fließt, sodass sie allein schon durch den Blutverlust unter den Händen des Operateurs sterben kann? »

Pierre Dionis,
A Course of Chirurgical Operations, 1733

DER EID DES HIPPOKRATES

Der Eid des Hippokrates wird heute nicht überall von angehenden Ärzten gefordert, bildet jedoch die Grundlage für ähnliche ethische Erklärungen.

Ich schwöre, Apollon, den Arzt, und Asklepios und Hygieia und Panakeia und alle Götter und Göttinnen zu Zeugen anrufend, dass ich nach bestem Vermögen und Urteil diesen Eid und diese Verpflichtung erfüllen werde:

Den, der mich diese Kunst lehrte, meinen Eltern gleich zu achten, mit ihm den Lebensunterhalt zu teilen und ihn, wenn er Not leidet, mitzuversorgen; seine Nachkommen meinen Brüdern gleichzustellen und, wenn sie es wünschen, sie diese Kunst zu lehren, ohne Entgelt oder Vertrag; Ratschlag und Vorlesung und alle übrige Belehrung meinen und meines Lehrers Söhnen mitzuteilen, wie auch den Schülern, die nach ärztlichem Brauch durch den Vertrag gebunden und durch den Eid verpflichtet sind, sonst aber niemandem.

Meine Verordnungen werde ich treffen zu Nutz und Frommen der Kranken, nach bestem Vermögen und Urteil; ich werde sie bewahren vor Schaden und willkürlichem Unrecht.

Ich werde niemandem, auch nicht auf seine Bitte hin, ein tödliches Gift verabreichen oder auch nur dazu raten. Auch werde ich nie einer Frau ein Abtreibungsmittel geben.

Heilig und rein werde ich mein Leben und meine Kunst bewahren.

Auch werde ich den Blasenstein nicht operieren, sondern es denen überlassen, deren Gewerbe dies ist.

Welche Häuser ich betreten werde, ich will zu Nutz und Frommen der Kranken eintreten, mich enthalten jedes willkürlichen Unrechts und jeder anderen Schädigung, auch aller Werke der Wollust an den Leibern von Frauen und Männern, Freien und Sklaven.

Was ich bei der Behandlung sehe oder höre oder auch außerhalb der Behandlung im Leben der Menschen, werde ich, soweit man es nicht ausplaudern darf, verschweigen und solches als Geheimnis betrachten.

Wenn ich nun diesen Eid erfülle und nicht verletze, möge mir im Leben und in der Kunst Erfolg zuteil werden und Ruhm bei allen Menschen bis in ewige Zeiten; wenn ich ihn übertrete und meineidig werde, das Gegenteil.

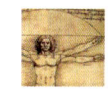

In John Woodalls Lehrbuch von 1639 *The Surgeon's Mate* rät er den angehenden Chirurgen, dem Patienten die Instrumente, die er zur Amputation verwenden muss, tunlichst nicht vorher zu zeigen. Das Mitgefühl, das sich darin ausdrückt, ist außergewöhnlich, doch Woodall mahnt seine Schüler auch, auf ihren Ruf und ihr Seelenheil zu achten. Wenn der Chirurg zu hochmütig wird, warnt er, dann „wird man Euch nicht nur für einen hassenswerten Metzger halten", sondern „Ihr werdet Euch für Eure Tat hier und in der kommenden Welt verantworten müssen, denn der Gegenstand Eurer Kunst ist das kostbarste unter Gottes Geschöpfen."

DIE KUNST IST LANG …

In vielen Kulturen war eine gewisse Zeit der Ausbildung verpflichtend, bevor man als Arzt praktizieren durfte. Ein junger Mann (denn Medizin war lange Zeit keine Frauensache), der Arzt werden wollte, musste zuerst das in seiner Kultur vorherrschende Körpermodell kennen. Dann musste er lernen, Symptome und Krankheitsanzeichen zu erkennen, und schließlich die Kunst, sie zu behandeln. Selbst zu Zeiten des Hippokrates dauerte es lange, bis jemand den Arztberuf ausüben durfte.

Vom einfachen Schnitt bis zur Amputation: Operationen am Arm im 17. Jahrhundert: J. Scultetus' Armamentarium Chirurgicum *(1665)*

Ärzteschulen

Asklepios' Lehrer war angeblich ein Kentaur, Hippokrates aber lernte seine Kunst von Menschen – von seinem Vater und den Lehrern im Asklepieion in Kos. Nicht alle Ärzteschulen lehrten den gleichen Ansatz. So konzentrierte man sich in Knidos auf die Krankheiten, während die Schule in Kos einen ganzheitlichen Ansatz vorzog. Dieser wurde später Grundlage der medizinischen Tradition nach Hippokrates.

Hippokrates selbst reiste viel in Griechenland und Vorderasien umher. Zwischendrin lehrte er in Kos, wobei er unter einer Platane saß, die es heute noch geben soll. Kos blieb in der hellenischen Welt jahrhundertelang die wichtigste Ärzteschule und trug das Erbe des Hippokrates weiter. Die Universität der Ägäis will heute dort wieder eine medizinische Fakultät ins Leben rufen.

Die nächste bedeutende Ärzteschule der Antike entstand in Alexandria etwa 300 v. Chr. Dort lehrten die besten griechischen Ärzte: Herophilos und Erasistratos. Die beiden führten vermutlich als erste Ärzte in Europa Sektionen durch, um ihr anatomisches Wissen zu erweitern. Die Schule in Alexandria

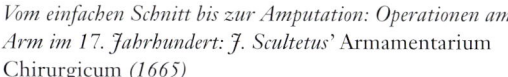
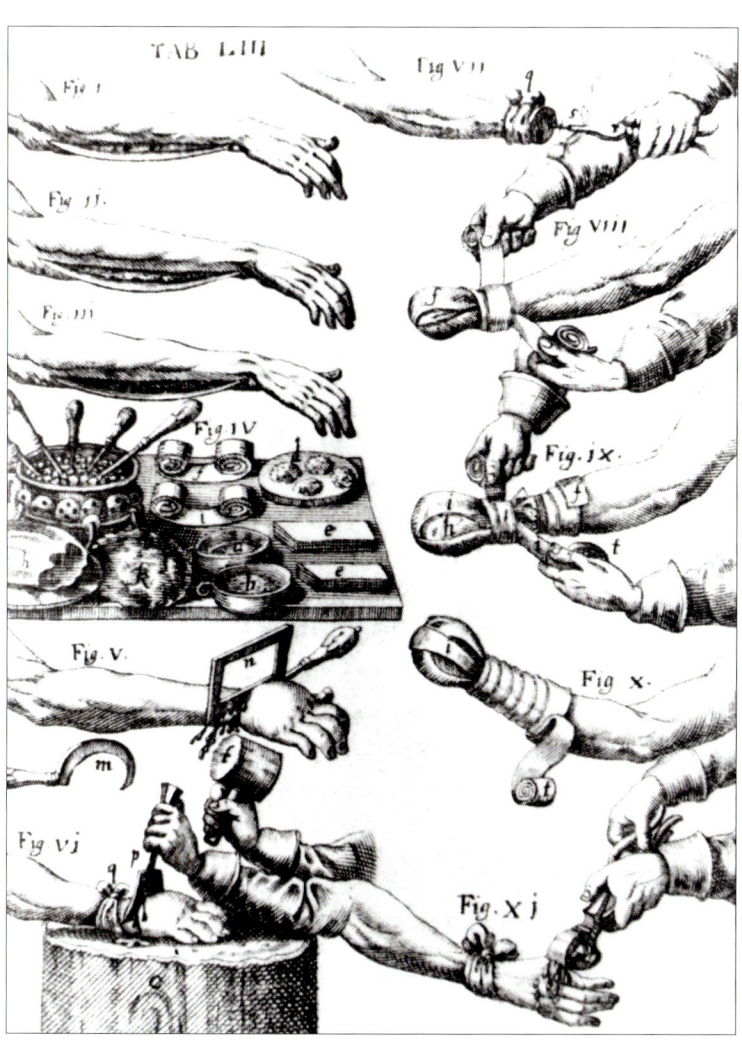

TODBRINGENDE ÄRZTE

Obwohl gewöhnlich Mitgefühl die Menschen dazu bewegt, einen medizinischen Beruf zu ergreifen, gibt es doch auch Ärzte, die ihr Wissen zum Schaden anderer eingesetzt haben. So gehen mehrere Historiker davon aus, dass Jack the Ripper, der im London des 19. Jahrhunderts sein Unwesen trieb, ein Chirurg war, weil er seine Opfer so geschickt zerteilte. Auch der Serienmörder Harold Shipman missbrauchte seine Stellung als praktischer Arzt, um 218 Patienten zu töten.

Warum aber so viele hoch qualifizierte Ärzte sich bereit erklärten, für das nationalsozialistische Regime zu foltern und zu töten, ist heute noch unverständlich. Der berühmteste war sicher Dr. Josef Mengele, dessen Spitzname „Todesengel" war. All diese Ärzte führten in den Konzentrationslagern brutale Experimente an Häftlingen durch.

Angeblich sollten diese die deutschen Kriegsbemühungen unterstützen, indem sie Informationen lieferten über die Reaktion des Körpers auf Unterkühlung, Giftgas und ähnliche Dinge. Häufig erprobte man auch neue Behandlungen.

Letztlich aber handelte es sich bei diesen „Experimenten" schlicht um Folter und man debattiert in Medizinerkreisen noch heute darüber, ob ein ethischer Arzt sich auf die so gewonnenen Erkenntnisse stützen kann. So testete man im KZ Ravensbrück Sulfonamide (die Antibiotika jener Zeit) an Häftlingen, denen man vorher kriegsähnliche Wunden beigebracht hatte. Von den 86 Häftlingen starben fünf während der Experimente.

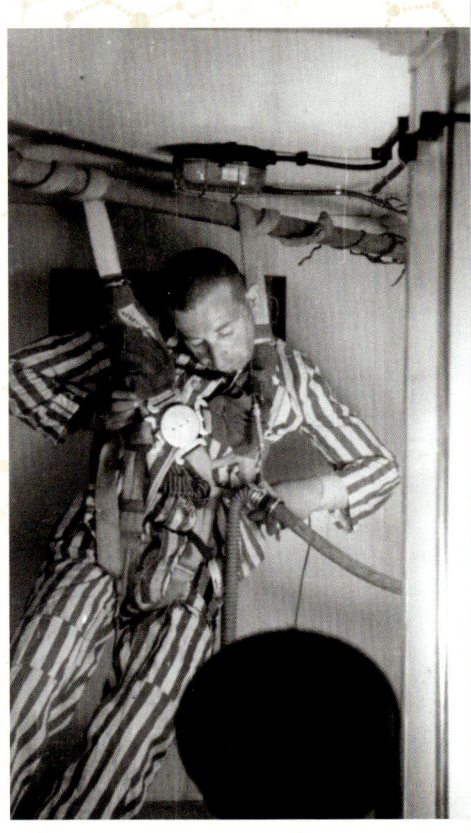

Ein jüdischer Häftling in Dachau, der zu einem der „Experimente" missbraucht wurde.

bildete viele Ärzte aus, die später in Rom praktizierten wie z. B. Galen.

Als die hellenische Welt von Rom überrannt und später von Byzanz beherrscht wurde, erlahmte der medizinische Fortschritt in Europa. Nun waren es die Ärzte in Vorderasien, die die Medizin voranbrachten. Da war zum einen die große Akademie von Gundischapur im südlichen Persien, die im 6. Jahrhundert zu Ansehen kam. Der Sassanidenkaiser Khosrau I. (531–579) ließ dort neben der Schule ein Hospital errichten. Er nahm griechische und nestorianisch-christliche Philosophen auf, die vor der Verfolgung in Byzanz fliehen mussten, und beauftragte sie mit der Übersetzung der griechischen Lehrwerke ins Persische.

Auch indische und chinesische Ärzte lehrten in Gundischapur und brachten Texte in Sanskrit und Chinesisch mit, die ebenfalls Übersetzer fanden. Dort veränderte sich erstmals die medizinische

Lehre: Die angehenden Ärzte mussten am Bett der Patienten praktisches Wissen erwerben und wurden dabei von der gesamten Ärzteschaft belehrt. Sie erlangten ihre Kenntnisse also nicht mehr nur von einem Arzt. Bevor sie dann praktizieren durften, mussten sie eine Prüfung ablegen.

638 fiel Persien in die Hand arabischer Usurpatoren, doch die Schule blieb weiterhin bestehen. Alle Lehrwerke wurden ins Arabische übersetzt. Der „Chefarzt" war Gabriel ibn Bukhtishu, der erste in einer Reihe von sechs Generationen medizinischer Übersetzer.

Zu Beginn des 9. Jahrhunderts entstand das „Haus der Weisheit" in Bagdad, eine zweite Ärzteschule. 830 übernahm Hunain Ibn Ishaq, ein Nestorianer von Gundischapur, deren Leitung und übersetzte zahlreiche Texte von Galen ins Syrische und Arabische. Obwohl die arabische Medizin letztlich auf den Kenntnissen Griechenlands, Indiens

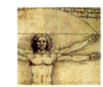

VERKLEIDETER ARZT

Der Schriftsteller Gaius Iulius Hyginus (64 v. Chr.–17 n. Chr.) berichtet von einer jungen Frau in Ägypten namens Agnodike, die sich als Mann verkleidete, um eine ärztliche Ausbildung zu erhalten. Die Athener, so schreibt er, erlaubten Frauen oder Sklaven nicht, sich zum Arzt ausbilden zu lassen. Da Frauen sich jedoch von männlichen Ärzten häufig nicht behandeln ließen, starben viele bei der Geburt. Agnodike schnitt sich also das Haar kurz, legte Männerkleidung an und studierte bei Herophilos in Alexandrien. Später arbeitete sie als Hebamme. Da sie auch dies in Verkleidung tun musste, hob sie, bevor sie einer Frau beistand, stets ihr Gewand an, um dieser zu zeigen, dass sie eine Frau war. Sie wurde bei den Frauen so beliebt, dass sie sich vor dem Höchsten Gericht verantworten musste, weil man ihr vorwarf, ihre Patientinnen verführt zu haben. Auch hier hob sie ihr Gewand und zeigte, dass sie eine Frau war. Ihr Wirken wurde als so segensreich erachtet, dass die Athener das diskriminierende Gesetz änderten.

und Chinas gründete, gingen die arabischen Ärzte doch bald über das tradierte Wissen hinaus.

Die erste große Ärzteschule in Europa wurde unter arabischer Herrschaft in Cordoba in Spanien gegründet. Trotz ihrer Lage kann sie daher als Errungenschaft arabischer Gelehrter gelten.

Über diese Ärzteschule gelangte das Wissen der Araber (und folglich der Griechen) wieder nach Europa. Die ersten Übersetzungen arabischer und griechischer Texte ins Lateinische wurden ebenfalls dort durchgeführt. Abulcasis (ca. 936–1013), einer der größten Ärzte seiner Zeit, lebte und wirkte ganz in der Nähe.

Während die arabische Medizin in Spanien und Vorderasien Triumphe feierte, entstand im 10. Jahrhundert die erste europäische Ärzteschule in Salerno in Italien. Sie blieb lange Zeit Vorbild für andere Schulen, die z. B. in Padua und Paris gegründet wurden. 1221 erließ Kaiser Friedrich II. ein Dekret, demzufolge nur Menschen, die in Salerno die Prüfung bestanden hatten, den Arztberuf ausüben durften.

Nun zog es Gelehrte aus ganz Europa nach Salerno, auch Frauen, die sich nicht mehr wie Agnodike verkleiden mussten. Doch auch muslimische Hospitäler stellten im 12. Jahrhundert Frauen ein und in Serefeddin Sabuncuoglus *Chirurgie des Reiches* aus dem 15. Jahrhundert sind Abbildungen weiblicher Chirurgen zu finden.

Eine moderne Ausbildung

Die Ärzteschulen brachten eine neue Professionalität in die Ärzteausbildung in Europa. Einige der Schulen lehrten Anatomie und erlaubten das Sezieren menschlicher Leichname. So veränderte sich das Körpermodell, das Hippokrates und Galen gelehrt hatten. Aber mit der Zeit änderte sich auch der Blick auf die Medizin als Disziplin. Wo früher das Wissen der Autoritäten allein maßgeblich war, stützte man sich in den Ärzteschulen eher auf eigene Entdeckungen und Experimente.

Natürlich erfuhr das medizinische Wissen, das an diesen Schulen gelehrt wurde, im Laufe der Jahrhunderte ebenfalls Veränderungen. So mussten die Schüler in Salerno anfangs noch drei Jahre Logik lernen, bevor sie zur medizinischen Ausbildung übergehen durften. Und natürlich war die Unterrichtssprache Latein. Heute lernen die angehenden Ärzte Biologie, Chemie, Genetik und Pharmakologie sowie Anatomie und Pathologie. Zu den einschneidendsten Veränderungen aber kam es im 20. Jahrhundert. Der Kanadier Sir William Osler (1849–1919) wurde einer der einflussreichsten Ärzte der Moderne, weil er viel Wert auf den Kontakt mit dem Patienten legte. Er war einer der ersten Professoren an der medizinischen Fakultät der Johns Hopkins University und später Professor für Medizin in Oxford. Dort ließ er die Studenten mit den Patienten sprechen und führte die große Visite ein, bei der die Studenten erfahrene Ärzte bei der Arbeit beobachten konnten. Dazu kam noch die Einführung des Praktischen Jahres, das noch heute Pflicht ist. Osler starb 1919 während der Spanischen-Grippe-Pandemie.

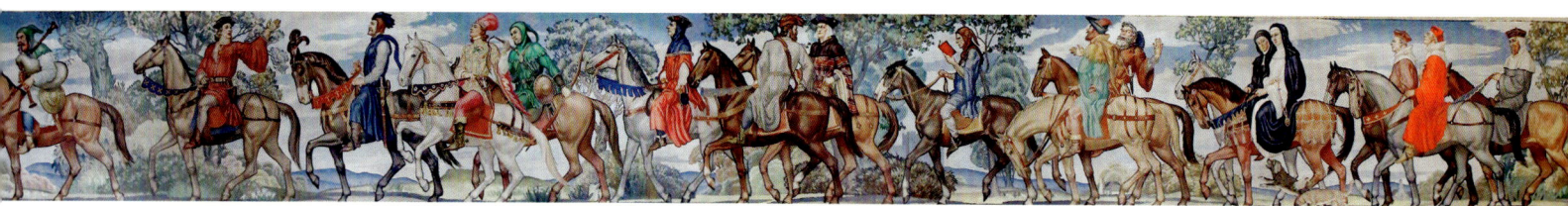

EIN STERNENARZT

Das Vorbild für den Arzt in Geoffrey Chaucers *Canterbury Tales* gab John of Gaddesden ab, ein englischer Arzt, der in Montpellier ausgebildet worden war. Die Ärzteschule in Montpellier galt im 13. Jahrhundert als die beste in Europa.

Auch ein Arzt hatte sich zu uns gesellt. Wenn es zu schneiden galt, dann war er unübertroffen, denn er hatte seine Kunst auf die Astrologie gegründet. Stets wählte er der Sterne günstigste Stunde, um Klistier und Pille zu verabreichen, und Amulette fertigte er nach dem Horoskop. Keine Krankheit gab es, die er nicht erkannte und in den vier Hauptsäften des Körpers aufzuspüren wusste: Er war ein vollendeter Praktikus.

Chaucers Arzt, der die Pilger auf der Straße nach Canterbury begleitete, verdiente sich gutes Geld während der Pest.

Er hatte alles beiseite gelegt, was die letzte Pest ihm eingebracht hatte, denn Gold gilt bei den Ärzten als Spezifikum, und deshalb schätzte er es ganz besonders.

Seinen Äskulap, Dioskurides, Rufus, Hippokrates, Hali, Galenus, Serapion und Rhases hatte er gründlich studiert, aber auch im Avicenna, Averroës, Constantinus Africanus, Bernard Gordon, Gaddesden und Gilbert war er sehr wohlbeschlagen.

Chaucer, *Canterbury Tales*, Der allgemeine Prolog

SCHNEIDEÜBUNGEN

Der indische Chirurg Sushruta bildete seine Schüler sechs Jahre lang aus. In dieser Zeit mussten sie grundlegende chirurgische Techniken meistern: Herausschneiden von Gewebe, Durchtrennen von Haut, Ausschaben, Sondieren, Ritzen, Punktion, Aderlass und die chirurgische Naht. Das Aufschneiden des Körpers wurde dabei an Gemüse wie Kürbissen oder den Früchten des Gurkenbaumes geübt. Dann folgten Ledersäcke verschieden dichter Füllung. Das Ausschaben wurde an der behaarten Haut von Tieren praktiziert, die Punktion an toten Tieren oder Lotusstängeln. Sondieren durften die Studenten an mottenzerfressenem Holz oder Bambus, das Ritzen hingegen übten sie an mit Bienenwachs eingeschmiertem Holz.

Außerhalb der Ärzteschulen

Während Ärzte eine universitäre Ausbildung brauchten, lernten andere medizinische Berufe wie Wundärzte, Krankenpfleger und Hebammen ihr Handwerk nicht aus Büchern. Sie gingen meist bei erfahrenen Zunftkollegen in die Lehre. Im 16. Jahrhundert mussten sie sodann – wie der junge Paracelsus – eine Prüfung ablegen, um die Lizenz (Erlaubnis) zur Ausübung ihres Berufes zu erhalten. Auch Ambroise Paré hatte sein Handwerk zunächst bei Vater und Onkel erlernt, die beide Wundärzte waren, bevor er als Chirurg tätig werden konnte.

Doch nicht in allen Kulturen war dies üblich. Je bedeutsamer die Rolle der Magie war, desto geheimnisvoller die Initiation. Manchmal wurden so Menschen zu Heilern gemacht, die nicht die geringste Neigung dazu hatten. So berichtete Walter McClintock 1910, wie ein nordamerikanischer Indianerstamm einen neuen Medizinmann auswählte.

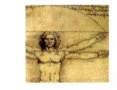

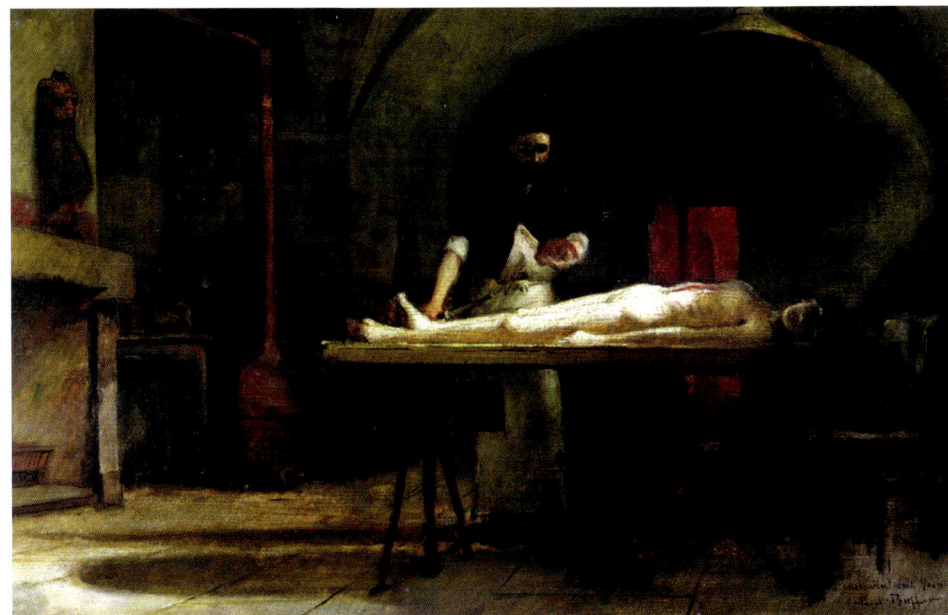

Obduktion von Paul Buffet:
Das Ölgemälde aus dem
19. Jahrhundert zeigt, dass
Künstler sich für Anatomie
ebenso interessierten wie Ärzte.

PENIS CAPTIVUS

Sir William Osler war als Witzbold bekannt. Einer seiner gelungensten Scherze war ein scheinbar wissenschaftlicher Artikel in einer Fachzeitschrift über das Phänomen des „Penis captivus". In *The Philadelphia Medical News* schildert er 1884 unter dem Namen Egerton Yorrick Davis den Fall eines jungen Mannes, dessen Penis in der verkrampften Scheide seiner Partnerin festsaß. Das nicht existierende medizinische Phänomen ist zu einem der bekanntesten Großstadtmythen geworden, obwohl es bislang nur einen bekannten Fall gegeben hat, der sich 1947 zutrug.

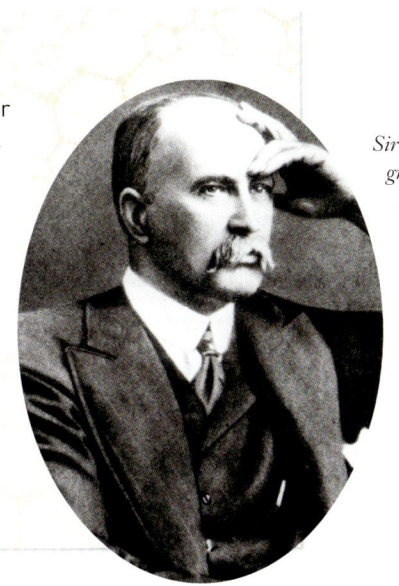

Sir William Osler war ein be-
gnadeter Arzt, spielte seinen
Kollegen aber auch gerne
Streiche.

Die Stammesältesten durchwachten dabei eine ganze Nacht und ihr Anführer hielt die Medizinpfeife unter seinem Mantel verborgen. Wenn ein geeigneter Kandidat des Weges kam, drückte man ihm diese in die Hand. Der Mann musste die Wahl annehmen, ob er wollte oder nicht, weil er andernfalls sterben würde – so glaubte man. Das Amt des Medizinmannes war aufwendig und zeitraubend, sodass die meisten Männer in der Nacht, wenn ein neuer Medizinmann gewählt wurde, nicht vors Zelt gingen. Der neue Medizinmann brauchte auch kein besonderes Wissen, weil dieses ihm von der magischen Pfeife verliehen wurde. In ähnlicher Weise wurde der Medizinmann des Akikuya-Stammes in Ostafrika von den Göttern gewählt. Man ging davon aus, dass der Erwählte sein Schicksal im Traum offenbart bekam. Eine Ausbildung war nicht erforderlich, denn die Götter würden dem Mann bei der Behandlung Kranker die Hand führen.

 # HOSPITÄLER

Meist sind Ärzte nicht alleine für das Wohl der Patienten zuständig, sondern gehören einem professionellen Team an. Heute erstreckt dieses „Team" sich mitunter über Ländergrenzen hinweg – ein ganzes Netzwerk aus Krankenhäusern, Universitäten, Forschungslaboren und Privatunternehmen unterstützt sie. In einem Zeitraum von etwa 1000 Jahren wurden Hospitäler bzw. Krankenhäuser zum Ort der medizinischen Praxis, zumindest was komplexere Fälle angeht.

Tempelheilung

Wenn die alten Griechen sich in den Asklepios-Tempel begaben, wurden sie in Räume mit Liegen geführt, in denen sie in Schlaf fielen. Von der *kline* (Liege) stammt unser Wort Klinik ab. Diese Tempel waren im Grunde Vorläufer der heutigen Krankenhäuser. Die ersten eigentlichen Krankenhäuser entstanden ca. 400 v. Chr. in Sri Lanka. Dort ließ

König Pandukabhaya sein Volk kostenlos versorgen. Auch schwangere Frauen wurden dort entbunden. Die Ruinen von Mihintale in Sri Lanka sind daher die Überreste des ersten bekannten Krankenhauses. Man hat dort auch Steinbadewannen gefunden, in denen die Patienten in aromatischen Ölen gebadet wurden. Auch der große buddhistische König Ashoka soll in Indien um 230 v. Chr. ganze 18 Hospitäler bauen haben lassen. Ja, selbst Tierkliniken richtete er ein. So besagt einer der Berichte aus seinem Reich:

 Überall errichtete Ashoka zwei Arten von Hospitälern, eines für Menschen und eines für Tiere. Und wenn es nicht genug Heilkräuter für Mensch und Tier gab, ließ er sie aus anderen Teilen des Reiches bringen und dort anpflanzen.

Die Römer bauten in erster Linie Militärkrankenhäuser, die sie *valetudinaria* nannten. Dort wurden kranke und verletzte Soldaten versorgt. Für gewöhnliche Sterbliche allerdings gab es so etwas nicht.

Als das Christentum sich in Europa immer weiter ausbreitete und mit ihm der Gedanke der „guten Werke", wurden immer mehr Hospitäler für Kranke eingerichtet. Es handelte sich dabei zunächst um Pflegeheime für alte und arme Menschen, in denen Mönche bzw. Nonnen für Nahrung, Obdach und medizinische Pflege sorgten. Im Grunde steckte dahinter auch der Gedanke, dass man Kranke nach Möglichkeit von den Gesunden trennen sollte. In jedem Fall waren dort nur selten Ärzte tätig und die Pfleger hatten keinerlei medizinische Ausbildung.

Die Heilkünste der indianischen Ureinwohner: Ein Dakota-Medizinmann behandelt einen Patienten in seinem Tipi mit Magie und Kräutern.

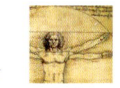

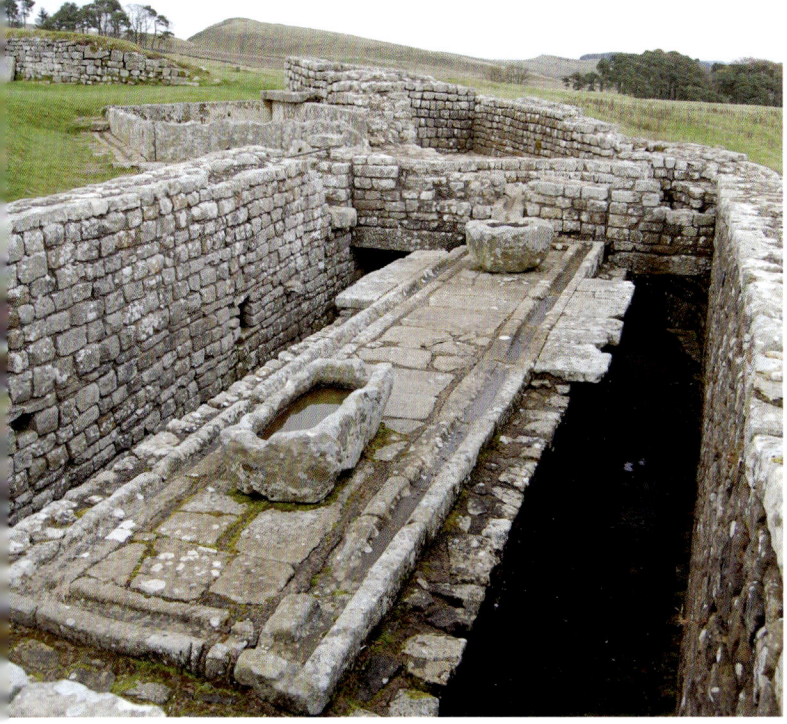

Vercovicium – eine Römersiedlung am Hadrianswall, die nicht nur über ein Valetudinarium und Legionärsbaracken verfügte, sondern auch über eine mehrsitzige Latrine.

Die großen muslimischen Hospitäler

Die ersten Krankenhäuser, die wir als solche erkennen würden, wurden im Nahen Osten errichtet und begannen mit der Klinik von Damaskus, die 707 gegründet wurde. Man nannte sie *bimaristan*. Dort wurden die Kranken von ausgebildeten Pflegern und Ärzten versorgt. Es gab sogar Spezialisten für bestimmte Krankheitsformen und -abteilungen, sodass Menschen mit Infektionskrankheiten nicht neben Gebärenden lagen.

Einige dieser *bimaristan* waren recht groß: Das Qalawun-Hospital in Kairo beispielsweise bot Raum für 8000 Patienten. Ärzte, Chirurgen, Pharmakologen und Pfleger (einige davon weiblich) bemühten sich um das Wohl der Kranken. Die Hospitäler hatten eigene Apotheken, Lehrsäle und Forschungslabore. Die Ärzte wurden dort am Bett der Kranken ausgebildet. Man richtete selbst Hospitäler für psychisch Kranke ein, das erste davon in Kairo. Die Araber

errichteten Krankenhäuser darüber hinaus stets nur in Gegenden, die sie als gesund erachteten, z. B. am Ufer von Flüssen oder auf Hügeln (um der frischen Luft willen). Als das Hospital von Kairo errichtet wurde, legte man an allen in Betracht kommenden Stellen Tierkadaver aus und beobachtete über die nächsten Tage ihren Verfall. Dort, wo sich der Kadaver am besten erhalten hatte, wurde dann das Krankenhaus errichtet.

Innerhalb der *bimaristan* wurde in Schichten gearbeitet, sodass die Kranken Tag und Nacht versorgt waren. War der Patient einmal aufgenommen, durfte er bleiben, solange er wollte – also, bis er wieder gesund war oder starb. Man entließ die Patienten gewöhnlich, wenn sie ein ganzes Huhn verzehren konnten. Dann bekamen sie saubere Kleidung, häufig sogar ein wenig Geld, um sich zu Hause noch auszuruhen, bevor sie wieder zu arbeiten begannen. Wenn die Patienten nicht schlafen konnten, wurde ihnen leise Musik vorgetragen, Märchenerzähler kamen und eine Bibliothek bot auch sonst allerlei Zerstreuung. Die Versorgung in

Eine persische Apotheke aus dem 13. Jahrhundert: Selbst nach der islamischen Eroberung machte die Medizin in Persien bedeutende Fortschritte.

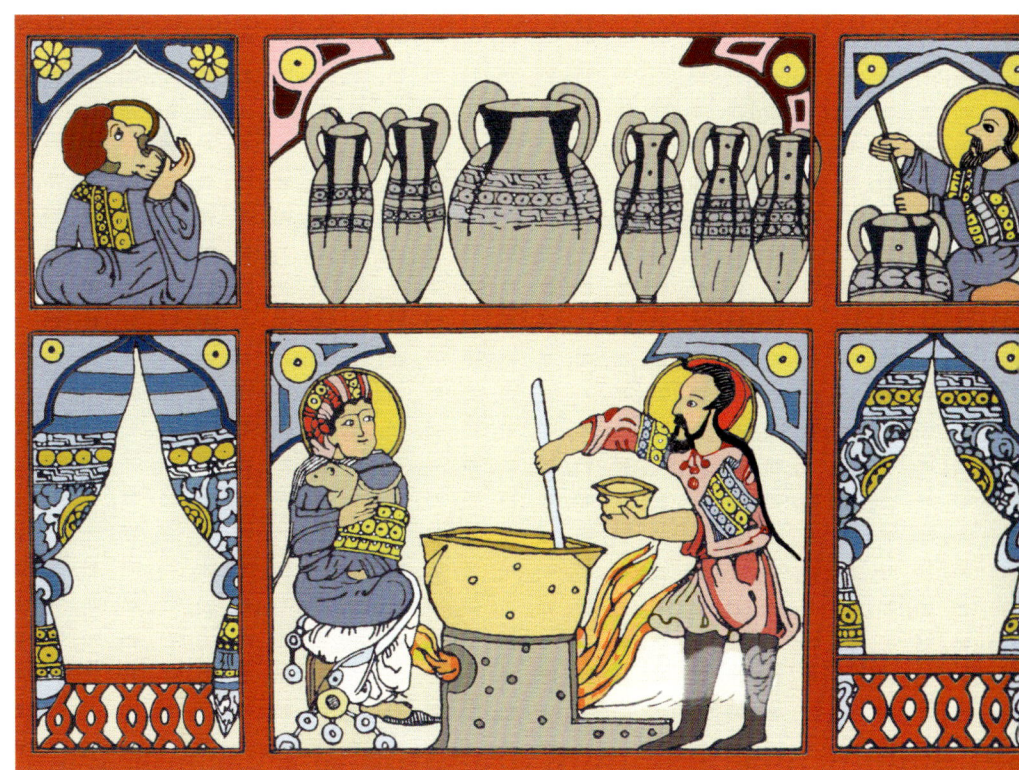

diesen Hospitälern war für alle kostenlos. Man führte sogar eine Art ärztlicher Qualitätskontrolle ein. So schreibt der Zeitgenosse Ibn Al-Ukhuwah:

 Der Arzt fragt den Patienten nach der Ursache seiner Krankheit und der Natur seiner Beschwerden. Dann bereitet er Sirup oder andere Medikamente zu und schreibt deren Rezept auf ein Stück Papier, das er den Eltern gibt. Am nächsten Tag sieht er nach dem Patienten und fragt, wie er sich fühlt. Dann gibt er dem Patienten neue Anweisungen. Diese Prozedur wiederholt sich Tag für Tag, bis der Patient entweder geheilt oder tot ist. Stirbt der Patient, gehen die Eltern mit dem Rezept zum Chefarzt. Wenn der oberste Arzt urteilt, dass der Arzt seine Aufgabe ohne Nachlässigkeit erfüllt hat, sagt er den Eltern, dass ihr Kind eines natürlichen Todes gestorben ist. Kommt er zu einem anderen Urteil, gesteht er den Eltern das Blutgeld für ihr Kind zu, das der Arzt bezahlen muss, weil er fahrlässig und oberflächlich behandelt hat. Auf diese ehrenhafte Weise stellten sie sicher, dass die Medizin von erfahrenem, gut ausgebildetem Personal betrieben wird. »

Selbst in Gefängnissen gab es *bimaristan*. Für die entlegenen Gebiete richtete man rollende *bimaristan* ein, die dort für die gesundheitliche Versorgung zuständig waren. In Europa gab es solch ein umfassendes Gesundheitswesen erst im 19. Jahrhundert.

Europäische Hospitäler

Die zurückkehrenden Kreuzfahrer brachten das Konzept des Krankenhauses mit nach Europa. Das *Quinze-Vingts* war das erste Hospital in Paris, das von Ludwig IX. zwischen 1254 und 1260 gegründet wurde, nachdem er 1248 am siebten Kreuzzug teilnahm und mit 300 geblendeten Kreuzrittern zurückkehrte. Das Hospital spezialisierte sich daher von Anfang an auf Augenkrankheiten. 1779 bezog

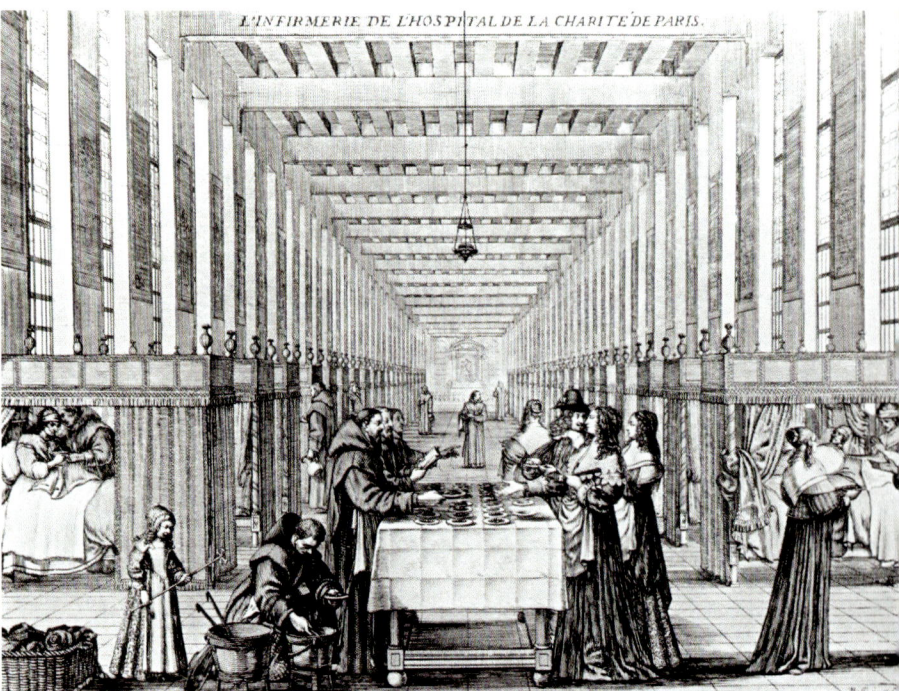

Mönche und Frauen versorgen im Hôpital de Charité in Paris die Kranken mit Mahlzeiten. Das Hospital wurde im 17. Jahrhundert gegründet und 1935 abgerissen, um Platz für die medizinische Fakultät zu schaffen.

das Hospital seinen heutigen Standort, 1780 wurde dort der erste Blindenhund überhaupt ausgebildet.

Meist aber standen die europäischen Hospitäler mit Klöstern in Verbindung. Bis zum 16. Jahrhundert waren die Pfleger dort meist Mönche. Gewöhnlich hatten die Hospitäler zu jener Zeit noch kein medizinisch gebildetes Personal: Die Mönche betrieben das Hospital, Ärzte kamen nur gelegentlich vorbei.

Die Insassen der Hospitäler mussten fleißig beten und sich christlich verhalten. In St. Pol in Frankreich z.B. wurde den eingewiesenen Patienten zuallererst die Beichte abgenommen, sonst wurden sie nicht aufgenommen. Ähnlich wie man heute in amerikanischen Krankenhäusern abgewiesen wird, wenn man keine gültige Versicherung nachweisen kann. Im Mittelalter wollte man nicht, dass Sünder mit unchristlichem Lebenswandel das ganze Krankenhaus der ewigen Verdammnis anheimfallen ließen. Natürlich galt dies im Besonderen für die Krankenschwestern. Im Hospital von Vernon wurden diese einst der Fleischessünden schuldig befunden. Ihre Strafe war, dass sie 40 Tage lang auf dem

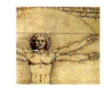

Boden am Eingang liegen mussten, „damit jeder auf sie treten könne, als wären sie Abschaum und Schmutz." Natürlich erholten sich die Patienten davon auch nicht besser, aber der religiöse Schein war gewahrt.

In Großbritannien führte die Auflösung der Klöster durch Heinrich VIII. zwischen 1536 und 1541 auch zur Auflösung der Hospitäler. Einige wenige wie z. B. St. Bartholomew oder das Bethlem und St. Thomas (alle in London) wurden als private Institutionen weiterbetrieben. Doch während der Rest Europas fleißig Hospitäler errichtete, wurden es in England immer weniger.

Um 1700 gab es nur noch zwei Krankenhäuser in London und keines außerhalb der Hauptstadt. Auf dem europäischen Festland hingegen hatten sich meist weltliche Ärzte mit den Nonnen und Mönchen als Pfleger abgefunden.

Heinrich VIII. löste die Klöster auf und damit auch die Hospitäler.

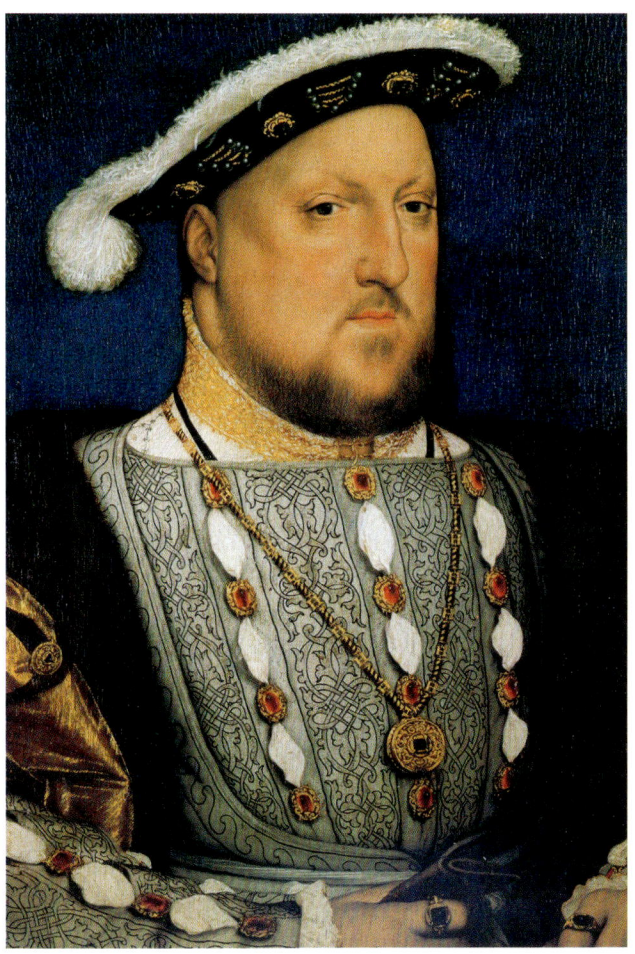

In England war es dann der Geist der Aufklärung, der zum Bau neuer Hospitäler führte. In der ersten Hälfte des 18. Jahrhunderts wurden allein in London fünf Krankenhäuser errichtet, 1729 folgte eines in Edinburgh, das erste außerhalb Londons. Gegen Ende dieses Jahrhunderts verfügte jede Stadt in England über ein eigenes Hospital. In Europa

DAS ALLGEMEINE KRANKENHAUS IN WIEN

Das Allgemeine Krankenhaus in Wien war das führende Hospital im 18. Jahrhundert. Es wurde 1686 gegründet und von Kaiser Josef II. 1784 neu errichtet. Dort erhielten Arme Obdach und Kranke Behandlung. Es hatte sechs medizinische, vier chirurgische und vier klinische Abteilungen, dazu noch Lehreinrichtungen. Es war insgesamt auf 1600 Patienten ausgelegt. Das Hospital hatte als Erstes eine eigene Abteilung für psychisch Kranke (den „Narrenturm") mit eigenen Zellen mit verschließbaren Gittertüren und Ringen, an denen man Tobende festbinden konnte.

Auf jedem der sechs Stockwerke befanden sich 28 Zellen. Der Narrenturm trägt einen der ältesten Blitzableiter der Welt. Er wurde angebracht, weil man damals dachte, Strom täte den psychisch Kranken gut. Im Allgemeinen Krankenhaus führte Semmelweis seine Experimente zur verbesserten Hygiene durch und konnte die Sterblichkeitsrate der Gebärenden entsprechend senken. Landsteiner entdeckte dort die Blutgruppen.

Das ursprüngliche Allgemeine Krankenhaus von Wien, das sogar über eine eigene Währung verfügte.

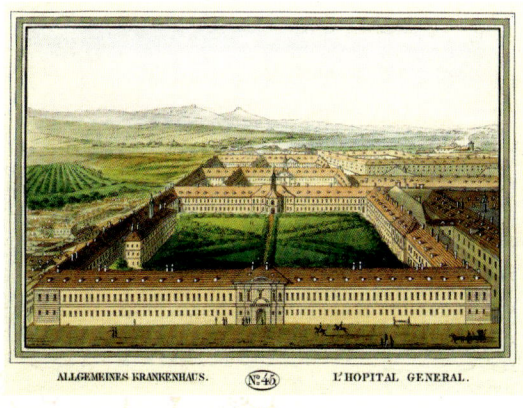

war es Josef II., der das ganze Habsburger Reich mit Hospitälern ausstattete, während Katharina die Große das immense Obukhov Hospital in der Ukraine gründete. Etwa zur selben Zeit öffneten in Nordamerika mehrere Hospitäler ihre Tore. Das Erste entstand 1751 in Philadelphia, 20 Jahre später folgte das New York Hospital. Die Hospitäler ließen immer mehr Studenten zu und in Europa entstand die routinemäßige große Visite, bei der der Professor einen ganzen Tross von Ärzten und Studenten mit sich schleppt. Anfangs ließ man fiebrige Patienten nicht zur Behandlung zu, weil man Epidemien fürchtete. Später wurden spezielle Fieberkliniken gegründet.

Das 18. Jahrhundert erlebte auch die Eröffnung von Säuglingsheimen, in denen Frauen sicher ihre Kinder zur Welt bringen und sich dann ein wenig Ruhe gönnen konnten. In London waren es hauptsächlich unverheiratete Mütter, die deren Dienste in Anspruch nahmen. Dort konnten sie, ohne weitere Fragen beantworten zu müssen, die Kinder zur Welt bringen und sie dann beim Findlings-Hospital in Bloomsbury abgeben, wo diese eine schulische Ausbildung erhielten und einen Beruf erlernen konnten. Unglücklicherweise waren die Hygienestandards in diesen Kliniken so schlecht, dass die meisten Frauen am Kindbettfieber starben.

IM LAZARETT

Der italienische Schriftsteller Rocco Benedetti beschreibt das alte und neue Lazarett in Venedig während der Pest-Epidemie 1576:

> Da ich die Stadt verließ und das Lazarett besichtigte, kann ich nur sagen: Das alte Lazarett schien die Hölle. Dort drangen von allen Seiten unerträgliche Gerüche auf einen ein, es wurde allenthalben gestöhnt und geseufzt. Und zu jeder Stunde lag ein dichter Rauchschleier in der Luft vom Verbrennen der Leichen ... Das neue Lazarett ist da schon eher dem Fegefeuer vergleichbar, wo die Unglücklichen in einer bedauerlichen Lage leiden müssen und den Tod ihrer Lieben beklagen, ihr Unglück und das Unglück ihres Hauses.

Aus den Augen, aus dem Sinn

Die ersten Hospitäler in Europa waren nicht mehr und nicht weniger als Anstalten, in denen die Unheilbaren weggesperrt wurden. Da gab es Pesthäuser und Leprahäuser, die zwar wenig zur Versorgung der Kranken beitrugen, aber weitere Ansteckung verhinderten. In diesen „Siechenhäusern" gab es wenig Hoffnung für die Insassen.

Häufig weggesperrt wurden auch seelisch Kranke. Obwohl die *bimaristan* im Nahen Osten eigene Abteilungen für psychisch Kranke hatten, waren diese doch stets von den anderen Abteilungen getrennt. Eisengitter verhinderten, dass die Patienten ausbrechen konnten. Eines der berüchtigtsten

In den frühen „Narrenhäusern" Europas wurden die Patienten schändlich behandelt, wie der englische Künstler William Hogarth in seiner Bilderserie zeigt: The Rake's Progress, Bild 8, 1735.

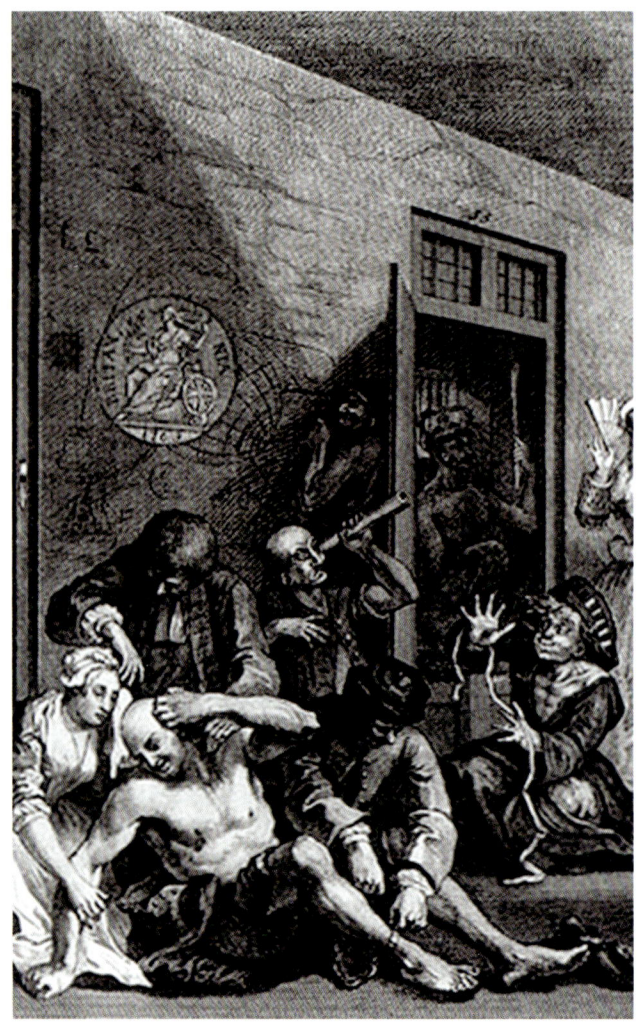

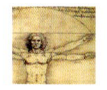

Krankenhäuser war das Hospital of Bethlem in London (bekannt als Bedlam), das 1330 zum Hospital wurde und 1357 begann, psychisch Erkrankte als Patienten aufzunehmen. Es wurde von einem Aufseher geführt, und die Insassen (die man erst um 1700 als Patienten bezeichnete) wurden dort schändlich behandelt. Häufig angekettet lagen sie in ihrem eigenen Kot und wurden zahlenden Besuchern wie Ausstellungsstücke vorgeführt. Diese durften sie sogar mit Stöcken schubsen, damit sie ihre Verrücktheiten vorführten. Jeden ersten Dienstag im Monat war der Eintritt frei, zu anderen Zeiten kostete er nur einen Penny. Es war dies ein billiges Vergnügen, das viele Menschen nutzten. 1814 waren insgesamt 96 000 Besucher zu verzeichnen. Die Lage verbesserte sich 1860, als die Abteilungen gesäubert und hübsch eingerichtet wurden. Man stellte Vogelkäfige auf und Vasen mit Blumen. Obwohl das Krankenhaus mittlerweile mehrfach umgezogen ist, ist das Bethlem immer noch eine psychiatrische Klinik. Die Behandlung der Kranken verbesserte sich zwar, doch brutale Eingriffe wie die Lobotomie (Durchtrennung der Nervenbahnen zwischen Thalamus und Frontallappen) oder Elektroschocks waren bis ins 20. Jahrhundert hinein verbreitet.

KRANKENPFLEGE

In den *bimaristan* arbeitete nur ausgebildetes Personal, auch in der Pflege. In anderen Krankenhäusern war Pflege bis ins 19. Jahrhundert hinein eher Glückssache. Solange man nicht wusste, dass mangelnde Hygiene für Infektionen verantwortlich war, waren die Pfleger und Pflegerinnen eher ein Quell der Ansteckung. Ohnehin blieb die Pflege in katholischen Ländern den Ordensschwestern

Elizabeth Fry reformierte das Gefängniswesen in England und gründete ein Institut für Krankenpflege nach dem Muster der Kaiserswerther Anstalt.

und Mönchen überlassen, die oft nicht viel mehr hatten als gute Absichten. In den protestantischen Ländern aber war die Pflege noch schlechter organisiert. Die Pfleger erwiesen sich nicht selten als grausam oder hochgradig korrupt.

Den Beginn der modernen Pflege setzt man meist gleich mit Florence Nightingales Arbeit am Militärkrankenhaus von Scutari während des Krimkrieges (1854–1856). Doch schon vor Nightingale gab es Ansätze zur Reform der Pflege. 1836 erneuerte Pastor Theodore Fliedner das Diakonissenamt in der evangelischen Kirche. Die neu ernannten Diakoninnen pflegten die Kranken und halfen den Armen. Er eröffnete eine Heilanstalt für weibliche Gemütskranke und richtete eine Schule für Krankenpflege ein. Elizabeth Fry, die sich in England für Gefängnisreformen einsetzte, besuchte die Schule in Kaiserswerth und gründete dann eine ähnliche in London. Auch Florence Nightingale besuchte 1850 die Fliedersche Anstalt für Diakoninnen und holte sich dort für ihre Arbeit wichtige Anregungen.

Als die Berichte von den schlimmen Zuständen im Militärspital von Scutari in der Times erschienen, wurde Florence Nightingale entsandt, um Besserung zu schaffen. Sie brachte 38 Krankenschwestern mit, da die Soldaten dort schlecht versorgt wurden. Die Verwundeten lagen im Schmutz und bekamen nur wenig zu essen. So starben im Krankenhaus mehr Männer als auf dem Schlachtfeld. Nightingale ließ die Räume säubern und sorgte für eine gute Ernährung und frische Luft. So verwandelte sie das Krankenhaus innerhalb von sechs Monaten in einen Ort der Heilung, wobei sie mit heftigen Widerständen zu kämpfen hatte. Doch die Sterberate sank von 40 Prozent auf nur 2 Prozent. Die nahezu militärische Disziplin, die Nightingale ihren Krankenschwestern beibrachte, blieb bis zur Mitte des 20. Jahrhunderts Maßstab in der Pflege.

FLORENCE NIGHTINGALE (1820–1910)

Florence Nightingale kam aus einer reichen Oberschichtfamilie. 1845 allerdings empörte sie ihre Eltern mit dem Beschluss, sich künftig der Krankenpflege widmen zu wollen. Sie lehnte eine Heirat ab und setzte sich stattdessen für die Armen ein. 1853 wurde sie zur Leiterin eines Pflegeheims für verarmte Frauen aus guter Familie ernannt. Dort leistete sie hervorragende Arbeit und wurde deshalb auf die Krim entsandt. Nightingale erkrankte allerdings und verbrachte fortan den Großteil ihres Lebens in ihrem Haus in Piccadilly. In den verbleibenden 50 Jahren reformierte sie die Versorgung

Die Dame mit der Lampe: Nightingale widmete ihr gesamtes Leben der Sorge für die Kranken.

verwundeter Soldaten im gesamten britischen Empire. Daneben gründete sie 1860 die Nightingale Training School für Krankenschwestern in London. In den Siebzigerjahren gab sie ihr Wissen an Linda Richards weiter, die Nightingales Methode auch in den USA einführte, wo sie Schulen für professionelle Pflege gründete. Obwohl Nightingale von 1896 an bettlägerig war, setzte sie sich bis zu ihrem Tod im Alter von 90 Jahren aktiv für Verbesserungen in der Krankenpflege ein.

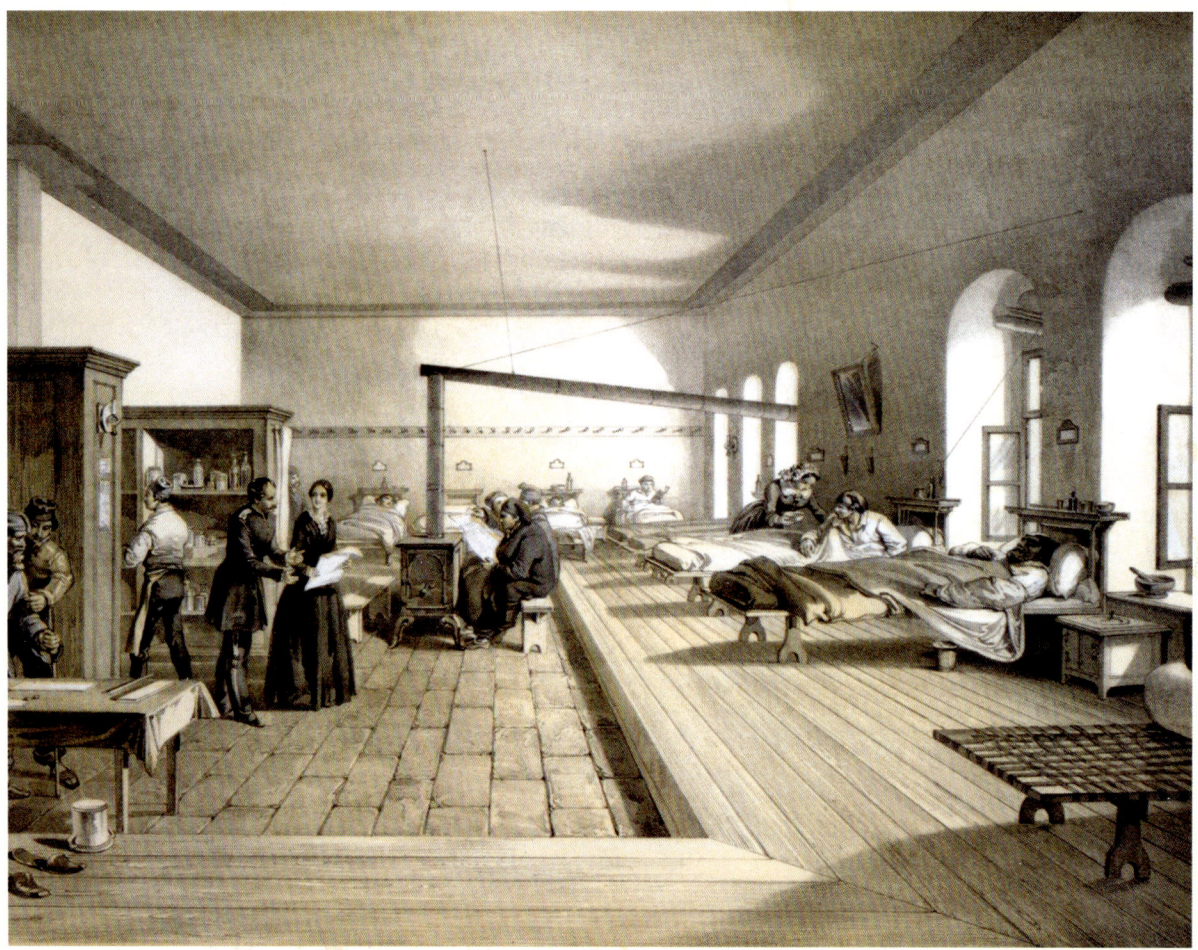

Florence Nightingale im Militärkrankenhaus von Scutari auf der Krim, wo sie die Versorgung der verwundeten Soldaten übernahm.

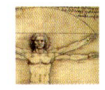
Die Eiserne Lunge: Der Patient musste mitunter Jahre in
dieser Maschine verbringen, aber sie half.

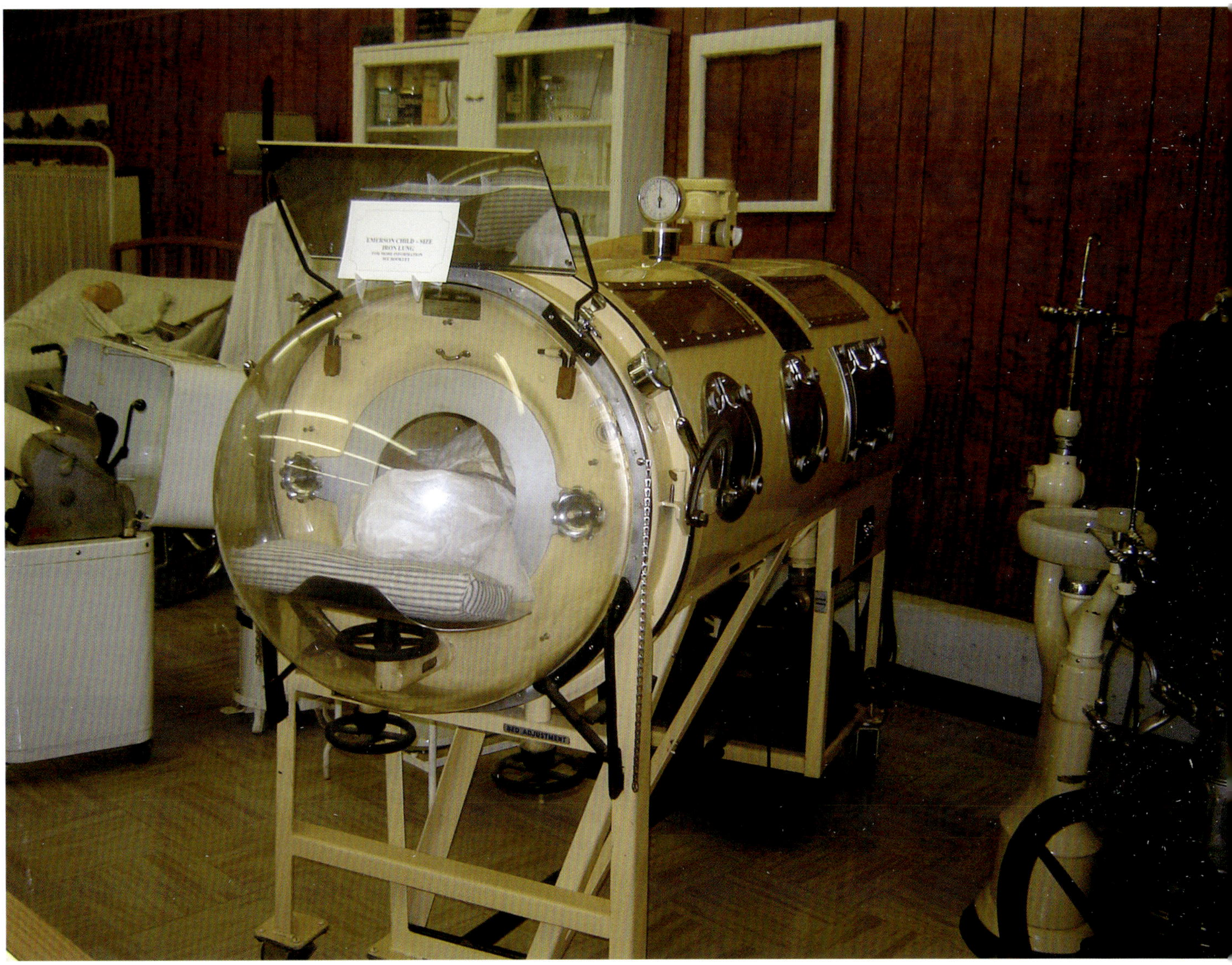

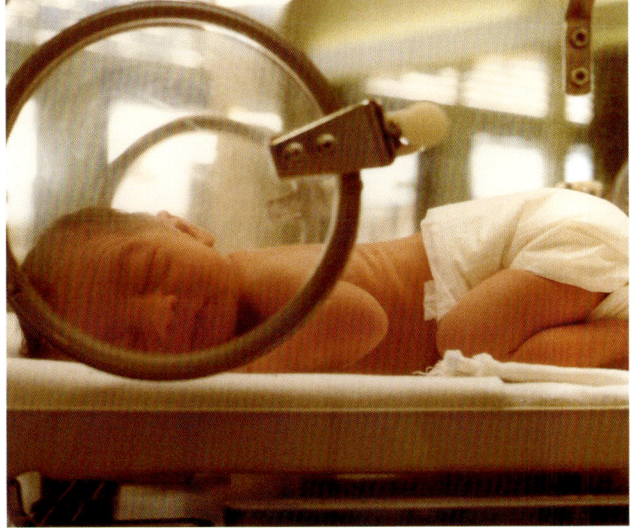

Eine schützende Umgebung: Ein Frühchen im Brutkasten während seiner
ersten Lebenstage.

⚕ HIGHTECH-
KRANKENHÄUSER

Wenn man von chirurgischen Instrumenten einmal
absieht, beschränkte sich der Siegeszug der Technik in der Medizin auf die letzten 200 Jahre. Die
Erfindung des Stethoskops und des Thermometers
waren der Anfang des Zeitalters medizinischer
Technik. Die einschneidendsten Veränderungen
aber brachte die Entdeckung der Elektrizität.

Elektrisches Licht im Operationssaal und Maschinen, die die Narkose kontrollierten, veränderten die gesamte Chirurgie. Bald waren es Maschinen, die die Patienten am Leben erhielten. Mit der Entdeckung der Röntgenstrahlen wurde auch die Diagnose verbessert und die Strahlentherapie eröffnete neue Behandlungsmöglichkeiten.

Eine bedeutsame Erfindung war die Eiserne Lunge – eine Metallröhre, mit der Menschen beatmet werden konnten. In der ersten Hälfte des 20. Jahrhunderts war die Kinderlähmung eine Geißel der Menschheit. Das Polio-Virus befiel vorwiegend Kinder und lähmte die Atmung. Viele der Opfer starben. 1928 aber stellten Philip Drinker und Louis Agassiz Shaw von der Harvard School of Public Health die Eiserne Lunge vor, mit der sie die Patienten künstlich beatmen konnten. Obwohl sie ursprünglich für die Opfer von Leuchtgasvergiftung gedacht war, wurde die Eiserne Lunge bald bei den meisten Polio-Erkrankten eingesetzt.

Die Krankenhäuser in aller Welt richteten Abteilungen für Patienten in der Eisernen Lunge ein. Der Patient kann sich in der Maschine nicht bewegen, und doch gab es Menschen, die über 50 Jahre in dem Gerät verbrachten. Heute werden Menschen mit Atemlähmung mit mobilen Beatmungsgeräten versorgt.

Moderne Krankenhäuser verfügen über eine technisch hochkomplexe Ausstattung. Maschinen spielen eine wesentliche Rolle bei der intensivmedizinischen Versorgung von Patienten. Sie ersetzen oder unterstützen Organe, ermöglichen die Diagnose im Körperinneren und sind im Operationssaal unverzichtbar. Man könnte diese Liste vermutlich endlos fortsetzen. 2001 wurde die erste Tele-Operation durchgeführt. Chirurgen in New York entfernten einem Patienten in Straßburg die Gallenblase mittels Computer. Der OP-Tisch und der Steuerungscomputer lagen 14 000 Kilometer voneinander entfernt, trotzdem betrug die Zeitverzögerung vom Befehl bis zur Ausführung nur 200 Millisekunden.

MEDIZINISCHE FORSCHUNG

Heute sind Krankenhäuser nicht nur als Pflegeeinrichtungen und Lehranstalten konzipiert, sondern spielen auch in der Forschung eine bedeutende Rolle. Die Forschung war nicht immer so gut organisiert. In den frühen Tagen der Medizin experimentierte so mancher Arzt an sich selbst oder missbrauchte seine hilflosen Patienten, bis sich bessere Methoden fanden. Die evidenzbasierte Medizin führt ihre Versuchsreihen mit Kontrollgruppen unter exakt kontrollierbaren Bedingungen durch. Bei Doppelblindstudien z. B. wissen weder Arzt noch Patient, wer nun das Medikament erhält und wer ein Placebo. Die „randomisierte kontrollierte Studie" ist heute der Standard medizinischer Forschung. Trotzdem kann die Entwicklung von Heilmitteln auch in der neueren Zeit misslingen, wie man z. B. am Contergan-Skandal sieht.

DIE KATZE IM KASTEN

Philip Drinker studierte die Physiologie der Atmung und entdeckte, dass sich die Luftmenge, die eine Katze brauchte, feststellen ließ, indem er sie in einen geschlossenen Kasten sperrte und den veränderten Luftdruck maß. Damit war klar, dass sich die Atmung auf diese Weise beeinflussen ließ. Er spritzte dem armen Tier Curare (ein Nervengift), das die Atmung lähmte. Dann beatmete er sie künstlich, indem er den Luftdruck im Kasten entsprechend auf- und wieder abbaute. Diesen Kasten baute er sodann in entsprechender Größe für Menschen nach. 1928 fiel eine achtjährige Kinderlähmungspatientin im Krankenhaus ins Koma. Drinker legte sie in seine Maschine und konnte sie innerhalb weniger Minuten wiederbeleben. Das Mädchen fragte gleich nach dem Erwachen nach Eiscreme (was die Katze sicher nicht getan hatte).

VERSUCH UND IRRTUM

Früher waren es Versuch und Irrtum, die über den Einsatz von Arzneimitteln entschieden haben. Der Arzt probierte das Medikament selbst aus oder testete es an mutigen oder unwissenden Menschen. Einige erzielten Erfolge, andere nicht. Das Ergebnis war kaum vorherzusehen. Kontrollierte Studien kamen erst im 16. Jahrhundert auf, als z. B. Paracelsus zwei verschiedene Kuren für Syphilis ausprobierte und sich aufgrund seiner Versuche dann für Quecksilber entschied. Die ersten ernst zu nehmenden Versuche allerdings führte 1747 der schottische Marine-Arzt James Lind durch. Er wählte sechs Paar Matrosen aus, die Skorbut hatten, und verabreichte einer Gruppe Essig, Apfelwein, Meerwasser oder Schwefelsäure unf einer anderen Orangen und Zitronen. Diejenigen, die täglich Zitrusfrüchte bekamen, erholten sich am schnellsten. Die anderen Heilmittel hingegen erwiesen sich als schädlich oder zeigten keinerlei Wirkung. Linds Resultate wurden von der Royal Navy allerdings erst nach 50 Jahren ernst genommen, sodass man die britischen Schiffe künftig mit Zitronen auf See schickte.

LIMEYS UND KRAUTS

Britische Seeleute wurden als „Limeys" bezeichnet, weil sie nach Linds Entdeckung der Ursache des Skorbuts immer Zitronen an Bord hatten, die viel Vitamin C enthalten. Deutsche Matrosen hingegen waren die „Krauts", weil sie stets Sauerkraut mit sich führten, das ebenfalls Vitamin-C-haltig ist.

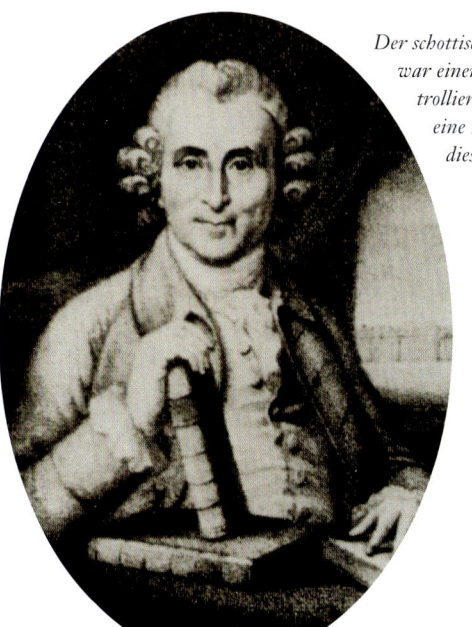

Der schottische Arzt James Lind war einer der Ersten, der kontrollierte Versuche machte, um eine Krankheit zu heilen, in diesem Fall den Skorbut.

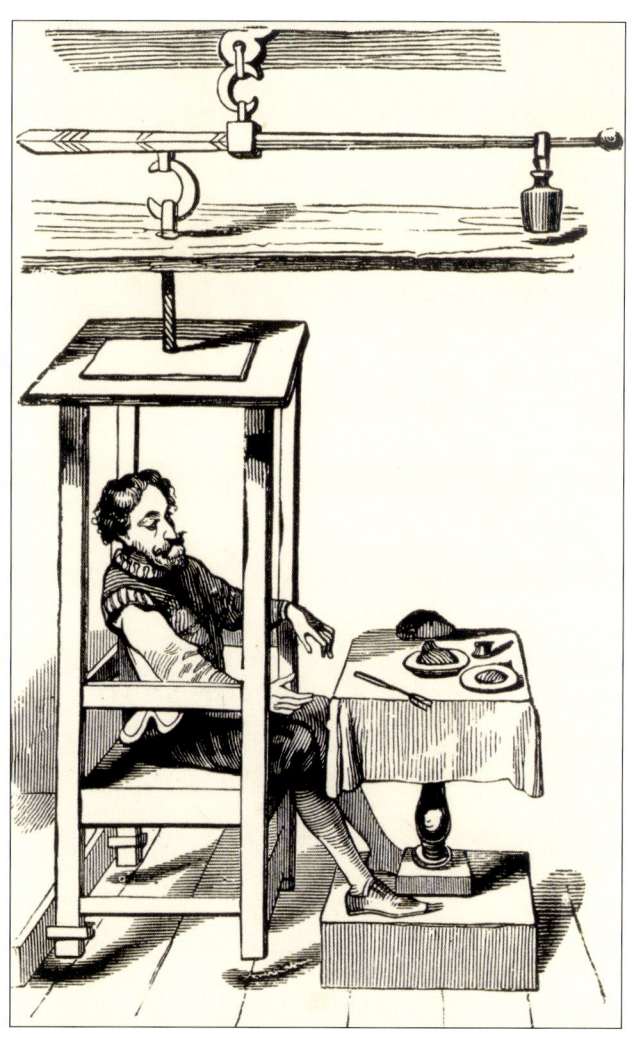

Santorio Santorios „Wiegestuhl", mit dem er seinen eigenen Stoffwechsel nachvollziehen wollte.

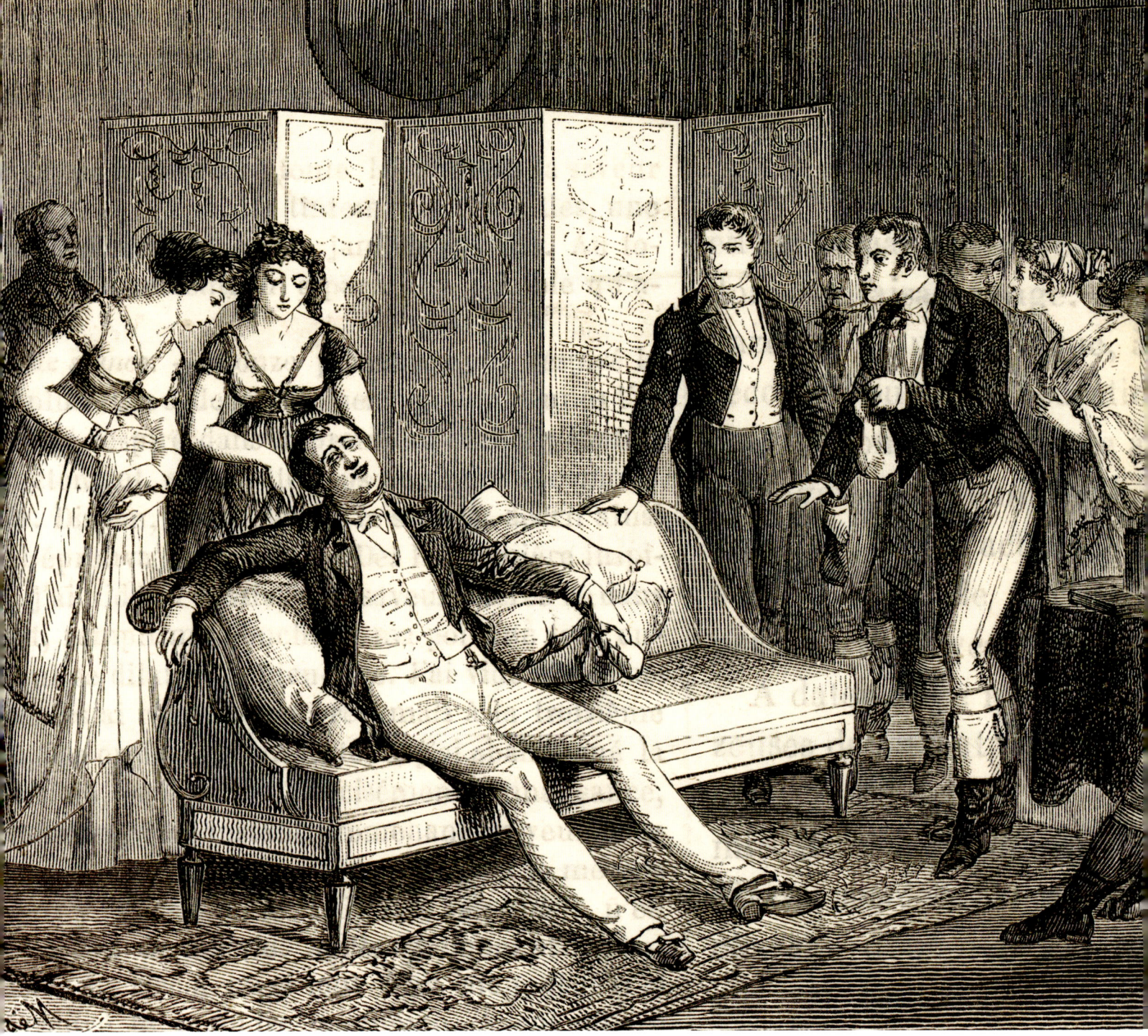

Selbst-Experimente: Humphry Davy wurde süchtig nach Lachgas. Er hatte einmal 16 Liter in sieben Minuten inhaliert.

Ein genialer Funke

Der Großteil der medizinischen Forschung wurde von Menschen geleistet, die die Medizin als ihren Lebensinhalt betrachteten. Die meisten gaben sich viel Mühe, um ihre Ideen zu beweisen. Santorio Santorio (1561–1636) erforschte den Stoffwechsel, indem er 30 Jahre lang alles aufzeichnete, was er verzehrte, und sich täglich wog. Lazzaro Spallanzani (1729–1799) verschlang Nahrung in Leinensäckchen und zog sie dann an einem Faden wieder herauf, um den Verdauungsvorgang zu studieren. Ohnehin warteten Forschungsarbeiten zur Ernährung mit recht konkreten Resultaten auf. Der englische Arzt William Stark (1741–1770) befleißigte sich kurzzeitig einer sehr reduzierten Diät, um festzustellen, ob der Mensch davon leben konnte. Er konnte es nicht: Stark starb nach neun Monaten am Skorbut. Er hatte 24 Experimente ausgearbeitet, die zeigen sollten, dass „eine angenehme und

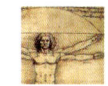

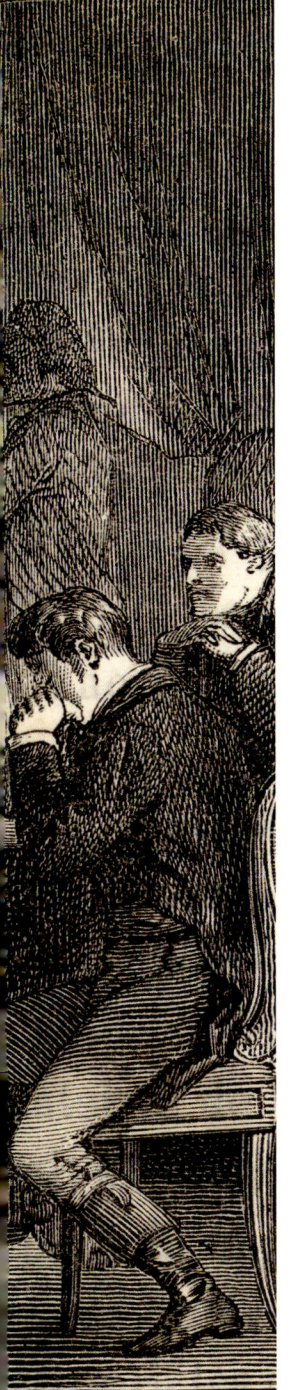

ausgewogene Ernährung ebenso gesund war wie eine einfache und strenge Diät". Er zeichnete das Gewicht alles Verzehrten auf, wog seine Ausscheidungen und führte Tagebuch über seine Empfindungen. Als er sich nur von Brot, Wasser und Zucker ernährte, wurde er nach einem Monat krank. Er ernährte sich wieder besser, bis er sich erholt hatte, dann nahm er das Experiment wieder auf und fügte dieser grundlegenden Ernährung kontrolliert immer nur ein neues Nahrungsmittel hinzu: Olivenöl, Milch, Gänsebraten, gekochtes Rindfleisch, Fett, Feigen und Kalbfleisch. Nach zwei Monaten zeigte er erste Anzeichen von Skorbut. Dann versuchte er es mit Pudding, den er am zweiten Weihnachtsfeiertag mit Schwarzen Johannisbeeren veredelte. Dann ernährte er sich nur noch von Chesterkäse und starb. Er wurde nur 29 Jahre alt. Unglücklicherweise hatte er Obst und Gemüse später ausprobieren wollen. So weit ist er dann nicht mehr gekommen. Deutlich erfolgreicher war Elsie Widdowson (1908–2000), die für die Gestaltung der Essensrationen in Großbritannien während des 2. Weltkriegs verantwortlich war und diesen ihre eigene Ernährung zugrunde legte.

Neue Behandlungen auszuprobieren kann sehr gefährlich sein, vor allem, wenn man sich dabei auch der zu behandelnden Krankheit aussetzt. Das Testen von Narkosemitteln klingt daneben fast harmlos. Der schottische Geburtshelfer Sir James Young Simpson probierte 1847 das Chloroform zuerst an sich selbst und dann an zwei seiner Assistenten aus. Alle drei wurden danach bewusstlos unter dem Tisch gefunden. Sir Humphry Davy aber wurde süchtig nach Lachgas (das er zusammen mit seinen Freunden Samuel Taylor Coleridge und Robert Southey inhalierte). Der amerikanische Zahnarzt Horace Wells (1815–1848) war chloroformsüchtig, der amerikanische Chirurg William Stewart Halsted (1852–1922) wurde kokain- und morphiumsüchtig, nachdem er mit beiden Substanzen experimentiert hatte.

Der Physiologe Charles-Édouard Brown-Séquard hingegen litt nur unter Enttäuschung, als er sich ein Gebräu aus den Hoden frisch getöteter Hunde und Meerschweinchen injizierte in der vergeblichen Hoffnung, damit seine Potenz zu steigern. Er war die Inspiration hinter dem unheimlichen Arzt Dr. Jekyll (und seinem Alter Ego Mr. Hyde). Und Serge Voronoff ließ sich von Brown-Séquards Resultaten zu seinen Affenversuchen verführen. Auch konnte August Hildebrandt sich der Wirkung nicht wirklich sicher sein, als sein Chefarzt Augustus Bier ihm 1898 Kokain ins Rückgrat spritzte. Doch glücklicherweise konnten die beiden Ärzte später ihren Erfolg bei Wein und Zigarren feiern.

Experimente mit anderen Stoffen erwiesen sich hingegen häufig als gefährlich und unangenehm. So nahm der Chirurg John Hunter im 18. Jahrhundert Gift in verschiedenen Dosierungen ein. Vermutlich hat er sich selbst auch noch mit der Syphilis infiziert, als er bei einem entsprechenden Experiment den Eiter eines Kranken auf seinen eigenen Penis schmierte. Nicht weniger mutig war Gerhard Domagk (1895–1964), der die Sulfonamide entdeckte – er injizierte sich Krebszellen, um herauszufinden, ob er danach an Krebs erkranken würde. Der deutsche Werner Forßmann (1904–1979) schob sich, von einer Krankenschwester unterstützt, einen Katheter durch die rechte Armvene bis ins Herz. Dann injizierte er sich ein Kontrastmittel und machte von seinem Herzen Röntgenbilder. Obwohl sein Krankenhaus derlei Experimente verboten hatte, bekam Forßmann dafür Jahre später den Nobelpreis für Medizin. Der australische Gastroenterologe Barry Marshall (geb. 1951), ein weiterer Nobelpreisgewinner, trank eine Mischung mit dem Bakterium *Helicobacter pylori*, um den Nachweis zu erbringen, dass dieses Magengeschwüre auslöst.

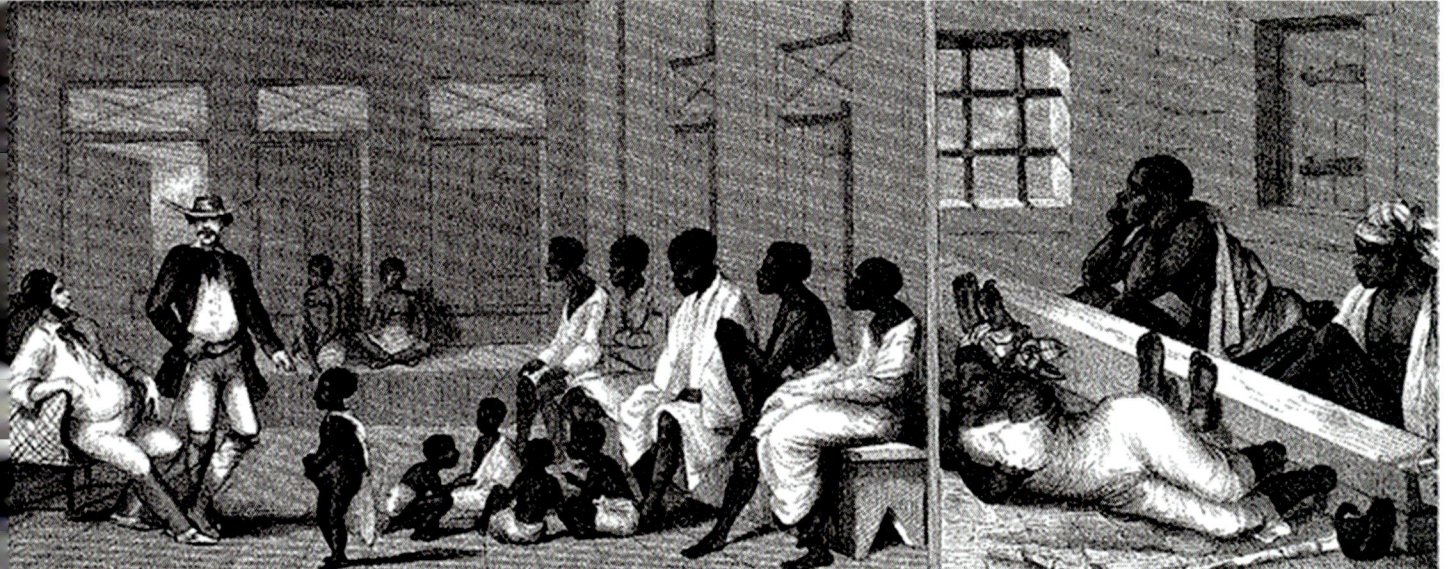

In der zweiten Hälfte des 18. Jahrhunderts rekrutierte man die „Versuchskaninchen" aus weniger glücklichen Mitgliedern der Gesellschaft, z. B. Sklaven.

Die dunkle Seite der Forschung

Man verbietet Ärzten gewöhnlich aus ethischen Gründen, Experimente an sich selbst durchzuführen. Dabei können Experimente an anderen noch weit unethischer sein. In der zweiten Hälfte des 18. Jahrhunderts wurde der Unterricht in den Krankenhäusern immer zentraler und so brauchte man Menschen – lebendig oder tot –, um die angehenden Ärzte auszubilden bzw. neue Medikamente zu testen. Natürlich traf dies die nicht ganz so glücklichen Mitglieder der Gesellschaft. In Nordamerika waren es meist schwarze Sklaven, die unwissentlich zu Testpersonen in Fallstudien wurden. Die Sklavenhalter durften in diesem Fall kranke Sklaven zur kostenlosen Behandlung in die Krankenhäuser schicken. Auch arme Weiße wurden kostenlos aufgenommen, wenn die jungen Ärzte an ihnen Behandlungen ausprobieren durften. Manche Ärzte kauften Sklaven gar auf, um neue Medikamente an ihnen auszuprobieren: Dr. T. Stillman in Charleston gab 1838 eine Anzeige auf, in der er kranke Sklaven suchte. Der Text lässt vermuten, dass er Arzneimittel ausprobieren wollte. In einem dokumentierten Fall kaufte ein Arzt einen Sklaven namens Fed, um an ihm Experimente zum Hitzschlag vorzunehmen. In den beiden Wochen danach wurde Fed fünf oder sechs Mal dazu gezwungen, in einer wie ein Ofen beheizten Grube zu sitzen, bis er in Ohnmacht fiel. Jedes Mal gab ihm der Arzt danach andere Medikamente. Als Fed der Sklaverei entkam, gab er seine Erfahrungen zu Protokoll.

Kein Wunder also, dass gerade schwarze Amerikaner Krankenhäuser und Ärzte fürchten lernten. Obwohl die Ärzte ja schwarze Patienten genauso behandeln sollten, bekamen diese doch nie eine Behandlung auf dem neuesten Stand der Medizin. Am meisten Angst hatten die schwarzen Patienten vor einer eventuellen Obduktion – mit gutem Grund. Da es so wenige Leichen für die Anatomiestudien gab, zerlegte man meist schwarze Patienten, meist Sklaven, ohne vorher deren Erlaubnis eingeholt zu haben. Man zahlte sogar für Leichen, die offensichtlich aus Gräbern entwendet worden waren. So beteten die schwarzen Patienten in den Südstaaten, dass sie im Sommer sterben mochten, denn obduziert wurde nur in den kalten Monaten, weil da die Leichen nicht so schnell verfaulten. Aber nicht nur schwarze Menschen litten unter der Experimentierwut der Ärzte. William Beaumonts Arbeiten zur Verdauung wurden an einem französisch-kanadischen Trapper durchgeführt, der offensichtlich keine anderen Möglichkeiten der medizinischen Behandlung seiner Fistel sah.

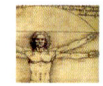

Militär und Regierungen in aller Welt führen Experimente durch, ohne die Patienten lange um ihr Einverständnis zu bitten. So wurden Soldaten ohne deren Wissen Chemikalien und Strahlungen ausgesetzt, um deren Wirkung zu untersuchen. Im britischen Porton Down wurden in den Fünfziger- und Sechzigerjahren beim längsten Biowaffenversuch der Welt mehr als 20 000 Wehrpflichtige ohne ihr Wissen teils gefährlichen Gasen ausgesetzt. In den USA führte die Gesundheitsbehörde einen Versuch durch, angeblich, um neue Heilmittel für Syphilis zu finden. Der Versuch begann 1932, doch statt den Kranken Medikamente zu verabreichen, bekamen alle nur Placebos. Man wollte herausfinden, wie die Krankheit unbehandelt verläuft. Selbst nachdem das Penicillin entdeckt worden war, eine höchst effektive Behandlungsweise, erhielten die Männer keine Medikamente. Der Versuch wurde 1972 abgebrochen. Von den 399 Versuchspersonen lebten da noch 74. Präsident Clinton entschuldigte sich 1997 öffentlich dafür.

DIE OBDUKTIONSHALLE

Siehst du dort unten das große Haus?
Das Haus aus Ziegelstein?
Da schleppen sie leise wie 'ne Maus
die ganzen Leichen rein.

Und wenn ein Nigger dann wissen will,
was mit den Leichen da passiert,
da schlägt man ihn ganz mausestill,
damit er sich nicht rührt.
Dann schauen sie seine Nieren an,
seine Leber und das Gekröse.

Da schneiden sie ihm die Hände ab,
ganz ohne viel Getöse.
Und wenn sie schließlich fertig sind,
die Herren und Damen Studenten,
dann ist vom Nigger kaum noch was da,
den Rest kriegen dann die Enten.

Anonym

Ein tragischer Umschwung

Dass bessere Testverfahren für Medikamente eingeführt werden müssen, war spätestens nach dem Contergan-Skandal in den Fünfziger- und Sechzigerjahren klar. Contergan war als harmloses Mittel gegen morgendliche Übelkeit und nervöse Schlafstörungen bei Schwangeren verschrieben worden. Doch es bewirkte schreckliche Missbildungen am Ungeborenen. Beroffen waren etwa 10 000 Kinder in über 40 Ländern, in den Vereinigten Staaten jedoch nur 17. Die dortige Gesundheitsbehörde hatte auf einem einjährigen Testverfahren bestanden und das Medikament nur zu Testzwecken freigegeben. Die zuständige Ärztin hatte klinische Untersuchungen verlangt, die der Hersteller nicht vorlegen konnte.

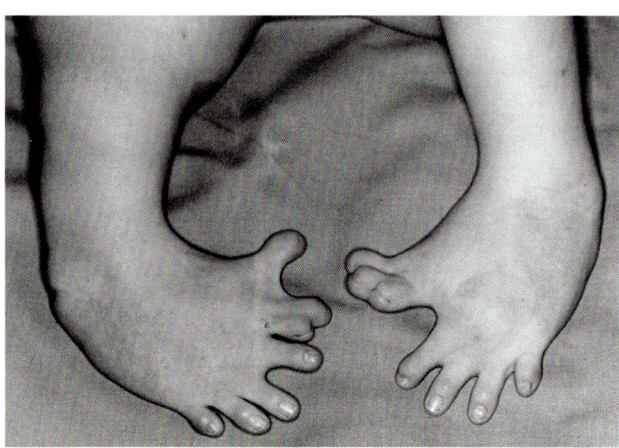

In den Fünfzigerjahren wurde Contergan ohne ausreichende Tests auf den Markt gebracht – mit horrenden Folgen für gut 10 000 Kinder in etwa 40 Ländern.

Man hatte zwar das Contergan in Verdacht, doch die Ärzte hatten keine Aufzeichnungen darüber geführt, welche Mütter Contergan genommen hatten und welche nicht. Daher dauerte es eine ganze Weile, bis Contergan 1961 schließlich vom Markt genommen wurde. Die Detektivarbeit leisteten dabei vor allem zwei Menschen: der deutsche Jurist Karl Schulte-Hillen (sowohl seine Frau als auch seine Schwester hatten missgebildete Kinder zur Welt gebracht) und der Kinderarzt Widukind Lenz aus Hamburg. Beide reisten durch Deutschland und zeigten den Menschen Fotos von missgebildeten Contergan-Kindern. Man hatte Contergan an Ratten getestet, bei denen es diese Nebenwirkungen

IMMER NOCH WERDEN FEHLER GEMACHT

Strenge Medikamententests können Skandale wie Contergan vielleicht verhindern, sie mitunter aber auch verursachen. Im Jahr 2006 nahmen acht Männer an einem solchen Testverfahren in einem Londoner Krankenhaus teil. Die sechs Männer, die den Wirkstoff TGN1412 verabreicht bekamen, erlitten gleich nach Einnahme schwere Beeinträchtigungen. Die beiden Männer, die nicht betroffen waren, hatten das Placebo erhalten. Alle Männer waren gesunde Freiwillige und hatten für ihre Teilnahme an den Tests jeweils 2000 Pfund erhalten. Die Männer, die den Wirkstoff erhalten hatten, litten unter Übelkeit, Erbrechen und starken Schmerzen. Es kam zum multiplen Organversagen und die Männer mussten auf die Intensivstation gebracht werden. Das Medikament löste einen Zytokinsturm aus, das Immunsystem der Testpersonen konnte nicht mehr aufhören, die Droge zu bekämpfen. Einer blieb 140 Tage im

Krankenhaus, davon lag er 14 Tage im Koma. Seine Finger und Zehen mussten amputiert werden. Verantwortlich dafür war ein geringfügiger Unterschied im Bau des vom Medikament angesprochenen Moleküls bei Affen und Menschen. Die Affen hatten im Test positiv auf das Medikament reagiert. Einmal mehr zeigte sich, dass Tierversuche auf den Menschen nicht übertragbar sind.

Computermodell von TGN1412

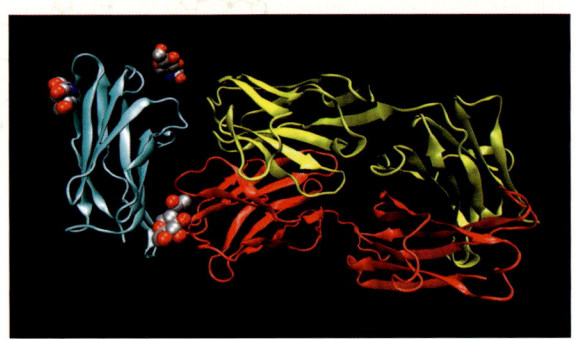

---

nicht hatte. Nach dieser Katastrophe wurden klinische Versuche die Regel. In den meisten Ländern werden Medikamente heute auch auf mögliche Auswirkungen auf Ungeborene geprüft.

Nach Jahren der Verbannung wird Contergan heute gegen eine Reihe von Krankheiten eingesetzt, z. B. Tuberkulose, Rheuma, Lepra, Lupus erythematodes, Makuladegeneration, HIV und verschiedene Krebsarten.

⚕ ETHIK IN DER MEDIZIN

Die vorgeschriebenen Tests für Medikamente stellen die Ärzte häufig vor knifflige ethische Probleme. Die erste Abhandlung über medizinische Ethik findet sich in Ishaq bin Ali Rahawis Verhalten eines Arztes, das er im 9. Jahrhundert

niederschrieb. Seiner Ansicht nach waren Ärzte „Hüter der Seelen und der Körper". Daher sollte der Arzt vor einer Operation seinen Patienten informieren und erst dann seine Einwilligung

MEDIZINISCHE ETHIK IN DER PRAXIS

Der Legende zufolge soll Kalif Al-Mutawakkil dem großen Arzt und Übersetzer Hunain ibn Ishaq viel Geld geboten haben, damit dieser ein sicher wirksames Gift gegen Feinde entwickle. Hunain weigerte sich, der Kalif erhöhte das Angebot. Hunain weigerte sich wieder und sagte dem Kalifen, es wäre ein Bruch seiner ethischen Einstellung, wenn er seinen Beruf zum Schaden anderer ausüben würde. Da warf Al-Mutawakkil Hunain ins Gefängnis und drohte, ihn hinrichten zu lassen. Hunain aber weigerte sich immer noch. Daraufhin entließ der Kalif ihn und belohnte ihn reich.

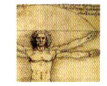

fordern. Der Schiffsarzt John Woodall riet den Chirurgen noch im 17. Jahrhundert, insbesondere vor Amputationen das Einverständnis des Patienten einzuholen. 1818 ließ sich ein griechischer Steinschneider, der noch mit der alten Methode arbeitete, vorher schriftlich bestätigen, dass der Patient über die Risiken aufgeklärt war.

Heute, wo die medizinischen Verfahren immer komplexer geworden sind, sind auch die damit verknüpften ethischen Fragen nicht mehr so leicht zu klären. Nun geht es nicht mehr nur um die Behandlung einzelner Patienten. Nein, die ganze Gesellschaft diskutiert, welche Forschungsrichtungen weiterverfolgt werden sollen. Denn viele davon können aus religiöser Perspektive zweifelhaft erscheinen. Und nicht nur dies. So stellt sich beispielsweise die Frage, ob man erlauben soll, dass Reiche die Nabelschnurstammzellen ihrer Kinder aufbewahren lassen, auch wenn es keinen Grund gibt anzunehmen, dass sie je gebraucht werden könnten, wohingegen Stammzellregister, die allen helfen, leer ausgehen. Ob man die Organspende so gestalten sollte, dass alle Bürger als Spender

betrachtet werden, außer sie erklären, dass sie damit nicht einverstanden sind. Und ob die Gesellschaft als Ganzes dafür bezahlen soll, wenn Frauen nach der Menopause sich Kinder wünschen. Überhaupt: Wie teilen wir die begrenzten Mittel auf, die wir für die Gesundheitsversorgung zur Verfügung haben? Um die gesundheitliche Versorgung ranken sich unzählige Fragen.

Auch heute wenden sich Ärzte vermehrt der Philosophie zu wie die Denker vor 2500 Jahren. Wenn es um die ethische Dimension einer Behandlung geht, ist der Rat von Ethik-Experten gefragt.

DER HUND ALS DIAGNOSTIKER

Nicht alle Neuentdeckungen in der Medizin haben mit Apparaten zu tun. So fand man erst kürzlich heraus, dass Hunde bei der Diagnose bestimmter Krankheiten gute Dienste leisten können. Offensichtlich können sie die Krankheiten riechen, obwohl der Mensch dies nicht tut. So haben Hunde Prostatakrebs und andere Tumorformen erschnuppert. Viele Hundebesitzer meinen, ihr Tier habe sie darauf aufmerksam gemacht, dass mit ihnen etwas nicht stimmt. Epilepsie- und Diabetikerhunde können ihre Herrchen bzw. Frauchen vor Unterzucker oder herannahenden Anfällen warnen. Die diagnostische Genauigkeit, gerade bei Urinproben und Prostatakrebs, hat bei entsprechenden Versuchen selbst Ärzte überrascht: Die Hunde erkannten 98 Prozent der betroffenen Proben. Was der Hund allerdings genau riecht, ist den Forschern immer noch ein Rätsel. Es bleibt also noch viel zu tun.

Hunde könnten in Zukunft dazu trainiert werden, beim Menschen Krankheiten aufzuspüren.

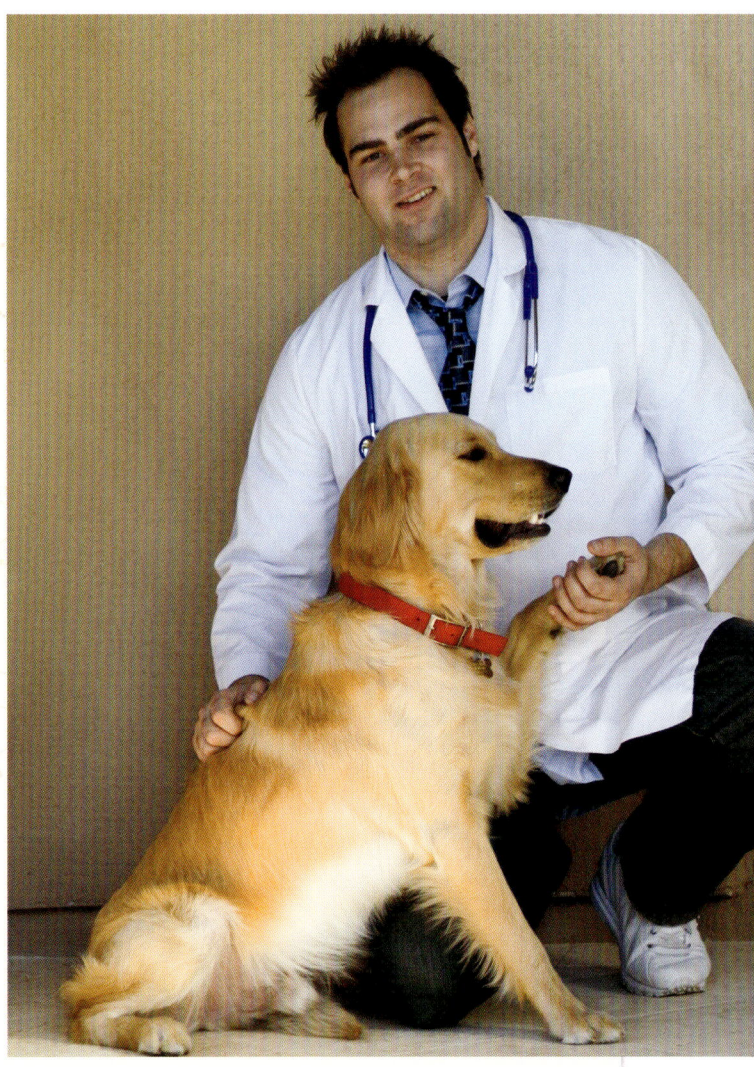

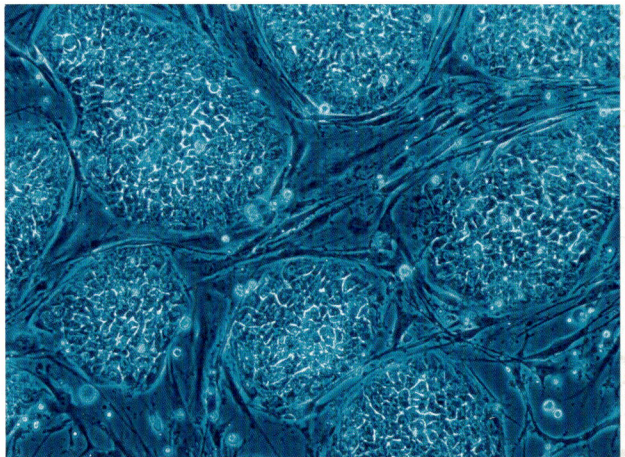

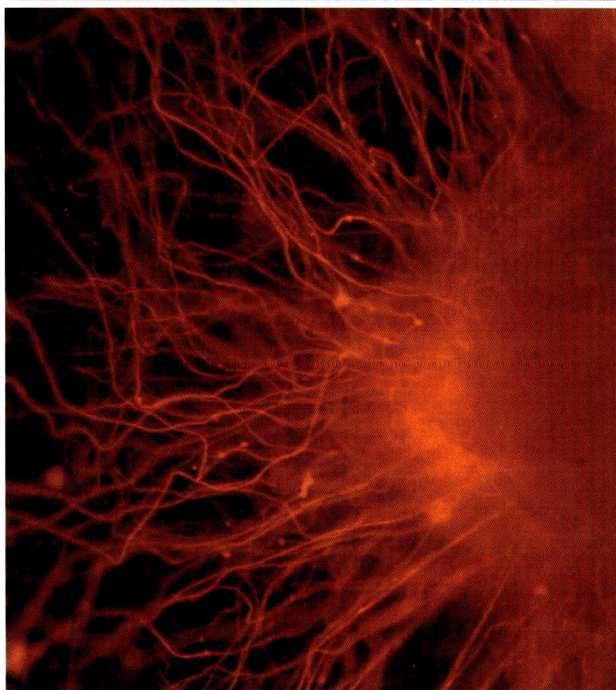

STAMMZELLEN ALS HOFFNUNGS-TRÄGER

Stammzellen sind Zellen, die noch nicht ausdifferenziert sind. Daher lassen sich aus ihnen alle möglichen Zelltypen gewinnen. Die nützlichsten Stammzellen aber kommen vom Embryo. Da die Verwendung solcher Zellen gesellschaftlich kontrovers diskutiert wird, erforscht man die Möglichkeit der Gewinnung adulter Stammzellen, z. B. aus Nabelschnurblut. Da Stammzellen sich in alle möglichen Zellen ausdifferenzieren können, besteht die Hoffnung, dass der Körper sich damit selbst reparieren kann. Im Moment untersucht man das Wachstum neuer Nervenzellen bei Wirbelsäulenverletzungen. Sollte es gelingen, die durchtrennten Nervenstränge zum Zusammenwachsen zu bewegen, ließen sich dadurch Lähmungen rückbilden oder gänzlich vermeiden. Auch für Parkinson-Erkrankte oder Menschen mit ähnlichen degenerativen Nervenerkrankungen sind Stammzellen ein Hoffnungsschimmer. Übertragungen von Nabelschnurblut werden aktuell zur Behandlung verschiedener Blutkrankheiten, Krebsformen und Autoimmunerkrankungen verwendet. Die erste erfolgreiche Nabelblutstammzellen-Transplantation fand 1988 statt: Der Patient war ein Sechsjähriger mit Fanconi-Anämie.

Unsere flexiblen Freunde? Menschliche Stammzellen können sich zu verschiedenen Zelltypen ausdifferenzieren.

DIE GESCHICHTE VON MORGEN

Die medizinischen Fortschritte von morgen werden von Forschungslaboren erzielt – an Krankenhäusern, in Universitäten oder Pharma-Unternehmen. Dazu gehören neue chirurgische Methoden, Stammzellentherapie und Medikamente, die ganz präzise in den Krankheitsverlauf eingreifen können und den Körper ansonsten kaum belasten. Auch die Vorsorgemedizin hat noch viel vor sich – zum Beispiel Impfstoffe gegen alte und neue Bedrohungen wie HIV, Grippe und Krebsformen zu finden. Und natürlich müssen wir uns mit den negativen Auswirkungen unseres sitzenden Lebensstils befassen. Ein hochinteressantes Experiment wurde 2009 in Holland durchgeführt: Ein Mann, der durch einen Schlaganfall „gehirnblind" geworden war, obwohl seine Augen noch intakt waren, suchte und fand ohne Hilfe seinen Weg durch ein Labyrinth verschiedenster Objekte. Die Wissenschaft geht davon aus, dass sein Auge Signale an andere Gehirnteile weitergab, obwohl er bewusst gar nichts sah. Der Körper stellt uns also immer noch vor Rätsel.

Obwohl die Menschheit in den letzten 150 Jahren enorme Fortschritte gemacht hat, ist der Kampf gegen die Krankheit noch lange nicht gewonnen. Viren und Bakterien entwickeln sich schneller, als wir mit der Entdeckung nachkommen. Und in unserer übervölkerten, globalisierten Welt können Krankheitserreger sich rasend schnell ausbreiten. Daher sind wir mehr denn je auf unsere Ärzte angewiesen und die Geschichte der Medizin bleibt eine Geschichte mit offenem Ende …

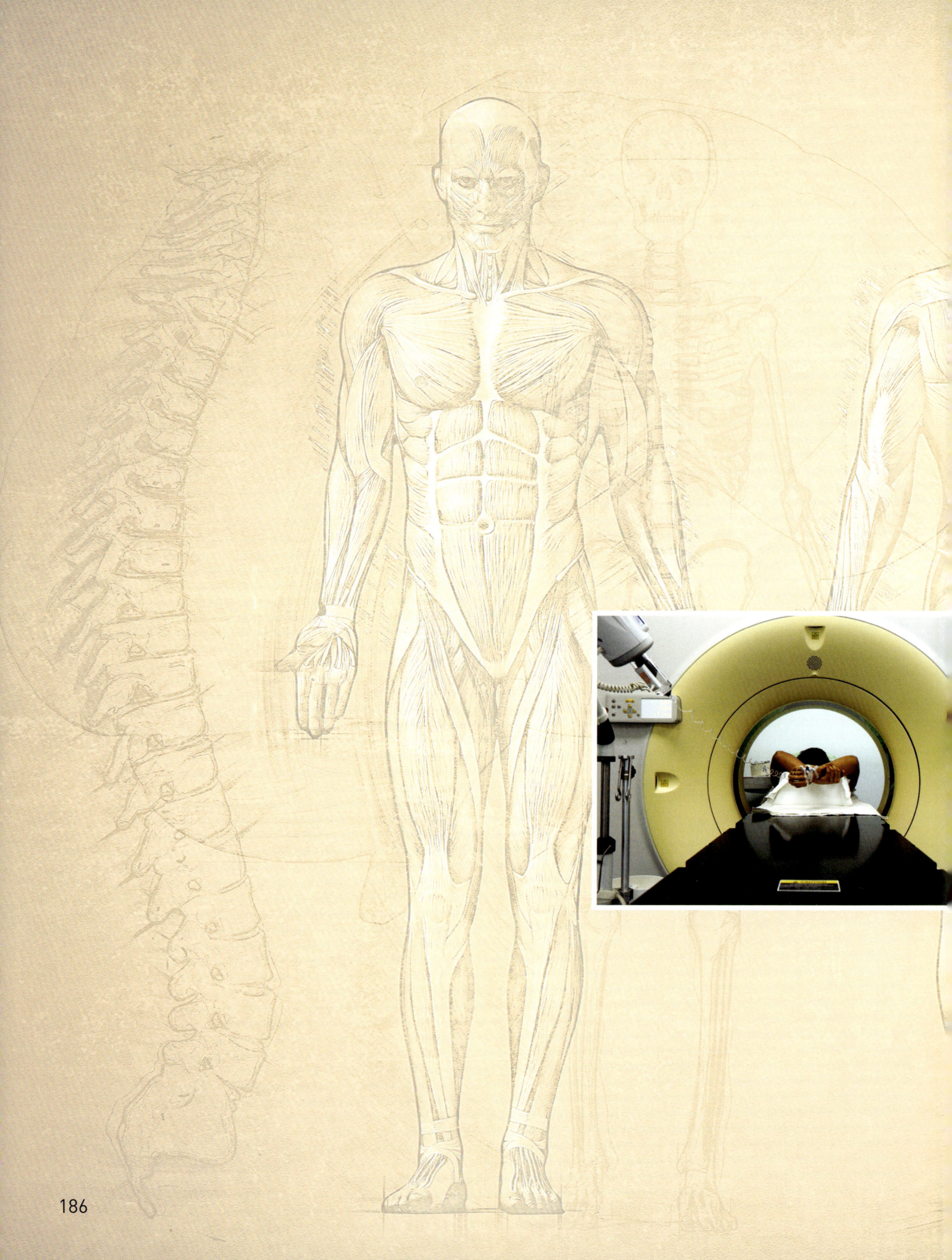

INDEX

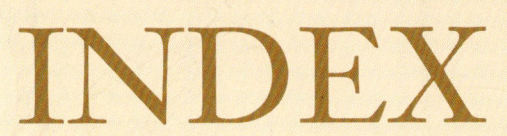

*Wenn man einmal angefangen hat, Medizin zu studieren,
wird man nie damit fertig.*

Charles Horace Mayo

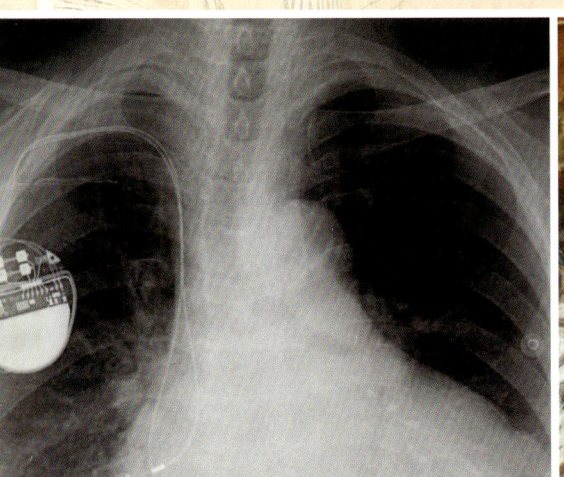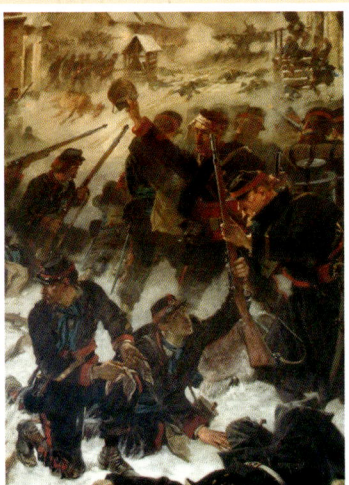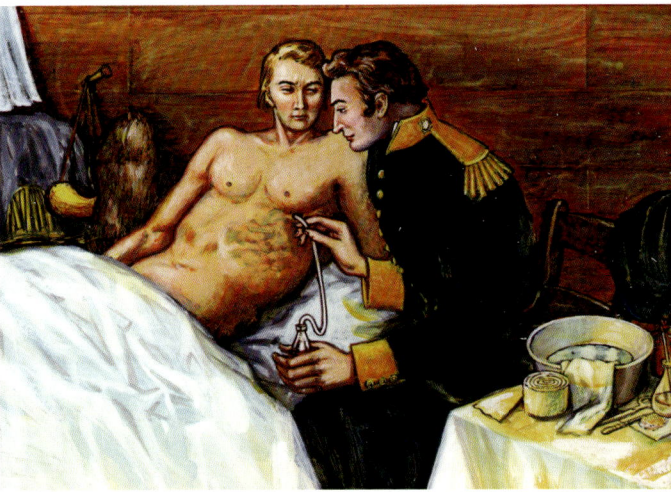

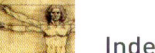

Danksagung
Mein besonderer Dank gilt Bill Thomson für seine Geduld
und Unterstützung – und für seinen guten Kaffee.

Erstveröffentlichung unter dem Titel:
„The Story of Medicine"
© Arcturus Holdings Limited, 2009

Genehmigte Lizenzausgabe
tosa GmbH
Industriestraße 19
64407 Fränkisch-Crumbach 2018
www.tosa-verlag.de

Übersetzung: Elisabeth Liebl

Layout, Satz und Umschlaggestaltung:
design cat GmbH

ISBN 978-3-86313-224-8

Bildnachweis:
Andrew Weston: 169; **Bridgeman Art Library:** 29, 43,
53, 113, 126 (oben), 128 (links), 139 (links unten), 141, 142,
151, 167; **clipart.com:** 50, 52 (oben), 56, 62, 67 (unten), 70,
74 (rechts), 78, 81 (oben), 90 (unten), 99 (oben), 102 (oben),
112, 116, 125 (unten), 137 (unten), 143 (oben), 149 (unten
rechts), 154, 180; **Corbis:** 27, 39, 41 (oben), 45 (rechts),
52 (unten), 64, 92 (unten links), 152; **John Campana:** 153.
Library of Congress: 140 (oben). **Mary Evans:** 32, 48, 49
(Mitte), 51, 59, 65 (oben links), 73 (unten), 77 (unten), 105,
117 (unten), 120, 124, 132 (unten), 133, 146 (links), 168, 171
(rechts), 177 (rechts unten), 178; **Photos.com:** 10, 18, 21
(unten), 28, 31, 35, 40 (oben), 73 (oben), 110, 115 (rechts),
135 (unten), 144, 147, 174 (unten); **Rebecca Glover:** 21
(oben), 24 (links), 62 (unten); **Science Photo Library:** 15,
20 (oben), 34 (oben), 37, 63 (unten), 65 (rechts oben), 69,
71 (rechts), 74 (links), 80, 89, 94 (oben), 101 (links), 118,
119, 122, 131 (rechts), 134, 137 (oben), 149 (unten links),
158 (unten rechts), 163, 167 (unten), 169 (unten), 170, 177
(links), 182; **Shutterstock:** 2–4, 6–7, 7–9, 12, 13 (rechts)14,
16 (unten), 23, 46–47, 48 65 (unten), 72 (rechts), 75 (oben),
76, 78 (unten), 82 (unten), 83, 84-85, 87 (unten), 94 (unten),
96 (oben), 97, 98, 99 (unten rechts), 100–101, 102 (unten),
109 (oben), 111 (unten), 115 (oben), 122–123, 126 (unten),
127 (oben), 132 (oben links), 156–157, 177 (oben), 183, 185,
186–187; **Topfoto:** 16 (links), 38 (unten), 42, 54 (unten), 95
(oben rechts), 107 (links), 125 (links), 131 (oben), 138, 143
(unten), 145 (unten), 150 (unten), 164; **Wellcome Library:**
128 (rechts)